innenwelt verlag

Haftungsausschluss:

Die im Buch veröffentlichten Ratschläge und Übungen wurden von Verfasser und Verlag mit größter Sorgfalt erarbeitet und geprüft. Eine Garantie und Haftung kann jedoch nicht übernommen werden. Die Durchführung der im Buch enthaltenen Übungen erfolgt in Selbstverantwortung.

FSC www.fsc.org
MIX
Papier aus verantwortungsvollen Quellen
FSC® C083411

1. Auflage 2019
Umschlaggestaltung: Kerstin Fiebig, www.ad-departement.de
Lektorat: Susanne Klein, www.kleinebrise.net

www.innenwelt-verlag.de

Druck: CPI Druck, Leck
Printed in Germany
ISBN 978-3-942502-97-9

DR. MED RAINER MARIEN

PSYCHOTHERAPIE UND SPIRITUALITÄT

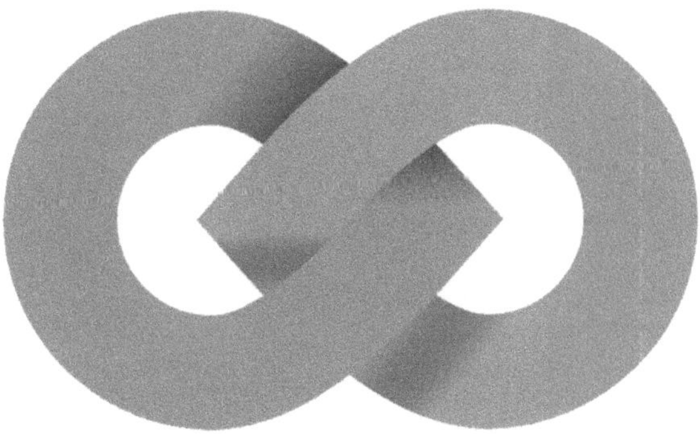

DAS BESTE AUS ZWEI WELTEN FÜR DIE SEELE

edition ▸ neue psychologie

FÜR MEINE ENKELIN FRIDA

INHALT

EINLEITUNG

Die lautlose Revolution

Die Zeiten ändern sich dramatisch: Das Internet und die Telekommunikation verbinden immer mehr Menschen auf dem ganzen Planeten Erde miteinander, schaffen damit unendlich viele neue Möglichkeiten. Informationen und Wissen vermehren sich exponentiell und sind weltweit in Sekundenbruchteilen für Millionen und Milliarden Menschen verfügbar. Damit verbunden entsteht so etwas wie eine globale Bewusstheit, zunächst vor allem allerdings auch eine Bewusstheit der Nöte, Schrecken, Katastrophen. Flugzeugabstürze, Erdbeben, Überschwemmungen, Hungersnöte, Kriege, Terroranschläge, Folter, Vergewaltigungen, Zerstörung der Natur und der Umwelt durch den Menschen … die Liste ist sehr lang. Das Positive und etwas Tröstliche daran: Die Wahrnehmung dieser quälenden, schmerzhaften, trostlosen Seite des Weltgeschehens kann und wird ein Anfang für Veränderung zum Besseren sein, denn so ist es mit allem, dem wir mit größerer Bewusstheit begegnen.

Parallel dazu vollzieht sich eine ebenso dramatische, aber kaum sicht- oder hörbare Entwicklung im Inneren von immer mehr Menschen, an immer mehr Orten, auf immer mehr Wegen: Es ist die „lautlose Revolution“ wie der Autor, Coach und spirituelle Freigeist Arjuna Ardagh sie in seinem gleichnamigen Buch (Kamphausen Media) beschrieben hat. Immer mehr Menschen bemühen sich um Befreiung aus der Begrenztheit des „normalen“ Alltagsgeistes und suchen nach ihrem höheren, wahren Wesen, einer neuen Klarheit, nach dem Ende vom Leiden und Konflikten, innerem und äußerem Frieden, einem wirklichen inneren Heil-Werden. Was bei vielen Menschen, die mit dem „ganz normalen Leben“ zufrieden genug zu sein scheinen, Unverständnis auslöst, wird für eine immer größer werdende Gruppe zum wichtigen, vielleicht auch wichtigsten Lebensziel.

Ein Gipfelerlebnis

Für mich begann die Suche danach mit Anfang 30, also etwa 1982. Damals hatte ich erste wichtige Lebensziele erreicht: Ich war glücklich verheiratet, wurde Vater einer Tochter und eines Sohnes und stieg beruflich nach Medizinstudium und Promotion in eine Ausbildung zum Facharzt an einer Universitätsklinik ein. Alles schien gut zu gehen, aber es meldete sich eine leise Regung, eine Sehnsucht in mir: Es kann doch nicht alles im Leben sein, in dieser komplizierten Welt der Gegensätze abwechselnd zufrieden und glücklich, dann wieder unglücklich und leidend zu sein ... endlose Wiederholungen derselben Probleme ... eine Open-End-Veranstaltung ... bis ans Ende meiner Tage?! Ich sah zunehmend, dass wir uns in einer Gesellschaft bewegen, in der das Tragen von Masken „normal" ist, ein oberflächliches Interagieren ohne wirkliche Tiefe, ohne wirklichen Kontakt. Eine Sehnsucht nach einem anderen, erfüllteren, freudigen, authentischen, befreiten und einfachen Leben kam auf.

Intuitiv fand ich zur Meditation bei der *Buddhistischen Gesellschaft* in Hamburg, wo Gruppenmeditationen im Stil des Zen-Buddhismus abgehalten wurden. Hier erlebte ich auf dem Meditationskissen Momente von uneingeschränkter, konfliktfreier, von den äußeren Umständen unabhängiger Klarheit, die Möglichkeit im Hier und Jetzt auf eine frische, neue Art glücklich und frei zu sein. Dies war der Lockstoff, von dem ich mehr haben wollte. So nahm ich im Sommer 1983 an einer Intensivwoche in Form eines *Zen-Retreats* teil. Neben klassischen, von japanischen Zen-Meistern geleiteten Retreats, gab es diese modifizierte Variante, die von der Deutsch-Amerikanerin Toni Packer angeboten wurde. Sie konnte sich als Nachfolgerin eines bekannten „Meisters" ebenfalls „Zen-Meisterin" nennen, hatte sich kurz danach aber von den für sie unerträglich gewordenen hierarchischen Strukturen und traditionellen Einengungen gelöst und ihren eigenen Weg als spirituelle Lehrerin begonnen.

Im Laufe der intensiven Woche in ländlicher Abgeschiedenheit, striktem Schweigen – nur unterbrochen von täglichen kurzen Treffen mit der Lehrerin, die keine sein wollte („Es gibt nichts, was ich euch lehren könnte!“) – und vielen Stunden täglicher Meditation, beginnend um fünf Uhr morgens, konnte ich mich voll und ganz nur auf mich selbst und meine Innenwelt konzentrieren. Entsprechend meiner damaligen Verfassung war das eine ziemlich verkopfte Angelegenheit. Ich übte wie verrückt. Während mein Körper in der Meditationshalle das stundenlange Sitzen auf dem Kissen, zu dem ich mich zwang, ertragen musste, war ich erfüllt von der Idee, „Erleuchtung“ zu erlangen, selbst ein „Meister“ zu werden, um das, worum es hier ging, für immer zu haben.

Am fünften Tag jener Woche kamen Zweifel und Enttäuschung in mir auf. Es dämmerte mir, dass ich nicht vorankam; nichts tat sich – trotz meiner verbissenen, leidenschaftlichen Bemühungen. Bald würde die Woche vorüber sein. Nein, ich würde nicht strahlend und erleuchtet heimkehren, als ein „Meister“, sondern niedergeschlagen und mit einem Misserfolg. Mein Körper hatte auch genug von dem ungewohnten, ewigen Sitzen auf dem Meditationskissen. Mein ganzer Rücken und zahlreiche Knochen taten weh. Die Frage, was das Ganze sollte, kam in mir auf. Wozu diese ganzen Mühen?

Schließlich gab ich auf, wehrte mich nicht mehr gegen die Niederlage und setzte mich irgendwo draußen auf den Boden, den Rücken entspannt gegen eine Wand gelehnt. Schluss mit dem „richtigen“ Sitzen in korrekter Haltung, unbeweglich und mit gekreuzten Beinen! Ich gönnte meinem Körper eine wohlige Bequemlichkeit. Und dann war ich plötzlich da, wo ich hingewollt hatte. Wie lächerlich und unsinnig war das ganze Unterfangen!

Ich erlebte erstmals einen unbegrenzten Raum um mich, in dem ich irgendwie enthalten war, ohne die fortwährenden ängstlichen Einschränkungen oder Begrenzungen. Grenzenlos frei in alle Richtungen! Dabei war ich absolut klar. Wahrnehmung, Verstand, Denken, Erinnerung funktionierten mühelos und effektiver denn je, aber das Denken machte quasi leise und schnell seine Arbeit und hörte auf, zu dominieren und ständig neue Fragen und Probleme aufzuwerfen. Alles erschien einfach und kristallklar, die Farben intensiv und brillant.

Was für eine wunderbare Welt voller Schönheit und Möglichkeiten!

Um zu überprüfen, ob das, was ich da wahrnahm, auch wirklich stattfand und nicht nur ein Traum war, kniete ich nieder und fühlte über die Kieselsteine am Boden. Ja, die waren ganz real spürbar – runde, harte Steine. Alles war ganz real, dies war kein Traum! Alles fühlte sich dabei neu an, frisch, vibrierend. Zurück in der Halle gingen wir im Kreis und ich dachte dabei wie absurd es sei, wenn einer im Kreis sich als „Erster" fühlt, wo er und alle anderen genauso ein Mittlerer oder auch der Letzte sein könnten. Ein unbändiges Lachen stieg tief aus dem Bauch in mir auf. Wie unsinnig war dieses ganze Denken in Hierarchien! Niedrig, höher, am höchsten? Alles ist, wie es ist. Punkt. Ganz einfach. Ganz, ganz einfach!

Suche nach dem Leben auf dem Hochplateau

Das ist jetzt mehr als 30 Jahre her, und seitdem bin ich noch viele Wege – um nicht zu sagen: Umwege – gegangen auf der Suche nach Möglichkeiten, immer in diesem wunderbaren Zustand zu leben. Als ich nach jener Woche mit meinem „Gipfelerlebnis" zurückgekehrt war, kam ich tatsächlich strahlend nach Hause, voller Liebe und Energie, mit geistiger Frische und diesem intensiven Gefühl von Gegenwärtigkeit, in dem das Leben bunt und vielfältig, immer neu und frisch, spannend, in ständiger Bewegung erscheint.

Mein Ziel wurde es dann, diese ungemein intensive Art zu (er-)leben, von der ich nun wusste, dass es sie gab. Ich wollte diese Lebensweise überall fortführen, nicht nur während einsamer Stunden auf dem Meditationskissen im Rückzug, sondern eben jederzeit, überall, auch im Alltag, im Kontakt mit anderen Menschen und in meinem Beruf als Psychiater und Psychotherapeut. Also ging es darum – um im Vergleich zu bleiben –, nicht nur einen Gipfel zu erklimmen, um auf ihm für kurze Zeit zu verweilen, sondern ein Leben auf einem Hochplateau zu führen. So ging ich auf die Suche nach Methoden, Techniken und „Tricks", um genau das zu erreichen.

Heute bin ich kein Suchender mehr. Die Fragen haben sich geklärt oder auch einfach aufgelöst. Die Aufspaltung in vermeintliche Parallelwelten, „normaler Alltag“ und „meditatives Leben“, gibt es so nicht mehr. Das ist sehr entspannend! Einfach leben, sich dabei zeigen, wie man ist, ohne ständiges Rollenspiel, ohne ständigen Konflikt. Im Privaten wie auch in meiner Berufstätigkeit fühle ich mich integriert. Körper, Seele, Geist spielen zusammen ein komplexes, immer neues Konzert.

In diesem Buch geht es aber nicht um meine persönliche Suche – als Privatperson wie auch als Arzt und Psychotherapeut – und die Wege und Irrwege, auf die sie mich führte. Vielmehr möchte ich die sehr praktischen, handfesten Resultate schildern, die möglicherweise auch anderen nützen können. Ich formuliere das Destillat aus meinen Erfahrungen und Erkenntnissen in grundlegenden Prinzipien, die in der Selbsthilfe, der Psychotherapie und auf einem „spirituellen Weg“ anwendbar sind, und beschreibe kraftvolle, wirksame Tools, die wirklich hilfreich sind. Alle diese Prinzipien und Werkzeuge sind mir von der Anwendung für mich selbst wie auch zur Unterstützung anderer vertraut, und deshalb weiß ich, dass sie funktionieren.

I.TEIL

AUSGANGSPUNKTE FÜR EIN BEFREITES LEBEN

1. GRUNDLAGEN

In diesem Buch beschreibe ich Prinzipien der Heilung und gehe darauf ein, wie unnötiges seelisches Leid reduziert oder ganz vermieden und unvermeidbares Leid möglichst gelindert werden kann. Schwere Krankheit, Unfälle, Katastrophen, der Verlust geliebter Menschen sind schwere Herausforderungen, denen man sich im Leben nicht immer entziehen kann und die auch durch keine Methode „wegmeditiert" oder sonst wie aufgelöst werden können. Demgegenüber steht aber die sehr viel größere Menge an vermeidbarem Leid, das durch unaufmerksames, unbewusstes, gedankenloses Leben im Autopilot-Modus ohne wirklichen Kontakt zu sich und der Realität immer wieder erzeugt wird. Die Welt ist voll davon.

Seit über 30 Jahren habe ich mich damit intensiv beschäftigt, in meiner persönlichen Entwicklung und meinem privaten Leben, auf der „spirituellen Suche", die mich lange bewegt hat, und in meiner beruflichen Tätigkeit als Psychiater und Psychotherapeut in der Arbeit mit meinen Patientinnen und Patienten.

Zu Beginn, Anfang der 80er-Jahre, gab es „Spiritualität" oder „Mystik" auf der einen Seite und Psychotherapie auf der anderen, wie getrennte Welten, Paralleluniversen, die abgespalten und verbindungslos nebeneinander existierten. Dabei ging es auf beiden Seiten immer um die Verminderung von seelischem Leid, nur eben auf ganz unterschiedlichen Wegen und in ganz verschiedenen Kontexten, mit jeweils anderen Methoden.

Während meiner psychotherapeutischen Ausbildung hätte ich bei der bloßen Erwähnung von Möglichkeiten der Meditation nur verständnislose Blicke geerntet und wäre als esoterischer Spinner schnell in die Ecke von mangelnder Seriosität und Wissenschaftlichkeit gestellt worden. Das habe ich damals tunlichst vermieden, weil ich damals als Persönlichkeit viel zu unsicher war und auch weil die Welt von Psychiatrie und Psychotherapie schon für sich genommen ein kaum durchschaubarer Dschungel von unzähligen, sich oft widersprechenden Meinungen, Behauptungen und Mutmaßungen darstellte. Wirklich gesichert schien hier so gut wie gar nichts. Es war schon schwer genug, sich dort überhaupt zurechtzufinden.

Auf der anderen Seite hatte ich schon vorher begonnen zu meditieren und dabei einen ersten Geschmack bekommen, wie es sich anfühlt, klar im Kopf und dabei innerlich frei zu sein. Im Umfeld buddhistischer Meditation wäre niemand auf die Idee gekommen, dies als Behandlung seelischer Erkrankungen zu sehen. Nach dem tieferen Grund für die Teilnahme am gemeinsamen Meditieren wurde niemand gefragt. Mit Sicherheit hatten aber viele Mitstreiter, wenn nicht gar alle, ihre ganz persönlichen Probleme, die sie dorthin geführt hatten. Mit dem gleichen Recht hätten sie auch einen Psychotherapeuten aufsuchen können.

Heute, mehr als 30 Jahre später, hat sich in den beiden Welten sehr vieles verändert und die Abgrenzungen haben sich gelockert. **Geblieben ist die Frage, was wirklich tief greifend und nachhaltig verändert und heilt, und was nur ein flüchtiges Aufflackern oder eine vorübergehende, oberflächliche Anpassung zum besseren Funktionieren ist.**

In diesem Buch versuche ich, darauf eine Antwort zu geben, unabhängig vom Kontext einer „Krankenbehandlung" in einer Psychotherapie, eines spirituellen Weges unter Führung von Gurus, „Meistern", spirituellen Lehrern, oder der ganz persönlichen Beschäftigung mit Selbsthilfe-Methoden für sich allein im stillen Kämmerlein. **Es geht mir dabei um größtmögliche Einfachheit, Klarheit und Transparenz, die zum Verständnis, zur Aufklärung und damit zur größeren Selbstwirksamkeit und Selbstermächtigung beitragen. Damit verbunden geht es um die Befreiung und die Auflösung unguter, einengender Abhängigkeiten von anderen Menschen, die es vermeintlich besser wissen.**

Glaubt nicht dem Hörensagen und heiligen Überlieferungen,
nicht Vermutungen oder eingewurzelten Anschauungen,
auch nicht den Worten eines verehrten Meisters;

sondern was ihr selbst gründlich geprüft und als euch selbst und anderenzum Wohle dienend erkannt habt, das nehmet an. [Buddha]

Unser Innerstes ist unverletzt

Unser Innerstes, unsere Seele, ist durch zahlreiche Schichten geschützt, wie durch Verteidigungswälle, die von außen nicht durchdrungen werden können. Mauer um Mauer müsste abgetragen werden, um schließlich zum Zentrum zu gelangen. Diese tief verborgene Quelle, von der unser Leben lang die Energie ausstrahlt, die uns lebendig erhält und uns unsere Kraft gibt, ist gleichzeitig höchst verletzlich und muss deshalb selbst absolut zuverlässig geschützt werden. Sie ist so gut abgeschirmt und wird durch so viele Schichten geschützt, dass wir selbst zu ihr keinen direkten Kontakt haben und auch nur schwer in ihre Nähe kommen können.

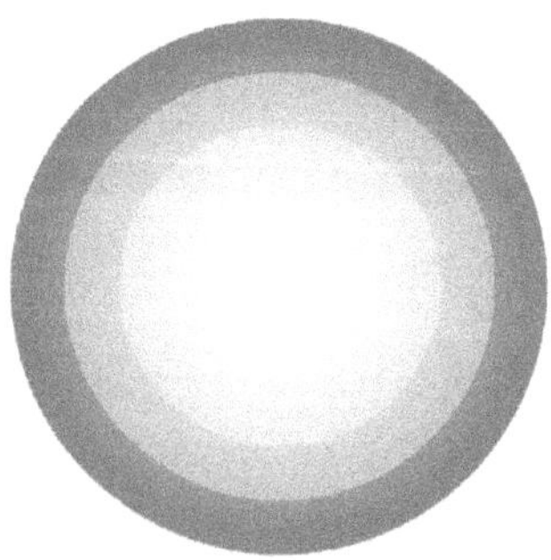

Im innersten Kern sind wir heil, gesund, unverletzt, auch wenn die äußeren Schichten vielleicht zahlreiche Verletzungen erlitten haben und vernarbt sind. Seelisch gesund sein bedeutet, dass unsere Schutzwälle durchlässig bleiben, um das Strahlen unseres Kerns nach außen dringen zu lassen – zunächst in uns selbst, dann auch nach außen in unsere Umwelt.

Diese Durchlässigkeit kann niemand von außen für uns erzeugen. **Nur wir selbst können uns von innen her öffnen. Jede Hilfe zur seelischen und spirituellen Weiterentwicklung ist deshalb dabei im besten Fall Hilfe zur Selbsthilfe.** Jede grobe oder gewaltsame Einwirkung von außen führt reflexartig zu einem inneren Zusammenziehen, einer Kontraktion, zum Schutz unserer Seele. Im kontrahierten Zustand werden unwillkürlich abgespeicherte Verteidigungsmechanismen automatisch aktiviert. Das ist die Zeit für die Abwehr von Gefahren und nicht für Veränderungen.

Wirklich tiefe und bleibende Veränderungen in uns erfordern umgekehrt eine Öffnung tiefer Schichten. „Verknotungen" in uns lokkern sich durch Loslassen, nicht durch gewaltsames Ziehen. Wir brauchen dafür eine geschützte Umgebung, in der wir uns sicher genug fühlen, um uns auf grundlegende Veränderungen einlassen zu können. Und wir brauchen viel Zeit für die Umgewöhnung, um uns auf neue Wege in unserem Leben einstellen zu können.

Warte, bis du in dich selber blickst –
Erkenne, was dort wächst,
O Suchender.
Ein Blatt in diesem Garten
Bedeutet mehr als alle Blätter,
Die im Paradies du findest! [Rumi]

Moderne Mystik / Spiritualität

Der Begriff „Spiritualität" hat sich in den letzten Jahrzehnten durchgesetzt, während der Ausdruck „Mystik" eher selten verwendet wird. Gemeint ist nach meinem Verständnis mit diesen Worten dasselbe. Während es in der Religion um den Glauben an etwas geht, das unseren Sinnen nicht zugänglich ist, geht es in Spiritualität/Mystik um direkte, unmittelbare Erfahrung. Im Glauben gibt sich jemand zufrieden mit dem Bild vom Menschen, der Welt und Gott, das von anderen ge- und erfunden wurde und ihm mitgeteilt wird. **Dagegen will der Mystiker die Verbindung zur Welt, zum Höheren und zum Tieferen in sich selbst direkt erleben, will dies unmittelbar begreifen und in sich spüren. Er will nicht glauben, sondern erfahren.**

Vor vielleicht 60 Jahren war das in der westlichen Welt noch eine Angelegenheit einer kleinen Randgruppe, die still für sich auf der Suche war oder unter der Anleitung von Menschen, die sich dazu berufen fühlten, versuchten, diese direkte Erfahrung zu erreichen. Mit dem Aufkommen der 68er-Bewegung, die gegen die konservative, materialistisch orientierte Gesellschaft, die sich nach dem Zweiten Weltkrieg etabliert hatte, rebellierte, wandten sich zunehmend mehr Menschen auch der östlichen Weisheit zu. Die christliche Mystik spielte als lebendig gelebter Zugang damals so gut wie keine Rolle. Sie wurde erst später ein wenig wiederbelebt.

„Spirituelle Sucher“ fuhren nach Asien zu indischen Gurus oder japanischen Zen-Meistern, um einen höheren Geisteszustand zu erreichen und eine höhere Wahrheit direkt zu erleben. Dazu gehörten auch Prominente wie etwa die Beatles. Später wurden dann die Lehrer aus dem asiatischen Raum in die westliche Welt eingeladen und kamen auch.

Zuvor hatte Anfang der 60er-Jahre unter anderem die Verfügbarkeit der „Anti-Baby-Pille“ die „sexuelle Revolution“ ausgelöst, die zu einem freieren, zum Teil auch bewussteren Umgang mit Sexualität führte. Viel Verklemmtheit und Unehrlichkeit mit Ausblendung und Verleugnung körperlicher Bedürfnisse wurden dabei überwunden und eine neue, freiere Einstellung gegenüber dem eigenen Körper breitete sich aus. „Make love, not war“ öffnete aber auch den Blick auf die größeren Zusammenhänge, vor allem darauf, wie Frieden in der Welt geschaffen werden könnte. Denn nur sexuell befreit zu leben ließ die tiefe Sehnsucht nach dem Höheren und Tieferen in sich unbefriedigt.

Trotzdem – oder vielleicht gerade deswegen – begann so etwas wie die „lautlose Revolution“, die Arjuna Ardagh in seinem gleichnamigen Buch ausführlich beschrieben hat. Immer mehr Menschen, die die sexuelle Revolution mitgemacht hatten, blieben dabei nicht stehen, sondern wurden zu dem, was man „moderne Mystiker“ nennen kann. Während der direkte Zugang zum Höheren auch in Asien im Wesentlichen in der Zurückgezogenheit von Klöstern meistens mit einem zölibatären Leben verbunden war, steht der moderne spirituelle Mensch – unauffällig und ohne Mönchsrobe – mitten im „richtigen Leben“, hat eine Familie, liebt Sex, fährt vielleicht Motorrad oder begeistert sich fürs Fallschirmspringen.

Damit wird er zum „Verwirklicher“, der versucht, den höher entwickelten Geisteszustand in den Alltag zu bringen, anstatt nur in der konfliktfreien Zone meditierend vermeintlich in höheren Sphären zu schweben. **Das scheinbar ganz Heilige verliert an Bedeutung, während durch Achtsamkeit das ganze Leben mit allem, was dazugehört, wertgeschätzt und „geheiligt“ werden kann.**

Die Frage ist nicht, ob es ein Leben nach dem Tod gibt.
Die Frage ist, ob du vor dem Tod lebendig bist. [Osho]

Spiritualität in der Psychotherapie

Der Vorgang der Durchdringung des „normalen“ Lebens mit höherer Bewusstheit und Achtsamkeit erreichte auch die Psychotherapie. Immer mehr Psychotherapeuten interessierten sich wie ich für die moderne Mystik und erlebten dadurch einschneidende Veränderungen in ihrem persönlichen Leben, die sich dann wie von selbst auch im Umgang mit ihren Patienten* auswirkten. Darüber hinaus begannen immer mehr Therapeuten Elemente aus der spirituellen Welt in ihren Behandlungen einzusetzen, wenn es ihnen passend erschien. Am weitesten fortgeschritten ist diese Entwicklung wohl durch die Pionierarbeit von Jon Kabat-Zinn, Professor für Medizin an der

* *Aus Gründen der besseren Lesbarkeit wurde im Text die männliche Form gewählt, es ist jedoch jeweils die weibliche Form mitgemeint.*

University of Massachusetts Medical School, der mit seinem Ansatz des *MBSR* (*Mindfulness-Based Stress Reduction* – achtsamkeitsbasierte Stressreduktion) vor allem die Achtsamkeit für den Körper in die Kliniken brachte. Seine inzwischen klinisch erprobte Methode, die von der buddhistischen Vipassana-Tradition abgeleitet ist, ist inzwischen „hoffähig" geworden und bereichert heute auch die Psychotherapie.

So wie das autogene Training, einer vor allem in Deutschland sehr verbreiteten Entspannungsmethode, die der Nervenarzt J. H. Schultz in den 20er-Jahren entwickelte, enthält sein Ansatz keine ungeprüften philosophischen oder religiösen Annahmen. Bei beiden Ansätzen handelt es sich sozusagen um ein Destillat, um die Essenz, die mit einem (natur-)wissenschaftlich geschulten Geist in einem Prozess entstanden ist, bei dem sich Glaube und Aberglaube verflüchtigt haben. Ähnlich wie auch in der Zen-Meditation, die im Kern nichts „Buddhistisches" im Sinne eines Glaubenssystems enthält, eröffnen diese auf das Wesentliche reduzierten Ansätze allen interessierten Menschen einen direkten Zugang zu einer spirituellen Dimension, weil es kein unnötiges Beiwerk irgendwelcher philosophischer oder religiöser Annahmen gibt, die man mit der Methode mitgeliefert bekäme und zwangsläufig übernehmen müsste.

Der Body-Scan, ein wesentlicher Bestandteil der MBSR-Methode, entspricht in seiner neutralen Schlichtheit ganz dem modernen Denken des aufgeklärten Menschen. Ich werde ihn später ausführlich beschreiben. **Der äußerst simple Grundansatz, einfach nur wahrzunehmen, was sich in jedem Moment tatsächlich im Körper-Geist-Seele-System abspielt, ermöglicht eine forschende Haltung sich selbst gegenüber und ist – mit Hingabe ausgeführt – gleichzeitig eine Meditation.**

Ein (Natur-)Wissenschaftler macht zuallererst nichts anderes, als äußerst sorgfältig genau und vorurteilsfrei aufzunehmen, was er vermittelt durch seine Sinne vorfindet, und zu beschreiben, was er sieht, hört, fühlt, riecht, schmeckt. So kam Isaac Newton der Legende nach zu seinen zündenden Ideen, die zur Grundlage der modernen Physik wurden, als er zum Beispiel schlichtweg beobachtete, wie ein Apfel von einem Baum fiel. Jahrhunderte später war es dann unter anderem

Albert Einstein, der ebenso neugierig und unvoreingenommen das untersuchte, was er vorfand, und den Mut und die Genialität besaß, daraus revolutionäre neue Schlussfolgerungen zu ziehen.

Der englische Psychoanalytiker Wilfred Bion, von dem gesagt wird, er sei der Mystiker der Psychoanalyse, plädierte schon vor Jahren ebenfalls für die radikale Offenheit einer vorurteilsfreien Bestandsaufnahme und fand dafür die Formel: „Jede Stunde ein neuer Patient." Das ist das radikale Gegenmotiv zur ansonsten enormen Theorielastigkeit der Psychotherapie und vor allem auch der Psychoanalyse.

Der aufgeklärte Mensch im dritten Jahrtausend will umfassende Transparenz und Nachvollziehbarkeit aufgrund der eigenen Anschauung, wie ein Wissenschaftler. Er will wissen, was wirklich „Sache ist" und nicht nur leere, austauschbare Worthülsen serviert bekommen. Er gibt sich nicht damit zufrieden, die Meinungen von Autoritäten oder Experten ungeprüft zu übernehmen, sondern will Beweise für deren Wahrheitsgehalt. Zumindest will er nachvollziehen können, aufgrund welcher Quellen die geäußerten Ansichten entstanden sind. Und er will sich überzeugen, dass die Motivationen des Betreffenden wahrheitsliebend und redlich sind, der Autor kompetent und verlässlich ist, und es ihm nicht etwa darum geht, aus verdeckten, von persönlichen Interessen geleiteten Absichten heraus, Menschen zu manipulieren.

Der nächste Schritt: 1 Prozent Theorie, 99 Prozent Praxis

Das bringt mich zum Verhältnis von Theorie und Praxis. In meiner Jugend war ich eher ein intellektueller Mensch, der alles durch Nachdenken vom Kopf her lösen wollte. Das änderte sich als ich Vater wurde. Kleinen Kindern kann man nicht mit irgendwelchen Theorien kommen, wenn sie sich gerade das Knie aufgeschlagen haben. Besonders in meiner zeitweiligen Tätigkeit als Notarzt war ich dann herausgefordert, schnelle Entscheidungen darüber zu treffen, was im jeweiligen Moment hilfreich sein kann, vielleicht sogar lebensrettend.

Wenn es um das konkrete Leben und vielleicht auch Leiden geht, stehen immer wieder höchst pragmatische Dinge im Vordergrund. „Der Teufel steckt im Detail", wie man so sagt. Bei Schwierigkeiten und Störungen sind es oft Kleinigkeiten, winzige Details, die das Problem verursachen und – wenn sie erkannt worden sind – zur Lösung führen. Ein klitzekleiner Schlüssel, der richtig ins Schloss passt, ein Code aus vier Ziffern in der richtigen Reihenfolge eingegeben, lassen große Tore aufgehen und eröffnen neue Welten.

Dementsprechend geht es – auch wenn man im Leben das Höhere integriert – immer um den nächsten konkreten kleinen Schritt in die richtige Richtung. Große Sprünge können wir nur in unseren Gedanken machen. In Sekundenbruchteilen kann mein Geist ein großes Gebäude auf einen leeren Platz projizieren, aber die tatsächliche Realisierung würde viele Jahre, eine Unmenge an Arbeit und Geld erfordern. Der inzwischen verstorbene indische Yogalehrer Pattabhi Jois hat die schöne Formel kreiert: **ein Prozent Theorie, 99 Prozent Praxis.** Auch wenn man dies als gut und richtig akzeptiert, bleibt die Bewährungsprobe, dies im täglichen Leben mit all seinen Schönheiten und Widrigkeiten praktisch Schritt für Schritt umzusetzen, statt nur bei geistigen Höhenflügen ohne konkrete Auswirkungen zu bleiben.

Gefühle und Empfindungen – eine Landschaft ohne Sprache

Wenn wir uns verständigen wollen, müssen wir miteinander sprechen. Sprache operiert mit Symbolen. Symbole stehen für etwas, was sie selbst nicht sind. Die Speisekarte im Restaurant ist nicht das Essen und Trinken. Was mich aber interessiert, ist die Wirklichkeit, das, was tatsächlich Sache ist. Und da ist unsere Sprache oft im Weg, vor allem wenn wir mehr aus ihr machen, als sie eigentlich ist: ein Werkzeug für viele wichtige Aspekte im Leben, aber nichts Absolutes. Im Restaurant soll das richtig leckere und gesunde Essen in meinem Mund landen, egal, welches Etikett daran geheftet worden ist.

Das wirklich Wichtige in uns an Entwicklung und Veränderung ge-

schieht in unserer Innenwelt mit ihren Gefühlen, Empfindungen, Körperwahrnehmungen, und das ist eine weite Landschaft ohne Sprache. Der Körper findet Wege, sich auszudrücken, aber er hat keine Wortsprache. Wir können das, was wir da wahrnehmen und was da geschieht, in Sprache übersetzen, aber das ist mit Vorsicht zu genießen. Keineswegs alles, was unser Verstand dabei erfindet und anheftet, muss wirklich wahr und passend sein.

Genau dasselbe gilt für Emotionen wie Freude, Trauer, Wut usw. Auch unsere Gefühle sind bestimmte Qualitäten, die wir in uns wahrnehmen können. Die Zuordnung von Worten hat jeder Mensch irgendwann von sich aus begonnen. Dies ist eine sehr subjektive Angelegenheit und beinhaltet eine gewisse Willkür. Niemand hat uns beigebracht, wie man das sinnvoll macht. Wir haben nicht in der Schule gelernt, dass dieses helle, energievolle, tanzende Etwas in unserem Brustkorb „Freude" ist und der quälende Druck im Bauch „Ärger". Wir haben nur irgendwann – meist wenig bewusst – beschlossen, es so zu nennen.

Die endgültige Wahrheit liegt jenseits von Worten.
Doktrinen sind Wörter. Sie sind nicht der Weg. [Bodhidharma]

Qualitäten und Prozesse in uns beschreiben

Wenn wir in uns hineinschauen, finden wir zum einen eine Gedankenwelt im Kopf mit Vorstellungen, Erinnerungen, Zukunftsfantasien, Meinungen usw. Da geht es oft zu wie auf einem großen, lauten Jahrmarkt mit unzähligen Ständen und bunten Angeboten, einer unüberschaubaren Menge an Menschen, die hin und her laufen. Alles ist in Bewegung, es gibt nichts Statisches, nichts Feststehendes. Diese „Welt" in uns wird im Deutschen mit Begriffen wie Verstand, Denken oder Geist bezeichnet, und intuitiv stellen wir uns unseren Kopf als Ort dieser Vorgänge vor. Hier spielt unsere Sprache eine führende Rolle.

Dann gibt es die – oft zu wenig beachtete – Welt des Fühlens in uns, ebenso bunt und vielgestaltig, die irgendwo in unserem Körper, vor allem im Bereich von Kehle, Brust und Bauch spürbar ist. Zum einen tauchen da Gefühle und Stimmungen wie Freude, Wut, Trauer in uns auf und lösen sich nach einer Weile wieder auf, zum anderen fühlen wir unseren Körper in seiner Gestalt, seinen Bewegungen, seinem Kontakt mit der Umwelt, seinen inneren Vorgängen, was man zur Unterscheidung von den Emotionen „Körperempfindungen" nennen kann. Neben diesen Sinneseindrücken gibt es dann noch das Hören, Sehen, Riechen und Schmecken als grundlegende Quelle unserer Information über die Außenwelt um uns herum, und nicht zu vergessen: die leise Stimme unserer Intuition.

Allen diesen Vorgängen ist gemeinsam, dass sie eben nicht feststehende Dinge sind, sondern vorübergehende Prozesse mit sich ständig verändernden Qualitäten. Sie tauchen auf, zeigen sich und lösen sich wieder auf. Die Innenwelt hat keine feststehenden Räume mit Ecken und Kanten, keine Nägel, die eingeschlagen werden könnten, sondern ist ein höchst vielfältiger, bunter Fluss von allem Möglichen.

Die Holztruhe in unserem Wohnzimmer ist über 300 Jahre alt und hat sich vermutlich in diesem langen Zeitraum kaum verändert. In meinem Kopf kann ich mir vorstellen, wie sie im Jahre 1701 von einem Tischler angefertigt und dann vielleicht an einen wohlhabenden Bürger verkauft wurde. Sie wurde hin und her getragen, vererbt, vielleicht auch weiterverkauft, und könnte eine lange und interessante Geschichte über die Menschen um sie herum und die Veränderungen der Welt im Laufe der Zeit erzählen. Zweifellos ist sie ein feststehendes, über Jahrhunderte im Wesentlichen gleich gebliebenes Ding, das mit dem Substantiv „Holztruhe" bezeichnet werden kann.

Da auch Lebewesen wie Pflanzen, Tiere und Menschen materielle Erscheinungen sind, einen Körper haben, kann man auch ihnen Substantive oder Namen zuordnen. Weil sie aber lebendig sind, verändern sie sich permanent, wenn auch oft nur unscheinbar und im Zeitlupentempo. Als Lebewesen sind wir eher wie ein Fluss. Es gibt zwar eine äußere, mehr oder weniger feste Form, die sich meist nur langsam verändert, doch wenn man genau hinschaut, sind die unzähligen Wassermoleküle, die einen Großteil des Ganzen ausmachen, immer wieder andere. Jedes von ihnen könnte eine lange Geschichte über die Reise erzählen, die es schon gemacht hat. **Scheinbar banal – aber doch von entscheidender Bedeutung – ist festzuhalten, dass sich alles in uns, in unserem Körper und in unserer geistig-seelischen Innenwelt im Fluss befindet und nichts bleibt, wie es ist. Und weil das so ist, ist eine Sprache, die diese Vorgänge so behandelt als seien sie materielle Dinge, die immer gleichbleiben, nicht geeignet, um unsere innere Wirklichkeit zu beschreiben. Deshalb sollte man weniger Substantive und stattdessen eher Adjektive und Verben verwenden, um diese Welten von Qualitäten und Prozessen zu beschreiben.**

> *Unglücklicherweise erkennen wir nicht die leere Natur der Worte und fixieren uns deshalb auf sie, als seien sie etwas Wirkliches. So kommt es, dass angenehme Worte uns gefallen, während unangenehme Worte uns gegen den Strich gehen und uns zornig machen.*
> *Diese Reaktionen sind ein Zeichen dafür, dass wir an die Wirklichkeit der Worte glauben.* [Kalu Rinpoche]

Prinzipien des Heilsamen

In diesem Buch beschreibe ich die Ergebnisse meiner Bemühungen in den letzten Jahren, aus der ständig anwachsenden, völlig überwältigenden Fülle an verschiedenen, immer wieder neuen Ansätzen in Spiritualität und Psychotherapie das herauszudestillieren, was wirklich heilsam ist. Das war ein mühsamer Prozess beständigen Durcharbeitens und immer wieder neuer Beobachtung und Bewertung, und geschah vor dem Hintergrund meiner ganz persönlichen Entwicklung mit ihren Meilensteinen und Krisen. In dieser Zeit habe ich neue Erfahrungen in einer Schulung zum „spirituellen Coach" gesammelt, meine psychotherapeutische Tätigkeit fortgesetzt und mich dabei immer wieder vorsichtig an neue, zusätzlich eingesetzte Tools herangetastet und sie eingesetzt. Schließlich kommt auch noch die kontinuierliche vergleichende Beobachtung meiner konkreten Erfahrungen und Erkenntnisse auf diesen verschiedenen Feldern dazu. Herausgekommen sind dabei Prinzipien, die ich im Weiteren ausführlich beschreiben werde.

Naturgemäß sind Prinzipien abstrakt und beschreiben Gemeinsamkeiten aus jeweils unzähligen konkreten Situationen. Ich hoffe, es ist mir gelungen, dass diese allgemeinen Grundsätze eben nicht zu allgemein und zu abstrakt daherkommen, denn dann würden sie im Praktischen wenig oder gar nichts nützen. Darum aber geht es mir ja gerade: um die Umsetzung im Alltag, im täglichen Leben, im „richtigen" Leben, und eben nicht nur in Ausnahmesituationen wie der psychotherapeutischen Stunde oder der Meditation auf der grünen Wiese. Auf der anderen Seite verirrt man sich schnell im unübersichtlichen Dschungel von Details, wenn man zu konkret wird, verliert den Überblick und damit die klare Richtung.

Die Fülle des Materials in Spiritualität und Psychotherapie ist heute völlig unüberschaubar geworden. Es gibt unzählige gute Bücher, Blogs, Videos voller wertvoller Erkenntnisse und praktischer Übungsanleitungen. Dabei hat man es aber meist mit jeweils umfangreichen, komplexen „Methoden" zu tun, die jeweils eine eingehende und intensive Beschäftigung über einen längeren Zeitraum erfordern, um sie wirklich zu verstehen und nachzuvollziehen.

Methoden sind immer aus verschiedenen Elementen zusammengesetzt, die kombiniert werden. Dabei werden je nach Verfahren mal mehr die einen, mal mehr die anderen Bausteine hervorgehoben und in den Vordergrund gestellt. Ich versuche, die entscheidenden Elemente, die tatsächlich wirksam und nachhaltig sind, einzeln zu beschreiben und darzustellen. Aufgrund begrenzter Zeit und Energie habe ich nicht alle Bücher gelesen, die mir interessant und bereichernd erschienen. Vielleicht komme ich in den nächsten Jahren noch dazu. Allerdings bin ich mir jetzt schon sicher genug, grundlegend wichtige Prinzipien zu beschreiben und damit Elemente bzw. Bausteine vorzustellen, die sofort angewandt und umgesetzt werden können.

Der Punkt ist, dass jeder Begründer einer psychotherapeutischen Richtung, jeder spirituelle Lehrer oder Guru, jeder Coach in unserer immer mehr durch Medien dominierten Welt so etwas wie seine eigene Marke begründen muss, die dann in unserer oberflächlichen, auf schnellen Erfolg und gutes Aussehen fixierten Zeit, gut genug an den Mann (oder, wohl häufiger, an die Frau) zu bringen ist. Wer das nicht macht, sich also nicht gut verkaufen kann, läuft Gefahr, nicht gehört und gesehen zu werden und damit wirkungslos (und vielleicht auch ohne Einkommen) zu bleiben.

Weil die Materie so komplex ist, die Mentalitäten so unterschiedlich, die sprachliche Ausdrucksweise so speziell, wird einem oft ganz ähnlicher Stoff in ganz verschiedenen Gewändern und Verkleidungen präsentiert. Wäre ich 20 Jahre jünger und vielleicht Dozent an einer Universitätsklinik, hätte ich vielleicht meine eigene neue psychotherapeutische Methode entwickelt und sie, wie es heute üblich ist, mit einem Akronym bezeichnet: die „SEPST“ (Soma-Emo-Psycho-Spirituelle-Therapie), besonders hilfreich für das „XYZ-Syndrom“.

Diese neue Methode bleibt der Menschheit jedoch erspart, und für eine vielleicht nicht mehr so ferne Zukunft stelle ich mir vor, dass Psychotherapie und Spiritualität fusionieren und es einfach nur darum geht, was Menschen in ihrer körperlich-geistig-seelisch-spirituellen Entwicklung weiterbringt und was nicht. Der Therapeut der Zukunft wird dann seinem Klienten/Patienten dabei helfen herauszufinden, was genau für seinen konkreten nächsten Schritt am hilfreichsten eingesetzt werden kann, welches Tool jetzt gerade das passende ist. Die Verantwortung für die gelingende Weiterentwicklung bleibt beim Klienten/Patienten, der damit das Steuer in der Hand behält.

Schwierigkeiten und „Probleme“

Was bringt Menschen zu einem Psychotherapeuten oder auf einen spirituellen Weg? Was bringt Menschen dazu, Bücher über Wege zu einem besseren Leben zu lesen, im Internet zu suchen, vielleicht immer und immer wieder aufs Neue, auf der Suche nach …? Meiner Erfahrung nach besteht immer ein Leidensdruck, aus dem heraus die Motivation für die Suche nach Linderung und der Befreiung von dem Leiden erwächst. Oder andersherum ausgedrückt: Es ist die Suche nach einem glücklichen Leben mit möglichst wenig Leid und Schmerz.

In jedem Leben gibt es vorübergehende Schwierigkeiten und Herausforderungen. Das ist unvermeidbar und gehört zu jedem normalen Leben dazu. Solange Menschen mit den fordernden Situationen aus eigener Kraft zurechtkommen und damit fertigwerden, gibt es kein „Problem". Die Erfahrung, Schwierigkeiten „mit Bordmitteln" überwunden zu haben, macht sogar stärker und fähiger, auch in der Zukunft dem Leben gewachsen zu sein und vielleicht noch größere Herausforderungen zu meistern.

Demgegenüber können Menschen aber auch in Krisen geraten, die ihre Möglichkeiten übersteigen. Letztlich kann jeder Mensch, wie stark und widerstandsfähig er auch sein mag, durch eine Häufung und Zusammenballung von Belastungen in einen Überforderungszustand geraten. Typische Indikatoren dafür sind: das Gefühl, dass einem alles zu viel wird, über den Kopf wächst; der Körper signalisiert Stress; Gedanken an Entlastung, Urlaub, vielleicht sogar der Wunsch nach Kranksein als Ausweg kommen auf. Wenn die eigenen Bordmittel zur Bewältigung nicht mehr ausreichen, ist es sicher sinnvoll und klug, sich dann nach Beratung und Hilfe umzuschauen.

Der häufigste Grund, warum Menschen sich nach Hilfen in den Bereichen Psychotherapie oder Spiritualität umschauen, sind aber „Probleme". Hiermit meine ich immer wiederkehrende Schwierigkeiten, die nach immer demselben Muster ablaufen. Ihnen scheint sozusagen ein verborgenes bzw. schwer erkennbares System zugrunde zu liegen, das sich einer endgültigen Lösung widersetzt. Immer wieder auftretende Schwierigkeiten, sinnvolle und stimmige Entscheidungen für sich selbst zu treffen, die Unfähigkeit, sich wirklich zu entspannen, wiederkehrende Auseinandersetzungen mit Partnern, Familienangehörigen, Freunden oder Arbeitskollegen, immer wieder zu einer falschen Partnerwahl zu kommen, sind typische Beispiele für „Probleme".

Hierhin gehört auch das Phänomen des Wiederholungszwangs, womit gemeint ist, dass Menschen merkwürdigerweise immer wieder neu in gleiche oder ähnliche Situationen geraten, obwohl sie darunter leiden und längst beschlossen haben, dass ihnen das nie wieder passieren soll. Viele Menschen schlagen sich damit lange und erfolglos herum, ohne weiterzukommen, bis sie sich sinnvollerweise Hilfe von außen suchen. Auch „Symptome", wie zum Beispiel unerklärliche, übermäßige Ängste, Niedergeschlagenheit, körperliche Beschwerden ohne organische Ursache, Essstörungen und vieles andere mehr lassen sich als „Problem" verstehen, das durch „vernünftige", verstandesmäßige Überlegungen nicht zu beseitigen ist.

Diese Art von Leiden ist auch der Kern dessen, was man früher als „Neurose" bezeichnet hat, einer eigentlich ziemlich nichtssagenden Bezeichnung, die lediglich darauf hinweist, dass es irgendetwas im Nervensystem eines Menschen geben muss, das gestört ist. Sigmund Freud begann mit seinen Kollegen Ende des 19. Jahrhunderts zu erforschen, was dieses „Etwas" wohl sein könnte, was zu den damals so häufigen, etwas unglücklich bezeichneten „hysterischen" Störungen, meist bei Frauen, führte. Wie konnte man sich eine Lähmung des Arms oder eine Blindheit erklären, für die sich im Nervensystem und in den Organen keine Ursache finden ließ?

In der Psychoanalyse nach Freud werden zutreffenderweise innere, unbewusste Konflikte vermutet, die ein stringentes, stimmiges, harmonisches Erleben und Verhalten verhindern, weil im Inneren ein nie endender Kampf zwischen unvereinbaren Wünschen und Bestrebungen besteht. Man kann sich auch sehr passend innere Verknotungen, Verstrickungen vorstellen, die zu einem Feststecken, quasi zu permanenten Entscheidungsschwierigkeiten auf den verschiedenen Ebenen – im Kopf, in den Gefühlen, im Körper – führen.

Diese Sichtweise lässt sich auch auf hartnäckige Gewohnheiten übertragen, die man nicht loswird, auf leichtere Suchttendenzen (schwere Sucht hat eine andere Dynamik) und auch auf psychosomatische Beschwerden. Immer gibt es dabei im Inneren eine Blockade, die den natürlichen Fluss des Lebens behindert.

Das ist zunächst nicht mehr als eine mögliche Weise, die Dinge zu sehen, eine Theorie, eine Hypothese. **Aber viele Blockaden können im Körper-Geist-Seele-System direkt aufgespürt werden, auch wenn das oft nicht so einfach ist.** Was noch nicht unmittelbar wahrzunehmen ist, bleibt (zunächst) hypothetisch, enthüllt sich aber oft im Weiteren, wenn man den Dingen auf der Spur bleibt, allein für sich oder im Dialog mit einem Therapeuten oder spirituellen Lehrer.

Hinzu kommt noch die Bedeutung von Folgen psychischer Traumatisierung, die in den letzten Jahrzehnten immer besser erforscht und erkannt wird. Die bereits erwähnten Patientinnen Freuds waren vermutlich zu einem erheblichen Teil Opfer sexueller Übergriffe, eine Wahrheit, die zum damaligen Zeitpunkt schlichtweg undenkbar erschien und bei allen Beteiligten verdrängt bleiben musste. Psychische Traumen entstehen entweder durch überwältigende, die Verarbeitungsmöglichkeiten der Psyche überfordernde Schocks (wie Vergewaltigung, Überfall, Unfälle, Katastrophen, Kriegseinwirkungen) oder durch weniger dramatische, aber immer wiederkehrende schädigende Einflüsse (z. B. körperliche Züchtigungen als Erziehungsmethode, Vernachlässigung, fehlende Wärme und Liebe der Eltern). Schock- ebenso wie Entwicklungstraumen brennen sich sozusagen in die Seele ein und führen zu lebenslangen Blockaden, wenn sie nicht durch angemessene Interventionen gelöst werden können.

Innen und außen, Selbst und Nicht-Selbst

Wenn man Schwierigkeiten und „Probleme“, wie ich sie hier definiert habe, untersucht, taucht die Frage auf, was davon innerlich, was äußerlich und was beides ist. Was im Inneren eines Menschen, für andere nicht sichtbar, stattfindet, gehört offenbar zu ihm, technisch ausgedrückt zu seinem „System“ oder mit einem psychologischen Begriff zu seinem „Selbst“, es sei denn, wir hätten wirklich einen

Alien in uns, ein „Nicht-Selbst“. Spätestens in dem Moment, in dem der Mensch irgendeine Aktivität zeigt, und sei es auch nur eine minimale Veränderung in seiner Mimik oder Körperhaltung, entfaltet dies aber zwangsläufig eine Außenwirkung. Gibt es Beobachter, werden diese möglicherweise auf die gezeigte Aktivität re-agieren. Auf das „Agieren“, was man als „Handlung“ im weitesten Sinn verstehen kann, folgt also eine Antwort in Form eines (Re)-Agierens, einer Re-Aktion (lat. *re* = zurück).

Vergleichbar mit Ebbe und Flut strömt dabei das, was im Inneren war, sozusagen nach außen und hat hier zwangsläufig Auswirkungen, die wiederum im Weiteren nach innen strömen und hier wahrgenommen werden. Wer diese scheinbar banale Wahrheit nicht (an-)erkennt, unterliegt einem grundlegenden und möglicherweise folgenschweren Irrtum. Er ordnet Vorgängen und Ereignissen um ihn herum eine Verursachung von außen zu, als deren Opfer er sich dann fühlt, bei der er in Wirklichkeit aber selbst der „Täter“, nämlich der Auslöser von Reaktionen aus der Umwelt, ist.

In dem Buch „Anleitung zum Unglücksein“ von Paul Watzlawick kann man die amüsante Geschichte von einem Mann nachlesen, der sich bei einem Nachbar einen Hammer ausleihen will. Bevor er überhaupt zu seinem Nachbarn geht und ihn nach dem Hammer fragt, verstrickt er sich in seine eigenen Gedankengänge, in denen er fantasiert, der Nachbar würde ihm den Hammer böswilligerweise sowieso gar nicht leihen wollen. Schließlich klingelt er bei ihm und schreit nur: „Dann behalten Sie doch Ihren Scheiß-Hammer!“

Wer die Entstehung von „Problemen“ nicht (auch) bei sich, in seinem Inneren, lokalisiert, wird zwangsläufig Lösungen an der falschen Stelle, irgendwo im Äußeren oder bei anderen Menschen, suchen und vermeintlich auch finden. Dafür gibt es in der Psychologie den Begriff „Projektion“.

Es gibt nicht wenige Menschen, die meinen, ihnen kämen unzählige Geisterfahrer entgegen, und die nicht erkennen, dass es nur einen Geisterfahrer gibt, nämlich sie selbst. Sie leben in einer Welt, die scheinbar nur aus Idioten besteht; nur sie selbst machen alles richtig.

Wer so denkt und fühlt, verkennt nicht nur andere und tut ihnen unrecht, er befindet sich auch in einer Sackgasse, in der seine Weiterentwicklung nachhaltig blockiert wird.

Die Beispiele des Nachbarn und Geisterfahrers sind vielleicht etwas überzogen, aber verdeutlichen, was gemeint ist. Die Unterscheidung von „innen“ und „außen“, von „Selbst“ und „Nicht-Selbst“, von realistischer Wahrnehmung und Projektion, ist im täglichen Leben, vor allem in zwischenmenschlichen Beziehungen und ganz besonders in Partnerschaften, nicht immer so einfach. Zu schnell gibt es da ein Hin und Her von Worten und Aktionen und bei Paaren, die im Streit verstrickt sind, verschwimmen dann leicht die Grenzen. Hinterher wissen die Beteiligten oft gar nicht mehr, worüber sie im Einzelnen gestritten haben. Es bleibt nur das diffuse Gefühl, dass man selbst irgendwie Recht und der andere Unrecht hat, man selbst irgendwie Opfer ist.

Das innere Nein!

Psychologische „Probleme“ lassen sich logischerweise immer darauf zurückführen, dass es im Körper-Geist einen Konflikt gibt, einen Kampf zwischen verschiedenen, sich widersprechenden Tendenzen. **Jedes „Etwas“, das man in sich vorfindet, jedes körperliche Bedürfnis, jedes Gefühl, jede gedankliche Vorstellung, lässt sich auf einen Wunsch zurückführen;** „Wunsch“ ist hier in seiner breitest möglichen Bedeutung gemeint. Dabei können die zugrunde liegenden Wünsche bewusst, nur wenig bewusst (in der Psychoanalyse „vorbewusst“ genannt) oder auch unbewusst sein.

Zum Beispiel kann ein Mensch den starken Wunsch in sich haben, es seinem Gegenüber immer recht zu machen, um von ihm dafür gemocht zu werden und eine gute Beziehung mit ihm aufrechterhalten zu können. Gleichzeitig möchte er aber „eigentlich“ im Konkreten doch vielleicht gerade etwas anderes als sein Gegenüber. Vielleicht hat er gerade das starke Bedürfnis, ein Sonnenbad zu nehmen und gemeinsam mit dem Partner nach draußen zu gehen, während der andere als Couch-Potato lieber zu Hause bleiben will. Die beiden Wünsche sind im Äußeren unvereinbar. Sich selbst eine solche Konstellation klar bewusst zu machen, ist schon eine gute Voraussetzung für eine scheinbar nicht oder eben vielleicht doch zu erreichende Lösung.

Viele Menschen machen sich so etwas aber gar nicht erst bewusst. Als Folge entsteht ein innerer Konflikt zwischen den Wünschen, der zahlreiche Gesichter annehmen kann. Einer der Wünsche wird dabei zum Beispiel „verdrängt". In dem skizzierten Fall wird vielleicht der Wunsch nach dem Sonnenbad unterdrückt, und derjenige verzichtet auf die Realisierung seines Vorhabens.

Wenn es ein wichtiger Wunsch ist, gelingt aber der Verzicht nicht wirklich, der Betreffende bekommt stattdessen Druck im Bauch, wird unterschwellig ärgerlich und äußert – er will es ja dem anderen eigentlich immer recht machen – die aufkommende Wut nur „passiv aggressiv" durch einen unabsichtlich herauskommenden vorwurfsvollen Unterton. Vom Partner darauf angesprochen, was denn sei, antwortet er dann vielleicht: „Es ist nichts", weil er ja die gute Beziehung nicht gefährden will. Würde der Konflikt offen in einem Wortgefecht ausgetragen werden, würde unweigerlich das Wort „Nein!" auftauchen. Ein Wunsch sagt quasi zum anderen „Nein, so nicht!", „Das geht doch gar nicht!", „Dich sollte es nicht geben!" oder Ähnliches. Die unvereinbaren Wünsche bekämpfen sich gegenseitig und ringen um Vorherrschaft und Sieg, indem sie versuchen, sich gegenseitig zu blockieren. Dazu gibt es in der Psychoanalyse die schöne Formel, dass alles mit allem abgewehrt werden kann. Alle Wünsche können also auf alle möglichen Weisen unterdrückt werden. Körperempfindungen und Gefühle sind aber Phänomene in uns, die nicht sprechen können, keine Worte haben, bevor wir ihnen nicht selbst welche zuordnen. Das Nein, dem der Wunsch zugrunde liegt, dieses andere Etwas solle es nicht geben, existiert aber trotzdem und drückt sich im Körper als „Gegen-Energie" nicht-sprachlich aus, zum Beispiel als Emotion oder (auch) als gefühlte Anspannung im Bauch- oder Brustbereich, und ist entsprechend wahrnehmbar, wenn dies zugelassen wird.

Wir können Gefühle und Körperempfindungen „zum Sprechen bringen", indem wir uns voll und unvoreingenommen zuwenden und fragen, was dieses Gefühl wohl sagen würde, wenn es sprechen könnte. Und dann erfordert es oft etwas Geduld, bis einem irgendwann passende Worte einfallen. Eine schnelle Antwort ist dabei oft nicht die beste, wenn sie vom schnell arbeitenden Verstand konstruiert wird und dann oberflächlich und willkürlich zugeordnet wird. Der Zugang zu der tieferen Wahrheit in uns, der oft nur langsam und mühsam zu erreichen ist, wird dadurch eher verbaut.

Ein inneres „Etwas", das wir nicht in uns haben wollen, was auch immer es sei – Gedanke, Gefühl, Körperempfindung –, löst eine innere Aktivität aus, es zu bekämpfen, zu beseitigen, es ausstoßen zu wollen, also in irgendeiner Form Nein dazu zu sagen. Diese „Verneinungs-Aktivität" hat unzählige Formen und Gesichter, denen allen das Prinzip gemeinsam ist, gegen etwas zu sein. Sie äußert sich in Form einer inneren Blockade, die den Fluss des Lebens in uns aufhält, behindert. Der vielfältige Strom des Lebens in uns, gedanklich, emotional, körperlich, trifft auf einen Widerstand. Es gibt eine Art Verwirbelung, eine Stockung, ein Sich-Aufbäumen und Aufschäumen, und der Strom wird aufgehalten und dazu gezwungen, seine Richtung zu ändern, vielleicht sogar umzukehren.

Sigmund Freud benutzte die Worte „Abwehr" und „Widerstand" in seiner Psychoanalyse und meinte damit alles, was dem Fortschritt der „Redekur" im Wege stehen würde. Man hat diese Ausdrücke als relativ martialisch kritisiert, da sie den Therapieprozess als Kampf zwischen Analytiker und Analysand erscheinen lässt. Wer weiß, wie es vor etwa 100 Jahren, in einer völlig anderen Zeit und mit einer völlig anderen Mentalität, zugegangen sein mag.

Tatsächlich geht es in gewisser Weise auch um einen Kampf, aber – bei einem freundlichen, wohlwollenden Therapeuten, der seinem Patienten wirklich helfen will – natürlich nicht um eine Auseinandersetzung zwischen Therapeut und Patient, sondern um die innere Auseinandersetzung in einem Menschen (die genau genommen in der Psychoanalyse „Abwehr" heißt). Diese Art von innerem Streit ist im normalen Alltagsmodus allgegenwärtig. Er produziert pausenlos „Widerstand“, eben irgendeine Art von Verneinungs-Aktivität, eine Blockade gegen alles Mögliche, und bringt uns in einen permanent konfliktbehafteten Zustand. Es geht immer von einer Anspannung zur nächsten, denn fast immer ist im Leben und in uns und um uns herum irgendetwas, zu dem wir „Nein“ sagen.

Im befreiten Modus des klaren Sehens, der Präsenz – oder wie immer man das höhere bewusste Sein auch nennen mag – nehmen wir dieses Spiel der Kräfte in uns auch wahr, haben aber Distanz dazu und nehmen es nicht mehr so ernst. Wir können uns fragen, was uns gerade davon abhält, in einem höheren Bewusstseinszustand zu sein. Alles das, was wir da in uns vorfinden, ist eine Verneinungs-Aktivität im Körper-Geist-Seele-System, ein inneres Nein, eine innere Blockade.

Blockaden in uns wahrnehmen und auflösen

Alle Wünsche und Aktivitäten in uns zu erkennen, sie uns bewusst zu machen und möglichst genau wahrzunehmen, ist der erste Schritt in die Richtung Lösung und Befreiung. Die spannende und entscheidende Frage ist dann, wie wir damit dann umgehen. Das ist der entscheidende Dreh- und Angelpunkt, an dem sich entscheidet, ob wir im kleinlichen, eingeengten, letztlich von Angst dominierten Alltagsmodus des Geistes hängen bleiben oder in den befreiten Modus der Präsenz eintreten können.

„*What you resist, persists* – Wogegen du dich wehrst, bleibt bestehen“, lautet die wunderbar einfache, aber fundamentale und tiefgehende Erkenntnis, die C. G. Jung zugeschrieben wird. **Durch Verdrängung können Wünsche zwar ins Abseits, in den Halbschatten geschoben werden, aber sie geben deshalb nicht auf, leisten sozusagen Widerstand gegen ihren Tod.** Der darin enthaltene (Über-)Lebenswille lässt sie aktiv bleiben. Wenn ein „Problem“ besteht, ist das in etwa so, als ob man die innere Verknotung nicht wirklich sehen, sie schon gar nicht genau betrachten will, weil man einen „Faden“, einen wichtigen

Wunsch, nicht wahrhaben, sehen will. Natürlich löst man so keinen Knoten. Im Gegenteil, die verbissene Bemühung, etwas zu negieren und beseitigen zu wollen, führt sozusagen dazu, dass an einem oder mehreren Fäden der Verknotung heftig gezogen wird. Das löst den Knoten nicht, sondern macht ihn nur noch fester. **Die Lösung, und bestenfalls sogar Auflösung, von inneren Verstrickungen kann nur in einer Lockerung bestehen, einem Ablassen von verbissenen, gewaltvollen Lösungsversuchen.** Die einzelnen Fäden, die verknotet sind, und ihre komplexe Verflochtenheit können dann klar erkennbar werden als Ausgangspunkt für die Auflösung.

Es muss also darum gehen, die Verneinungs-Aktivität und Verdrängung wirklich zu unterlassen, um die Blockade zu lösen. Das können wir im Kopf mit unserem Verstand rational beschließen, meist wird es aber allein dadurch nicht gelingen. Etwas in unseren Emotionen und Körperreaktionen scheint die Sprache des Verstandes nicht zu verstehen oder verstehen zu wollen und widersetzt sich. Je wichtiger uns die Wünsche sind, um die es geht, umso mehr leisten Gefühle und Körper Widerstand. Es mag ein Leichtes sein, eine politische Meinung über ein weit entferntes Land zu verändern, von dem man meint, es hätte keinen konkreten Bezug zum eigenen Leben.

Wenn es aber tatsächlich um das eigene, ganz persönliche Leben geht, um den Lebenspartner, die Kinder, das eigene Haus, sitzt der Widerstand fest in unseren Gefühlen, „in unseren Knochen“. Veränderungen in wichtigen psychischen Aspekten erfordern deshalb immer das Einbeziehen unserer Gefühle und unseres Körpers. Alles andere wären nur gut gemeinte, aber fruchtlose Versuche, Kopfgeburten, die nicht wirklich greifen. So wie die bekannten Vorsätze zum neuen Jahr, von denen meistens nur ein Bruchteil realisiert wird.

Fühlen und verkörpert leben

Es wird üblicherweise, wie schon erwähnt, gerne zwischen Körper, Geist und Seele unterschieden. In dieser Aufteilung geht es um den materiellen Körper, den rationalen Verstand und die gefühlvolle Seele. Sie bietet ein Ordnungsprinzip, dass vieles übersichtlicher macht und zweifellos einen guten praktischen Nutzen hat. Ganz sicher hat diese Dreiteilung so gesehen ihre Berechtigung. Man sollte dabei aber nie vergessen, dass es hier genau genommen auch nur um Schubladen unseres sprachdominierten Denkens geht.

Unser analytischer, zertrennend funktionierender Verstand kann alles und jedes in Sekundenbruchteilen vor dem geistigen Auge in Einzelteile zerlegen. Gedanklich kann man zum Beispiel die Hand eines Menschen isoliert betrachten. Tatsächlich aber gibt es keine lebendige Hand ohne den ganzen Organismus, zu dem sie gehört. Als lebendige Wesen sind wir, technisch ausgedrückt, ein System von Systemen, in dem alles mit allem verbunden ist. Wenn wir das vergessen, kommen wir zu unrealistischen Einschätzungen. Die tatsächlich abgetrennte Hand wäre tot und keine wirkliche, lebendige Hand mehr.

Nicht so wenige Menschen sind von ihren Gefühlen und ihrem Körper „abgeschnitten" und nehmen sich selbst dadurch verzerrt wahr, denn die meisten wichtigen Dinge im Leben werden (trotzdem, nur eben vor- oder unbewusst) gefühlsmäßig, intuitiv, aus dem Bauch heraus entschieden. Das gilt auch für alle zwischenmenschlichen Beziehungen, ganz besonders natürlich für die zu Partnern und Freunden. Wer einen gestörten Zugang zu seinen eigenen Gefühlen hat, hat damit auch wenig Chancen, die Verknotungen in seinem Inneren, die zu Problemen führen, überhaupt halbwegs realistisch wahrzunehmen, geschweige denn zu deren Auflösung beizutragen.

Gefühle erleben wir immer (auch) in unserem Körper. Schon deshalb sollten wir uns im eigenen Körper-Geist gut genug auskennen. Darüber hinaus bietet die genaue Wahrnehmung des Körpers und unserer Körperempfindungen einen Weg, die verborgene Weisheit unseres Körpers anzuzapfen und uns zunutze zu machen. Unser Körper erkennt und weiß viel mehr, als uns bewusst ist. Es ist ein großer Unterschied, ob wir unseren Körper als Objekt wahrnehmen und ihn Dinge ausführen lassen, ihn also wie ein Werkzeug benutzen, oder ob wir in direkter, unmittelbarer Verbindung mit ihm sind.

Man kann sagen: In dem einen Fall *haben* wir unseren Körper, in dem anderen *sind* wir (auch) unser Körper. Letzteres ist unser ganz spontaner, natürlicher Ausgangspunkt im Leben, wie es in unserer Zeit als Kleinkind noch der Fall war.

Merkwürdig genug, kann unser Körper handwerkliche, sportliche, vielleicht auch artistische Höchstleistungen erbringen, auch wenn wir gleichzeitig mit einer distanzierten Haltung und einer gewissen Entfremdung ihm gegenüber leben. Der Körper muss dann als ausführendes Objekt für die Realisierung von Leistungen dienen, die vollbracht werden, um soziale Anerkennung zu erreichen. Wir verhalten uns dann etwa so, wie ein rücksichtsloser Reiter, der sein Pferd maximal anstachelt, ohne auf dessen Bedürfnisse zu achten.

Demgegenüber hat der verkörperte Mensch sozusagen eine Liebesbeziehung zu seinem Körper, zu der Basis seines gesamten Lebens. Er ist ständig mit ihm in engstem Kontakt, behandelt ihn aufmerksam, gibt ihm, was er braucht, und erhält ihn so gesund und leistungsfähig. Wie ein guter Reiter, der sein Pferd pfleglich behandelt, nimmt er dessen Signale wahr, hört auf sie, geht auf sie ein und profitiert dazu von dem natürlichen Wissen des Körpers.

Auf diese Weise ist der verkörperte Mensch in seinem eigenen Körper sozusagen wirklich zu Hause, mit ihm völlig vertraut und nicht nur auf der „Durchreise“ in irgendeinem Hotelzimmer.

Geschenke aus dem Osten

Während das westliche, naturwissenschaftlich geprägte Vorgehen eher von analytischer Zergliederung, dem Zerlegen in Teile geprägt ist, ist die traditionelle asiatische Herangehensweise mehr holistisch, auf das Zusammenspiel des Ganzen gerichtet. Der westliche Ansatz hat in Form seiner technischen Anwendungen enorme Wirkungen erzielt, die unsere moderne Welt prägen.

Sicher nicht zufällig und zu unserem großen Glück sind aber die östlichen Lehren mit den darin enthaltenen Weisheiten etwa ab Mitte des 20. Jahrhunderts in der westlichen Welt mehr und mehr bekannt geworden und für viele zu selbstverständlichen Bestandteilen ihres Lebens geworden. Yoga, Qigong, Ayurveda, Akupunktur, Meditation in vielen Spielarten sind Beispiele für eine ganzheitlichere Sichtweise auf den menschlichen Organismus und einen entsprechend anderen Umgang mit ihm.

Während der westliche Geist alles bis in die kleinsten Einzelteile, wie etwa die Atome und die subatomare Welt, zergliedert hat, um deren Zusammenwirken zu verstehen, behält der östliche Geist das Ganze, die Verbundenheit aller Teile eines Systems und auch die Verbindung zur (Um-)Welt im Auge. Beide Herangehensweisen haben Vor- und Nachteile. Durch den naturwissenschaftlichen Ansatz mit seiner Genauigkeit und Detailversessenheit wurden wichtige Erkenntnisse gewonnen und die daraus resultierenden technischen Anwendungen, wie Elektrizität, digitale Datenverarbeitung, Atomkraft erzeugten enorme Möglichkeiten, die zum Guten wie auch zum Schlechten eingesetzt werden können.

In der westlichen Medizin wurden zum Beispiel winzige Partikel, wie Bakterien und Viren, als Verursacher von Krankheiten erkannt, woraus wirksame Therapien abgeleitet werden konnten. Die Ursache von sexuell übertragbaren Erkrankungen wie Syphilis und HIV-Infektion konnten nur so herausgefunden werden, was die Menschheit vor verheerenden Seuchen bewahrt hat. Der Blick nur aufs große Ganze hätte diese kritischen Details wohl niemals erkennen lassen.

Die Schwäche des westlichen Ansatzes ist auf der anderen Seite die einseitige Sicht auf den Menschen als eine komplexe Maschine; entsprechend wird dieser wie ein unbeseeltes Objekt behandelt. Angesichts einer inzwischen überwältigenden Menge bekannter Details wird der Organismus als Ganzes aus den Augen verloren. Man sieht den Wald vor lauter Bäumen nicht mehr.

Demgegenüber hat sich der östliche Ansatz die ursprüngliche Haltung bewahrt, den Körper nicht nur wie einen Gegenstand zu benutzen, sondern ihn sozusagen voll und ganz zu bewohnen, in ihm zu Hause zu sein, und auch seine natürlichen Selbstheilungskräfte möglichst voll zur Wirkung kommen zu lassen. **Wir haben in der heutigen Zeit das große Glück, das Beste aus beiden Welten integrieren zu können. Wie so oft im Leben ist ein Sowohl-als-auch die weitaus klügere Herangehensweise als ein Entweder-oder.** Ich möchte mir eine Welt ohne die Erkenntnisse und Behandlungsmöglichkeiten der Naturwissenschaften und der modernen Medizin gar nicht erst vorstellen, aber ebenso wenig möchte ich auf die wunderbaren Bereicherungen durch die asiatischen Ansätze verzichten.

Leben ohne Widerstand

Was geschieht, wenn wir jede verneinende Aktivität in uns, jeden Widerstand, jede Blockade, sei es im Kopf, in den Gefühlen oder im Körper, loslassen? Sind wir dann nicht in einem willenlosen Zustand ohnmächtig äußeren Einwirkungen ausgesetzt und machen alles mit, lassen einfach alles geschehen? Bedeutet das nicht, im Chaos unterzugehen?

Die Antwort wäre Ja, wenn wir schläfrig und passiv alles laufen lassen würden, denn das würde bedeuten, ganz auf Autopilot zu leben. Wir würden dann die unzähligen Prägungen und Konditionierungen, die wir im Laufe unseres Lebens erworben haben, ihre mechanischen Routinen durchführen lassen. Das brächte dann vielleicht gedanklich ein Loslassen „im Kopf", aber tatsächlich wäre es nur die totale Hingabe an unsere zahllosen Automatismen in unseren Emotionen und in unserem Körper, denen wir dann gestatten würden, unser ganzes Leben zu bestimmen – und das ist eben gerade nicht deren Aufgabe. Das wäre ein Leben, indem man sich irgendwie im Halbschlaf auf den eingefahrenen Schienen der Vergangenheit durch diese Welt schieben ließe, ohne wirklich frei und selbstbestimmt zu sein.

Die Antwort ist Nein, wenn wir mit voller Bewusstheit und großer Aufmerksamkeit leben und jede Verneinungs-Aktivität loslassen. Dann können wir aufwachen und – vielleicht erstmals in unserem Leben – in die absolute Präsenz eintauchen. Alles wahrzunehmen, wie es ist, bedeutet, ein hundertprozentiger Realist zu sein. Und das ist der beste Ausgangspunkt für ein befreites Leben, den ich mir vorstellen kann.

Alles Aufgesetzte, Unechte, Gekünstelte, Andressierte verliert dann ganz von selbst seine Bedeutung und fällt von uns ab. Im Hier und Jetzt in der absoluten Präsenz zu leben, schafft Weite und den Raum, in dem sich unsere natürliche Intelligenz und Kreativität entfalten können. **Es ist das größte Geschenk, das uns die asiatischen Mystiker gemacht haben, uns vorzuleben, dass wir in einen höheren Bewusstseins-Modus eintauchen können, der dem westlichen Alltagsgeist abhandengekommen oder gänzlich unbekannt ist.**

Wir werden dann weder verrückt noch landen wir im Chaos. Ganz im Gegenteil! Auf eine geheimnisvolle Weise wird im klaren Sehen alles einfach und transparent. Ganz von selbst beginnen wir dann, unsere wahre Natur zu leben. Wenn wir das tun, sind wir mit uns und unserem Leben stimmig und eins. **Wir fühlen intuitiv, was der nächste Schritt in unserem Leben sein sollte, verfügen dabei über unsere natürliche Intelligenz, unsere Kreativität und unser Mitgefühl für andere und finden die bestmöglichen Kompromisse.** Das wirkliche Leben ist immer wieder neu und frisch und oft anders, als wir uns das vorgestellt haben.

Damit verbunden ist, dass unsere Entwicklung als Mensch dann auf eine ganz natürliche Weise den richtigen Weg nehmen kann, weil die vielen Blockaden aufgrund unserer Konditionierungen und gedanklichen Konzepte sich dem nicht mehr in den Weg stellen. Es bedeutet auch das Ende von unnötigem Leid. Wir leben dann ohne ungelöste innere Konflikte im Einklang mit uns selbst, haben aber gleichzeitig Mitgefühl, ein inneres Resonieren mit dem Leid der vielen Menschen (und vielleicht auch Tiere) auf der Welt, denen es nicht gut geht. Wir leiden im wortwörtlichen Sinn aber nicht mit, denn das würde das Leid auf der Welt vermehren und nichts zum Besseren wenden. Vielmehr übernehmen wir die Verantwortung für das, was wir ganz persönlich tun können und wollen, um die Welt zu einem besseren Ort zu machen, für uns selbst und die anderen.

2. DREI KÖRPER-GEIST-SEELE-MODI

Die drei wesentlichen Verfassungen

Ich gehe von drei wesentlichen Körper-Geist-Seele-Verfassungen aus, in denen Menschen leben können. Es gibt den Kind-Modus, den Alltagsgeist bzw. Erwachsenen-Modus und den Präsenz-Modus.

Da ist zunächst der kindliche Modus, an den wir uns vage erinnern können und in dem wir uns eine ungefähre Vorstellung vom Leben machen. Mit dem Beginn der Bewusstseinsbildung wächst das Kind über viele Jahre durch unzählige Erfahrungen und Erlebnisse im Leben allmählich in den Erwachsenen-Modus hinein. Dieser „Alltagsgeist" ist die vorherrschende Verfassung, die jeder Mensch aus eigener Erfahrung bestens kennt und in der er vielleicht sein gesamtes Leben verbringt.

Ich spreche von „Modus" und nicht von „Zustand", um deutlich zu machen, dass es sich dabei nicht um etwas Festes, Statisches handelt. Es wäre ein Irrweg, sich ein bestimmtes Bild vom Erleben im jeweiligen Modus zu machen. Eher kann man sich die verschiedenen Bewusstseins-Modi vorstellen wie einen Rahmen um ein Bild oder ein Display am Rechner oder Smartphone. Eine äußere, immer gleichbleibende Struktur umfasst ständig wechselnde, bunte, bewegliche Bewusstseinsinhalte. Diese Struktur ist der Träger der Inhalte, ohne den diese gar nicht erscheinen könnten, bleibt selbst dabei aber immer unverändert.

Man kann es sich so vorstellen, dass der Erwachsenen-Modus den kindlichen Modus enthält, da er ja aus ihm entstanden ist und quasi nur über ihn hinausgewachsen ist. Da er mehr und anderes enthält und größer ist als der kindliche Geist, kann man ihn auch als höher stehend ansehen. Er durchläuft viele Entwicklungsstufen vom unreifen Frühstadium bis hin zu einer mehr oder weniger ausgereiften Verfassung.

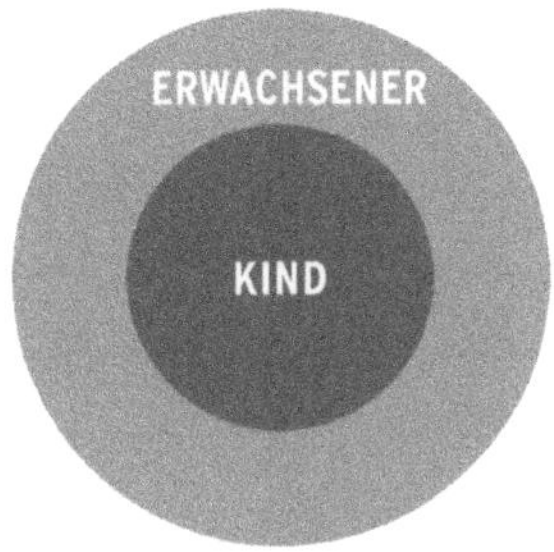

Der innere Kreis steht hier für den (früh-)kindlichen Modus des Körper-Geistes. Ein Kind kann sich nicht vorstellen, wie ein Erwachsener „tickt", und hat keinerlei Möglichkeit, direkt in den höheren Zustand einzutreten. In den wächst es über viele Jahre erst hinein. Als Erwachsener kann ich mich aber zumindest in etwa zurückerinnern, in welcher Verfassung ich als Kind gelebt habe. Wenn man so will, umfasst also der normale Erwachsenen-Geist den kindlichen, so wie bei den Matroschka-Figuren eine kleinere in der jeweils größeren steckt oder wie das Innere einer Zwiebel, die Schicht um Schicht gewachsen ist. Und es ist ja durchaus sinnvoll, sich in uns das Kind vorzustellen, das wir einmal waren, denn es hat unzählige Spuren hinterlassen, die ein Leben lang wirksam bleiben können.

Der freie Modus der Präsenz wiederum umfasst den Erwachsenen-Modus. Diesen freien Modus kann man erreichen und in ihm leben, doch kann man auch immer wieder zurückfallen in den Alltagsgeist. Dass man die „Erleuchtung", ein anderes Wort für diesen Modus, ein für alle Mal erreichen könne und ihn dann „haben" kann, ist ein wenig plausibler Mythos. Es mag vereinzelt Menschen geben, für die das so zugetroffen hat oder zutrifft, vor allem wenn sie sich in eine Nische zurückgezogen haben, ohne Kontakt mit dem richtigen Leben und ohne herausfordernde Konflikte, die daraus erwachsen könnten.

Aus ganz persönlicher Erfahrung, der Beobachtung spirituell interessierter Mitmenschen, Beschreibungen in Büchern und dem Kontakt mit „erleuchteten“ Menschen weiß ich aber, dass das höhere Bewusstsein zwar erreicht, aber auch – wenn auch dann meistens nur vorübergehend – wieder verloren gehen kann. Die Vorstellung eines immerwährenden Zustands entspringt einem Wunschdenken unseres Verstandes. Wie sollte auch in einem hochkomplexen, lebendigen Wesen, in dem ständig alles fließt und in Bewegung ist, ein immer gleichbleibender Zustand vorherrschen?

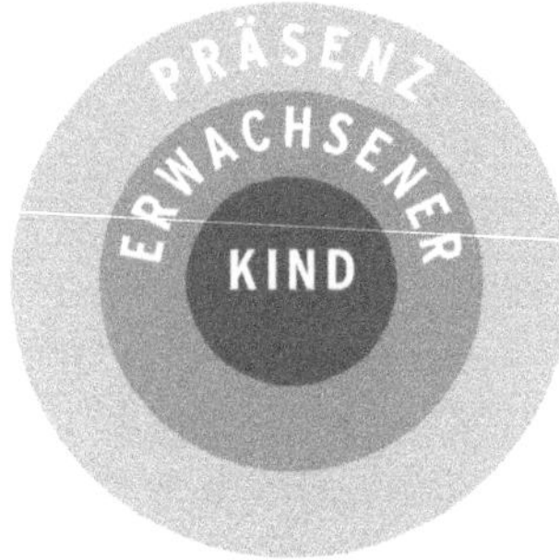

Der kindliche Modus und der befreite Modus haben einige Ähnlichkeiten. Das normal entwickelte (Klein-)Kind ist naiv und unwissend, deswegen auch unvoreingenommen, offen und neugierig, immer bereit zu lernen, und ist dabei verletzlich. Das alles trifft auch auf den befreiten Modus der Präsenz (wieder) zu, nur dass der Mensch auf dieser höheren Ebene nicht mehr naiv ist und auf sein umfangreiches Wissen und seine Erfahrung zugreifen kann, wenn er es will. Er ist dann aber kein Sklave seiner Vorgeschichte und seiner Konditionierungen mehr, sondern kann immer wieder neue Wege gehen, anstatt von den alten nicht loszukommen.

Der Alltagsmodus wird dagegen dominiert von ausgetretenen Pfaden, denen man folgt. Die vielen Vorerfahrungen, die wir im Lauf des Lebens gesammelt haben, hinterlassen ihre Spuren und haben sich uns eingeprägt wie Schienen. Das führt zu vermeintlicher Sicherheit und dem Schutz vor Verletzungen und kann sich sehr gut anfühlen.

Damit verbunden ist aber auch immer eine mehr oder weniger starke Voreingenommenheit, geistige und emotionale Einengung und recht schwache oder fehlende Kreativität.

Im Gegensatz dazu ist der Präsenz-Modus durch Offenheit, innere Weite und lebendige Kreativität gekennzeichnet.

Ein Mensch im Alltagsgeist kann nicht „verstehen“, wie er im höheren Modus ticken wird, genauso wenig wie sich ein Kind vorstellen kann, wie ein Erwachsener tickt. Aber er kann vielleicht geistig wachsen und irgendwann „den Sprung“ gemacht haben. Rückblickend wird er erkennen, sich erinnern und verstehen, wie er im Normalmodus gelebt hat. Zusammenfassend ausgedrückt gibt es verschiedene Ebenen des (Er-)Lebens, wobei die höhere Stufe die niedrigere(n) jeweils einschließt, umfasst und über sie hinausgeht.

> *Wenn unser Geist leer ist, ist er für alles bereit.*
> *Im Anfänger-Geist liegen viele Möglichkeiten,*
> *in dem des Experten wenige. [Shunryu Suzuki]*

Mein Erleben des Präsenz-Modus

Präsenz, befreiter Geist, Erwacht sein, klares Sehen, offener Geist, Erleuchtung, Achtsamkeit, *Awareness, Mindfulness,* Meditation, *Flow,* Anfänger-Geist, Nicht-Wissen, Einssein, *Tao, Samadhi, Satori* … sind einige der Begriffe, die verwendet werden für den Modus der Präsenz. **Im Folgenden beschreibe ich zunächst, wie ich mich selbst im Präsenz-Modus fühle,** was ich dabei wahrnehme. Notwendigerweise ist das eine höchst persönliche und subjektive Angelegenheit. Aus meinen bereits genannten Quellen bin ich mir aber völlig sicher, dass andere Menschen in dieser Verfassung des Körper-Geist-Seele-Systems ganz Ähnliches erleben. **Im befreiten Modus bin ich hellwach, präsent, gegenwärtig. Alle Sinne sind gleichzeitig intensiv aktiviert** und „spielen mit“, mal ist der eine mehr im Vordergrund, mal der andere. Um mich herum ist Weite, freier Raum. Da ist nichts

Einengendes, nichts Gezwungenes. Bewegungsfreiheit in allen Richtungen. Für alles ist Platz. Der Blick geht bis an den Horizont.

Ich sehe die vielen verschiedenen Farben und Formen in ihren ganz unterschiedlichen Qualitäten frisch und neu, **als ob ich das erste Mal sehen würde.** Das satte Grün von Gras und Blättern in vielen Abstufungen, das dunkle Braun der Äste und Baumstämme, die riesige azurblaue Decke am Himmel, Weiß und Grau in unzähligen Mustern und Abstufungen in den Wolken, das Gelb-Orange-Rot der Sonne, die prallen Farbtupfer und wunderschönen Gestalten unzähliger Blumen. Menschen, Tiere, Autos, Fahrräder, Busse, Bahnen, Flugzeuge, Straßen, Häuser, Städte, Landschaften – ein nicht endendes Kaleidoskop spannender Formen und Schönheit.

Ich höre Geräusche, Vögel zwitschern, singen, krächzen, die Stimmen von Menschen, Männern und Frauen, in unzähligen Sprachen und Stimmungen, das Brausen der Autos, Hupen, Quietschen – **alles klar und rein wie zum allerersten Mal. Und wenn Stille herrscht, höre und fühle ich den Untergrund, das Feld, in dem das Hören stattfindet, dieses „Nichts", das doch so voll ist.**

Ich spüre meinen Körper in den unzähligen Positionen und Bewegungen, die immer wieder anders, neu sind. Im Inneren die festen Knochen, dann der warme Muskelmantel, die Haut, eine weite Landschaft für sich mit ihrer riesigen Fläche, das sanfte Streicheln von frischer Bettwäsche, die warme Hand, die mich berührt, das Kitzeln von Härchen, der Hauch von kühler Luft … Und, immer vorhanden, mal mehr, mal weniger gespürt, das Ein und Aus der Atmung, die Brust und Bauch in immer neuen Variationen spielen lässt.

Ich rieche und schmecke vollständig, tauche restlos ein in den süßen Duft von Lindenblüten, Rosen oder frisch gebrühtem Kaffee, in die ganz verschiedenen Qualitäten von Zimt, Oregano, Knoblauch, frisch gebackenem Brot, Blüten, Holz, Farbe, Rauch … Ich werde zum Duft – oder manchmal auch Gestank.

Wie die Außenwelt und meinen Körper spüre, fühle ich meine Innenwelt im Hier und Jetzt. Unzählige Male gefühlt und doch noch nie so da gewesen wie gerade jetzt. Das eigenartige Strömen von irgendetwas Warmen, Energetischen in mir, in meiner Brust und meinem Bauch, wie Flüsse, die ineinanderfließen, sich wieder teilen, neu durchdringen, verwirbeln, sich ausdehnen und zusammenziehen. Ein Pulsieren, Pumpen, Expansion und Kontraktion von diesem undefinierbaren Irgendetwas in mir. Mal sinnlich, lustvoll, prickelnd, erotisch, mal mulmig, zerrend, druckvoll, schmerzhaft.

Das Denken hört auf zu dominieren und verrichtet schnell, mühelos und effektiv seine Arbeit. Oft sind nur wenige Gedanken erforderlich, um die Dinge zu klären und zu ordnen. Kein Ich, das sich übermäßig breitmacht und den ganzen Raum beansprucht. In der Präsenz habe ich mühelos Zugang zu den nötigen Assoziationen, Erinnerungen, gemachten Erfahrungen. Ich nehme mich selbst, meine Innen- und Außenwelt offen, neugierig fragend, achtsam und sehr genau wahr. Was ist jetzt gerade in mir und um mich? Was sehe, höre, fühle ich in diesem Moment? Das kann ich nie wissen. Wie sollte ich? Es könnte alles ganz anders sein als gewohnt, und ich bin offen für diese Möglichkeit.

Mit dieser Haltung gehe ich auch in Begegnungen mit anderen. Wie nehme ich ihn jetzt, in diesem Moment, wahr? Was geht wohl in ihr vor? Wie geht es mir mit ihm? Was sind dabei meine Reaktionen, meine Gedanken, Gefühle, Körperempfindungen? Unsere Beziehung, welcher Art auch immer sie bisher war, könnte sich verändert haben. Ich lasse die Bewegung ohne Widerstand zu, wo immer sie hinführen mag. Das lässt mich – und den anderen – frei bleiben.

Ich spüre die Realität, mit allem verbunden zu sein, und bin doch sehr klar ich selbst. Ich lasse das Leben anderer in mir resonieren, fühle im Herzen mit, lasse mich bewegen, und bleibe doch der, der ich bin. Ich überlasse mich dem Strom des Lebens. Das lässt die Quellen meiner Energie in mir weiter sprudeln, anstatt sie zu blockieren. Ich weiß dabei nie, was als Nächstes erscheint. Kommt eine Stromschnelle mit rasanter Abwärtsfahrt, die volle Konzentration erfordert, um nicht unterzugehen? Oder eine lange Strecke von ruhigem, entspanntem, genüsslichem Dahingleiten? **Alles, was ich vorfinde, nehme ich mit bedingungsloser Akzeptanz wahr.** Ich bleibe wie von selbst fest und geerdet bei der erlebten Wahrheit „meiner Welt" und gestehe jedem die Wahrheit „seiner Welt" zu. Das macht das Leben einfach bei aller Vielfalt der Erscheinungen. Es ist das Ende unnötiger Konflikte und das Ende von vermeidbarem Leid.

Dazu gehört auch, Ja zu meiner Vulnerabilität zu sagen. Ja, ich bin verletzlich, körperlich wie seelisch, und damit im Kontakt mit anderen auch immer ein Stück weit ausgeliefert, vielleicht auch gefährdet. Gegebenenfalls muss ich mich angemessen schützen. **Ich bleibe in der natürlichen Balance, die meine wahre Natur ist, und lebe mich selbst** – nicht aus Konzepten, wer oder was ich sein will, wie man mich sehen soll –, sondern **intuitiv aus der großen, tiefen Quelle in mir, die der geheimnisvolle Ursprung meines Lebens ist.**

Ich bin dankbar für dieses Leben, das ich führen darf, die Erfahrungen, die ich machen darf, und danke der großen Quelle dafür.

In der Präsenz zu sein bedeutet, frisch zu leben. Alles wird zum Unikat, ist noch nie da gewesen, statt zu einem Replikat, einer zum x-ten Mal abgespielten Schallplatte – automatisch, mechanisch, irgendwie tot. Es bedeutet, die in mir steckende Kreativität und Intelligenz sich frei entfalten zu lassen, sei es im Kleinen, im Alltäglichen, oder bei der Arbeit, in der Freizeit, in meinen Beziehungen zu anderen Menschen oder vielleicht auch im Größeren, in künstlerischen oder anderen Projekten.

Wenn ich aus der Präsenz heraus handele, befinde ich mich im bestmöglichen Einklang mit mir selbst und der Welt. Ich höre auf die leisen Töne meiner Intuition und tue nur, was mir mein (Körper-) Gefühl, meine Intuition mir vorgeben. So wird mein Handeln rund und stimmig. **Achtsam in der Gegenwart zu leben kann nie ein für alle Mal getan werden,** und es gibt keine Methode, das zu erreichen. Jede Methode gehört zum Alltagsgeist, ist letztlich mechanisch, basiert auf Wiederholung. Wenn ich frei bleiben will, gibt es keine andere Wahl, als für immer in der Präsenz zu bleiben oder in die Mechanik des Autopilot-Daseins zurückzufallen.

Der Preis der Freiheit ist ewige Achtsamkeit. [Laurence Heller]

Wesentliche Bewusstseinsqualitäten

Für eine bessere Übersicht füge ich eine knappe Aufzählung der erfahrbaren Qualitäten der Bewusstseins-Modi an – ohne Anspruch auf Vollständigkeit und soweit möglich unter Vermeidung von Substantiven. **Denn im Präsenz-Modus herrschen sinnliche Wahrnehmungen von dem was ist vor, sowie Gefühle und Körperempfindungen, also Bereiche ohne Worte.** Die gewählten Ausdrücke sind dementsprechend lediglich als Hinweise auf das unmittelbar Gefühlte und Wahrgenommene zu verstehen.

Die meiner Meinung nach wichtigsten Qualitäten habe ich hervorgehoben. Für den kindlichen Modus habe ich nur wenige Qualitäten angeführt, weil diese ohnehin hypothetisch sind, wenn auch sehr plausibel, denn niemand kann sich genau an sein Erleben als Kind erinnern, und Kinder können uns darüber nur wenig Auskunft geben.

Die Aufzählung für den Erwachsenen-Modus könnte um eine Vielzahl an Qualitäten erweitert werden, was ich aber dem Leser überlasse, da er vermutlich oft genug in diesem Modus lebt.

Kindlicher Modus: naiv, unwissend, fragend, offen, neugierig, frei, intelligent, verletzlich

Erwachsenen-Modus bzw. Alltags-Modus: wissend, geschlossen, eng, ängstlich, begrenzt, eingeengt, gezwungen, unter (Zeit-)Druck, gefangen, bewertend, stockend, dunkel, unvollständig, distanziert, alt, mechanisch, routiniert, abwesend, verträumt, aufgeregt, gewohnt, festhängend an alten Geschichten, nachtragend, angespannt, in Entweder-oder (Gegensätzen) denkend, wartend, gelangweilt, suchend, nervös, unruhig, ungeduldig, selbstsüchtig, hartherzig, gereizt

Präsenz-Modus: präsent, gegenwärtig, „nicht-wissend", fragend, offen, frei, weit, unbegrenzt, beweglich, neugierig, mit unzähligen verschiedenen Qualitäten (anstelle von Bewertungen), sinnlich, ohne Zeit(-druck), fließend, hell, mit allem verbunden, im direkten

Kontakt, still, frisch, neu, intelligent, kreativ, ruhig - auch im Sturm, friedlich, mit neuen Möglichkeiten, neuen Wegen, locker, in Sowohl-als-auch (anstelle von Entweder-oder) denkend, findend, geduldig, liebevoll, mitfühlend

Alles, was wir brauchen, ist schon in uns

Alles, was wir brauchen, ist schon in uns da, und alles, was möglich ist, kann eintreten, wenn wir uns dafür öffnen können. Das höhere Bewusstsein, der befreite Modus der Präsenz (meine bevorzugte Bezeichnung), das Erwacht-Sein, die Erleuchtung, oder welche Wortetiketten es dafür noch gibt, ist bereits in uns in irgendeiner Form im Verborgenen vorhanden und kann hervorgelockt und aktiviert werden.

Wenn zum Beispiel Meditierende in der Zen-Tradition, vielleicht nach jahrelangem Bemühen und ungezählten Stunden auf dem Meditationskissen, einen entscheidenden Durchbruch in die „große Befreiung" erleben, dann ist das nicht das Resultat davon, über Jahre ein kompliziertes geistiges Gebäude errichtet zu haben, um endlich alles zu verstehen. **Vielmehr ist es gerade das Gegenteil davon, nämlich das Loslassen von allen Konzepten, vorgefassten Meinungen, Vorurteilen usw., das zur Befreiung führt.** Durch das Loslassen ist etwas freigelegt worden, was vorher schon vorhanden, aber nicht erkennbar war.

Anders gesagt, ist die höhere Bewusstseinsstufe bereits in uns angelegt, sie ist „schon da", auch wenn wir sie nicht wahrnehmen können. In einem Vergleich kann man sich vorstellen, wie die Sonne tagsüber eigentlich immer scheint, nur dass sie zeitweise von Wolken verdeckt wird. Es sind die vielen Blockaden in uns, die vielen Widerstände, die unseren Blick einengen und unseren Geist verdunkeln. **Wenn die Blockaden aufgelöst, die Widerstände losgelassen werden, lösen sich die Wolken auf und überall ist strahlende Klarheit.**

Alles, was wir brauchen, ist also wie gesagt schon in uns da, und alles, was möglich ist, kann eintreten, wenn wir uns dafür öffnen können und die Wolkendecke unseres kleinlichen Alltagsverstandes aufreißt. **Dies erkannt zu haben und uns vorzuleben ist das unendlich wertvolle und doch kostenlose Geschenk der östlichen Weisen.**

> *Glück findet sich nicht mit dem Willen oder durch große Anstrengung. Es ist immer schon da, vollkommen und vollendet, im Entspannen und Loslassen.* [Gendün Rinpoche]

Der Übergang in den Präsenz-Modus – radikales Loslassen

Der Übergang vom Alltags-Modus in den befreiten Präsenz-Modus kann als plötzlich eintretendes Ereignis erlebt werden, was mit Begriffen wie „Erleuchtung" oder „Erwachen" bezeichnet wird. Oder der Übergang erfolgt allmählich, schrittweise, in Abstufungen. Das plötzliche „Aufwachen" im Präsenz-Modus fühlt sich umso spektakulärer an, je mehr jemand zuvor im Kontrast dazu in der ausweglosen Verstrickung, in den Zweifeln und der Verwirrung seines Alltagsgeistes gewesen ist. Ganz plötzlich geht die Sonne auf und die ganze Welt erstrahlt in Schönheit, so wie bei meinem ersten „Gipfelerlebnis", das ich in der Einleitung geschildert habe. In jedem Fall ist es ein deutlicher Qualitätssprung.

Hier wird also dieser Vorgang mit dem Aufwachen aus dem Schlaf verglichen, den jeder kennt, und – in vielen Variationen – täglich erlebt. **Im befreiten Modus anzukommen ist eben auch wie ein Aufwachen,** was ja sprachlich schon mit Ausdrücken wie „Erwachen", der „Erwachte" (die wörtliche Bedeutung des Sanskritwortes Buddha) nahegelegt wird. Man wacht auf aus einem Schlaf, in dem man sich befunden hat. Wenn man gut geschlafen hat, ist man klar und frisch im Kopf und findet sich in der Realität vor und nicht in den unwirklichen Fantasiewelten irgendwelcher Träume. Das ist ein Qualitätssprung, den jeder kennt. Dieser „Sprung" geschieht einfach so, ganz spontan, natürlich. Der Wechsel von Schlaf und Wachsein gehört zu den grundlegenden Rhythmen unserer Existenz.

Im Englischen gibt es die schöne Wendung „*to fall asleep* – in den Schlaf fallen". Dieses Sich-fallen-Lassen ist gleichbedeutend mit der Aufgabe der Kontrolle durch unser normales Wachbewusstsein. Wir geben uns dem Schlaf hin, und selbst, wer sich dagegen wehrt, wird irgendwann überwältigt vom Schlaf und unterliegt ihm. Jon Kabat-Zinn spricht davon abgeleitet so passend beim Meditieren oder beim Body-Scan von „*to fall awake*", was sich kaum übersetzen lässt. Diese sprachliche Wendung bringt zum Ausdruck, dass wir in die höhere Bewusstseinsstufe nicht „gehen" können. Wir können nur „hineinfallen", also alles loslassen.

Das ist von grundlegender Bedeutung, weil eben jeder Versuch, aktiv aus unserem Alltagsgeist heraus in die „große Befreiung" eintreten zu wollen, vergeblich bleiben wird. Wenn das so ist, könnte man fragen, ob dann nicht das einfache Nichts-Tun zur Befreiung führen müsste. Darauf kann man mit Ja oder Nein antworten. Ja, es wäre so, wenn man überhaupt in der Lage wäre absolut „nichts" zu tun. Das ist aber im normalen Alltagsgeist schlichtweg unmöglich. In uns ist immer irgendeine Aktivität, es sind immer Wünsche aktiv und Ängste davor, dass diese nicht in Erfüllung gehen, und damit verbunden gibt es auch immer irgendwelche Blockaden. Wir sind darin gefangen wie in einem Labyrinth, total verstrickt mit unseren Emotionen und Körperreaktionen. Solange wir mit diesem System identifiziert sind, gibt es keinen Ausweg aus dem Gefängnis des kleinlichen Alltagsgeistes.

Also muss die Antwort Nein lauten. Einfache Passivität im Nichts-Tun bringt einen nicht in den befreiten Modus. Heißt das, dass man dann also doch etwas tun müsste? Das würde dem oben Gesagten aber logisch widersprechen. Denn was sollte das sein? Loslassen! Aber kann man das Loslassen „tun"? Es gehört zu den vielen Paradoxien in diesen Dingen, dass es um das „Tun im Nicht-Tun" geht, wie es im Taoismus heißt. Unser Verstand kann das nicht verstehen, aber wer den befreiten Zustand kennt, fühlt intuitiv, was damit gemeint ist. **Es geht um wirkliches, völliges Loslassen, das einen mit leeren Händen zurücklässt und doch im Hier und Jetzt seelisch reich macht.**

Unser Alltagsgeist kann das nicht. Es ist so ähnlich, wie wenn man jemanden auffordert, die nächsten fünf Minuten nicht an einen rosaroten Elefanten zu denken. Diese Aufgabe beinhaltet zwei unvereinbare Vorgänge, nämlich einerseits den, die Kontrolle zu behalten, und andererseits den, eben gerade keine Kontrolle zu haben. Das ist für unser normales, verstandesdominiertes Bewusstsein ein unauflösbares Dilemma.

Es geht also immer wieder um ein völliges, radikales Loslassen aller vorgefassten Meinungen, Denkschemen, aller Konditionierungen, die einen zu einem automatischen Verhalten verleiten. Solange das nicht geschieht, können wir nie wirklich präsent sein und damit auch nie wirklich befreit. Immer sind wir dann in irgendeiner Weise voreingenommen, sind innerlich abgelenkt, sehen die Dinge durch die Brille unserer früher gemachten Erfahrungen, anstatt frisch und neu wahrzunehmen, wie es jetzt gerade wirklich ist, und neue Möglichkeiten zu entdecken – so wie wir es als kleine Kinder, naiv, wie unbeschriebene Blätter, ganz natürlich und selbstverständlich getan haben, weil wir gar nicht anders konnten.

Wenn wir aufwachen in den präsenten Modus, spüren wir das über unsere Sinne. Es ist so, wie wenn man Handschuhe auszieht und jetzt plötzlich richtig intensiv fühlen kann, was vorher durch den Stoff hindurch nur ungenau und unscharf möglich war. Oder als ob eine Tür aufgeht und wir die zunächst nur gedämpfte, leise Musik von nebenan plötzlich laut, klar, mit allen Höhen und allen Bässen, in aller Brillanz wahrnehmen können. Oder als ob wir plötzlich unsere Umgebung in tausenden Farben und Formen sehen und ein zuvor verwaschener, unklarer Schwarz-Weiß-Film plötzlich in wunderschöner HD-Qualität aufscheint.

Warum eine Lehre suchen? Sobald du eine Lehre hast, verfällst du dem dualistischen Denken. [Huang-Po]

Fragen zur Selbsteinschätzung

Es folgen einige Fragen, um den momentanen Zustand, in dem man sich befindet, einzuschätzen. Wann immer wir feststellen, dass wir nicht in der Präsenz sind, bestehen Blockaden in uns, die man wahrnehmen und sich bewusst machen kann und an denen man dann arbeiten kann. Eine hilfreiche Frage ist dabei oft: „Woran merke ich, dass ich nicht wach und völlig entspannt bin?"

Quantitäten auf einer Skala von 0 (Minimum) bis 10 (Maximum):

- Wie wach bin ich gerade?
- Wie aufgeregt oder entspannt bin ich?
- Erlebe ich Weite um mich herum oder Enge?
- Klebe ich an Worten und Geschichten und halte sie für absolut wahr?
- Bin ich in Begegnungen mit anderen offenen, neugierig, fragend?

Qualitäten (für Ja-/Nein-Antworten):

- Gibt es eine Wahrnehmung von Zeit?
- Höre, sehe, fühle, rieche, schmecke ich direkt und unmittelbar?
- Bin ich in unmittelbarem Kontakt mit meinem Körper?
- Gibt es etwas, was mich stört, zu viel ist, oder fehlt etwas?

3. RUHE IN SICH FINDEN UND DAS BEWUSSTE SEIN AKTIVIEREN

Stress und seine Folgen

Wenn ein Mensch unter Druck kommt, sprechen wir auch von Stress, womit hier negativer Stress gemeint ist. Wichtige Wünsche drohen nicht in Erfüllung zu gehen, und daraus folgen auch noch entsprechend negative Konsequenzen für die Zukunft. Ein wichtiger Termin bei der Arbeit kann vielleicht nicht eingehalten oder eine Klausur kann nicht rechtzeitig abgegeben werden. Die Partnerschaft gerät durch Konflikte in eine bedrohliche Schieflage. Dies sind ein paar wenige Beispiele für Situationen, die negativen Stress verursachen können. Im Gegensatz dazu gibt es auch positiven Stress (Eustress), wenn eine Herausforderung begrüßt und bejaht wird und jemand es genießt, im Kampf alle Kräfte zu mobilisieren.

Je größer der (negative) Stress ist, umso mehr verliert man die Kontrolle. Eine ausreichende Kontrolle über uns und unser Leben zu haben ist aber einer unserer grundlegenden Wünsche, die uns oft so selbstverständlich erscheinen, dass sie uns gar nicht bewusst sind. Erst in Krisensituationen entsteht dann das Bewusstsein hierfür. **Bei Stress gerät unsere Welt in Unordnung, wir geraten aus der Balance und werden zunehmend innerlich unruhig und von unseren Ängsten getrieben.** Jeder Wunsch in uns – und wir sind übervoll davon! – ist seiner Natur nach immer mit der Angst davor verbunden, dass er nicht in Erfüllung geht. Der Wunsch und die korrespondierende Angst verhalten sich wie zwei Seiten einer Münze. Mit jedem Wunsch, den wir uns zulegen, bekommen wir automatisch auch eine potenzielle Angst ins Haus. Solange alles so läuft, wie wir uns das vorstellen, wird uns das nicht bewusst. Aber wenn die Wunscherfüllung gefährdet ist, melden sich Ängste als Signale, nach Lösungen zu suchen, wie doch noch alles gut werden kann.

Je stärker die Ängste in uns werden, umso mehr wird dabei unser archaisches Notfallprogramm aktiviert. Das kennt vor allem drei Reaktionen: Angriff, Flucht und ängstliche Erstarrung. Auf große Gefahren, möglicherweise für unsere Gesundheit und unser Leben oder das Wohl derer, mit denen wir verbunden sind, können wir zum Beispiel mit einem Angriff auf den Verursacher der Gefahr reagieren, um sie so auszuschalten. Oder wir ergreifen die Flucht, um der Situation zu entkommen. Nicht selten geraten Menschen aber auch in eine ängstliche Erstarrung, so wie das sprichwörtliche Kaninchen vor der Schlange. Es ist ein Zustand, in dem hochgradige Angst mit starker Anspannung verbunden ist, doch ohne dabei irgendeine Bewegung zu erzeugen. Man kann hierin eine gewisse Parallele zum Totstellreflex bei vielen Tieren sehen. Sich tot zu stellen kann für ein Tier bedeuten, dass der Fressfeind es nicht mehr richtig wahrnimmt oder das Interesse daran verliert. Im positiven Fall wäre die Strategie zum Überleben dann aufgegangen.

Im Englischen gibt es für die drei Reaktionstypen die griffige Formel fff: *Fight, Flight, Freeze* – Angriff, Flucht, ängstliche Erstarrung.

Aktivierung unseres Notfall-Modus

Die Aktivierung unseres „Verteidigungssystems" ist immer mit ausgeprägten Körperreaktionen verbunden. Zur Bereitstellung der nötigen Energie wird unsere Atmung beschleunigt für eine größere Sauerstoffzufuhr, und durch eine erhöhte Herzschlagfrequenz und einen steigenden Blutdruck wird unser Kreislauf aktiviert. Die Muskulatur wird in Aktionsbereitschaft versetzt, was sich durch mehr oder weniger starkes Zittern bemerkbar machen kann. Unser Verdauungssystem wird deaktiviert, um die Energie ganz auf Verteidigung oder Flucht zu konzentrieren. Blase und Darm werden möglichst entleert, um nicht in der Gefahr von Entleerungsvorgängen abgelenkt zu sein. Das alles wird in uns durch die Ausschüttung von Stresshormonen, wie zum Beispiel Adrenalin und Cortisol, gesteuert.

Wir verhalten uns in Situationen mit sehr großer Gefahr unwillkürlich nicht anders als unsere tierischen Verwandten, was man bis hinab zu den Reptilien (Echsen, Schildkröten, Schlangen) beobachten kann. Die entsprechenden Schaltzentralen befinden sich im Stammhirn, einem grundlegenden Teil unseres Gehirns, in dem lebenswichtige Funktionen geregelt werden. Man spricht deshalb hier auch vom „Reptiliengehirn". Je ausgeprägter die wahrgenommene Gefährdung ist, umso stärker sind die ausgelösten Reaktionen. **Alles, was für das Überleben unnötig ist, wird im Notfall-Modus abgeschaltet.** Die Nahrungszufuhr und sexuelle Aktivitäten spielen keine Rolle mehr. Im Extremfall werden auch starke Schmerzen vorübergehend nicht mehr wahrgenommen. All das hat den biologisch determinierten Sinn, das nackte Überleben des Organismus abzusichern.

Auch das Denken engt sich dann ganz auf die wahrgenommene Gefahr ein. Andere Inhalte werden abgeblockt und sind vorübergehend nicht zugänglich, vielen bekannt zum Beispiel als Blackout in Prüfungssituationen. Das ist nicht die Zeit für komplizierte Erwägungen, denn ein blitzschnelles Handeln kann lebensrettend sein und eine verträumte Abwesenheit das Leben kosten.

Von der Top-down- zur Bottom-up-Regulation

Es ist sehr wichtig zu verstehen, dass eine intensive Aktivierung unserer Verteidigungsmechanismen zu einer Verlagerung des Zentrums unserer Steuerung führt. **Im völlig ausgeglichenen, angstfreien Zustand haben wir uns und unser Leben ausreichend im Griff.** Wir kontrollieren uns und die Dinge nach unseren Vorstellungen im Kopf, wie ein Dompteur in der Manege, der fünf kolossale Elefanten dazu bringt, sich auf ein kleines Signal hin um sich selbst zu drehen. Da geht die Steuerung „von oben", vom Gedanken im Kopf, „hinunter" bis in den Körper, der willig vollführt, was ihm vorgegeben wird. Mit einem etwas technisch klingenden Fachwort kann man das Top-down-Regulation nennen, also Steuerung von oben nach unten.

Je größer aber die wahrgenommene Gefahr wird, umso weniger folgt der Körper den Anweisungen „von oben", sondern macht mehr und mehr, was er will. Das bedeutet, dass uralte, archaische Rettungsprogramme im Körper die Kontrolle übernehmen, und zwar blitzschnell und vollautomatisch. Bei größter Gefahr rennen wir um unser Leben und werfen alles andere, was uns durch den Kopf gegangen sein mag und was im Weg steht, über den Haufen. Oder wir werden wie von selbst zu Helden, die im Kampf mit der Gefahr genau das Richtige tun, um das eigene Überleben und das anderer zu sichern.

In solchen Situationen gibt der Körper mit der ihm natürlicherweise innewohnenden Reaktionsbereitschaft das Handeln vor und bestimmt, was abläuft. Das kann man als Bottom-up-Regulation, also Steuerung von unten nach oben, bezeichnen. Es ist schwer, auf diese griffigen und anschaulichen Formulierungen zu verzichten, wie sie der angelsächsische Sprachpragmatismus uns immer wieder liefert, uns dabei immer eine Nasenlänge voraus.

„Top-down" und „Bottom-up" bringen das Wesentliche zum Ausdruck, sind aber bei näherer Betrachtung doch Vereinfachungen. Ohne jeden Zweifel ist unser gesamtes Steuerungssystem hierarchisch organisiert, wobei die jeweils höheren Instanzen, bestehend aus bestimmten Nervenzellen und Regionen, die steuernde Hormone ausschütten, die jeweils niedrigeren Instanzen kontrollieren.

Bei einer Regulation sind die jeweiligen Zentren aber immer wechselseitig miteinander verbunden. Die höhere Instanz kontrolliert die darunterliegende, erhält aber von dieser Informationen über Feedback-Schleifen, wodurch die niedrigere Instanz wiederum einen Einfluss auf die höhere ausübt.

Am besten stellt man sich daher wieder ein Kontinuum vor, bei dem Top-down und Bottom-up normalerweise miteinander verbunden sind und zusammen regieren. Nur in Extremsituationen wird es ganz einseitig. **Je nach Höhe des Angstpegels in uns dominiert eher unser Kopf bei relativer Angstfreiheit oder eben unser Körper bei massiver Angst.** Massive Angst tritt in Situationen auf, die uns überfordern und für die unsere psychischen Verarbeitungsmöglichkeiten nicht mehr ausreichen und seelische Traumatisierungen zur Folge haben.

Veränderung braucht Spielraum

Diese Überlegungen machen klar, dass im Notfall-Modus mit der zunehmend vorherrschenden Bottom-up-Regulation an Veränderungen unserer Programme überhaupt nicht zu denken ist. Es werden dabei zunehmend automatisch, ohne den Kopf mit Überlegungen einzuschalten, (lebens-)rettende Aktionen aus dem Repertoire vorhandener Verhaltensmuster ausgeführt.

Je heftiger Menschen unter Druck kommen, umso mehr laufen sie deshalb auf „Autopilot", in dem alte Programme und Routinen mechanisch und unreflektiert aktiviert werden. Der Blick ist eingeengt, es tauchen keine neuen Möglichkeiten auf, alles erscheint alternativlos, selbstverständlich, unausweichlich.

Spielräume, um Dinge auf neue Weise zu durchdenken, zu betrachten, anders wahrzunehmen und zu fühlen, uns zu öffnen, werden umgekehrt nur geschaffen, wenn der generelle Angstpegel in uns niedrig genug ist, wir uns ausreichend sicher und geschützt fühlen. Jeder Versuch, sich aus einer hektischen, gestressten, letztlich angstgetriebenen Situation heraus verändern zu wollen, wird dementsprechend erfolglos bleiben.

„Angst macht dumm", lautet die einfache, aber durchaus zutreffende Feststellung. In der Angst schrumpft unsere Kreativität eher, als dass sie beflügelt wird. Uns fällt nichts Neues ein, außer irgendwie auf unsere alten Bordmittel zurückzugreifen, selbst wenn wir wissen, dass diese nicht ausreichend sind. Keineswegs immer macht Not erfinderisch.

Daraus folgt, dass in Krisensituationen oft zunächst Beruhigung mit Absenkung der ängstlichen Aktivierung und innerlichen Unruhe erforderlich sind, auch wenn, wie zum Beispiel bei einer Partnerkrise, eigentlich neue, veränderte Verhaltensweisen zur dauerhaften Lösung erforderlich sind. Die können aber in der krisenhaften Verfassung aus den besagten Gründen noch nicht wirklich verankert werden und greifen. Das muss dann später, in einem zweiten Schritt, geschehen.

Der Ausgangspunkt für jede wirklich tiefgehende und nachhaltige Veränderung in unserem Körper-Geist-Seele-System ist daher zunächst immer eine möglichst tief greifende, umfassende Beruhigung. Im Kopf lassen die aufgeregten Gedanken nach, die Gefühlsaufwallungen legen sich, der Körper wird ruhiger, was an entspannterer Muskulatur, dem Absinken von Atem- und Herzfrequenz u. a. m. erkennbar ist.

Als Bild dafür kann man sich vorstellen, dass ein See in einem naturbelassenen Wald zunächst aufgewühlt war, in stürmischer Unruhe und mit vielen Wellen. Das völlige Zur-Ruhe-Kommen lässt die Oberfläche des Sees absolut glatt werden, alle Wellen laufen aus. Die wunderschönen Bäume, die Sonne, die Wolken und der blaue Himmel darüber werden dann perfekt, genau so wie sie wirklich sind, gespiegelt, wo vorher bestenfalls ein Zerrbild zu sehen war.

Oder man stellt sich ein Aquarium vor, in dem der Sand am Boden aufgewühlt worden ist. Der Sand trübt das Wasser ganz und gar, sodass alles undurchsichtig wird, nichts mehr zu erkennen ist. Wenn das Wasser in Ruhe gelassen wird, keine neue Bewegung eingebracht wird, sinkt der Sand allmählich zu Boden und das Wasser wird wieder kristallklar. Erst jetzt können die exotischen Pflanzen und Fische im Aquarium erkannt werden.

> *Lass deinen Geist still werden wie einen Teich im Wald.*
> *Er soll klar werden, wie Wasser, das von den Bergen fließt.*
> *Lass trübes Wasser zur Ruhe kommen, dann wird es klar werden, und lass deine schweifenden Gedanken und Wünsche zur Ruhe kommen.* [Buddha]

Bewusstes Sein in uns aktivieren und unsere innere Quelle spüren

Nur in der Stille, wenn wir wirklich zur Ruhe kommen, wenn die äußeren und inneren Aufregungen abgeebbt sind, kommt ein anderer, entscheidend wichtiger Helfer auf den Plan. Dieser helfende Anteil wird manchmal „Zeuge" genannt, ein Beispiel für die Vergegenständlichung in Form einer (inneren) Person. Natürlich existiert eine solche Person nicht wirklich.

Gemeint ist eine Qualität besonderer Bewusstheit, die in uns aktiviert werden kann. Diese beobachtende Qualität in uns ist reine, betrachtende, wache Intelligenz, mit der wir uns selbst in unseren vielen kleinen Ichs, die jeweils einen Wunsch als Ursprung haben, und alles sonst, was in uns und um uns herum geschieht, wahrnehmen können.

Wir können dann – vielleicht zum ersten Mal – die tief in uns verborgene Quelle spüren, aus der unsere Lebensenergie strömt. Das Zentrum dieser Quelle ist wie das Allerheiligste in uns, das wir nicht betreten, dessen Ausstrahlungen und Auswirkungen wir aber spüren können, wenn wir ganz und gar zur Ruhe kommen und jede Anspannung verflogen ist. Das reine Bewusstsein hat keinen Namen, kein Alter, kein Geschlecht. Es gehört einem nicht, aber man darf darin leben. Es ist, wenn man so will, „über-persönlich" und eine Manifestation von geistigen Kräften, die unser Alltagsgeist nicht auf der Rechnung hat. Dieses „Etwas", diese Aktivität des bewussten Seins, gehört zum präsenten Modus. Es führt uns auf eine Fährte, die, wenn wir sie beachten und ihr folgen, in die richtige Richtung führt. Im präsenten Lebensmodus des Körper-Geist-Seele-Systems erwacht diese überpersönliche Bewusstseinsaktivität immer mehr und wird zur vorherrschenden Qualität.

Still und wach werden

Alle spirituellen Traditionen sprechen auf die eine oder andere Weise davon, dass es darum geht, ganz still zu werden. **Es geht um einen**

Zustand tiefgehender Entspannung, in dem unser Bewusstsein die Qualität eines perfekten Spiegels bekommt, der keinerlei Unregelmäßigkeit oder Trübung aufweist und alles – innen wie außen – klar und genau wiedergibt. Und natürlich versteht es sich von selbst, dass dieser Modus der Existenz unseres Körper-Geist-Seele-Systems zutiefst gesund ist.

Die Stille, die hier gemeint ist, hat dabei immer gleichzeitig die Qualität intensiver Wachheit. Diese Kombination von völliger Ruhe und hochgradiger Aufmerksamkeit ist vielen Menschen unbekannt, weil sie im Alltagsgeist kaum vorkommt. Es geht eben nicht um eine verschlafene Friedhofsruhe, sondern um einen Bewusstseins-Modus, in dem völlige Ausgeglichenheit mit einem wachen, lebendigen Geist verbunden ist. Das unterscheidet die meditative Stille auch von tranceähnlichen Zuständen, wie sie zum Beispiel im autogenen Training angestrebt werden.

Zur besseren Selbsteinschätzung kann man sich folgende Fragen stellen und beantworten:

- Wie ruhig bin ich in diesem Moment auf einer Skala von 0 (maximale Unruhe) bis 10 (Maximum - vollständige Ruhe)?
- Wie wach bin ich in diesem Moment auf einer Skala von 1 (kurz vor dem Einschlafen) und 10 (Maximum - hellwach)?

Wenn man sich entschließt, immer wieder einmal oder am besten täglich wirklich zur Ruhe zu kommen, stellt sich dabei die Frage der praktischen Umsetzung. Reicht es aus, wie Jiddu Krishnamurti es vorschlägt, sich einfach für 10 Minuten ruhig hinzusetzen, vielleicht die Augen zu schließen und seine Gedanken ohne jede Bewertung zu beobachten?

Die Antwort lautet vermutlich Ja, wenn man es mit einem Menschen zu tun hat, für den gelebte Spiritualität zum selbstverständlichen Bestandteil seines täglichen Lebens geworden ist und der ein entschleunigtes, nicht übervolles, gut ausbalanciertes Leben ohne besondere Herausforderungen lebt.

Für die meisten Menschen wird dies aber nicht zutreffen, und an der Stelle kommt die Frage nach sinnvollen Verhaltensregeln, Praktiken, Übungen oder Ritualen auf, um sich wenigstens immer wieder neu in die angestrebte richtige Richtung zu bewegen. Im Folgenden führe ich daher zunächst einige praktische Tipps und Hinweise auf. Danach gehe ich auf hilfreiche Techniken ein.

Zur Ruhe kommen – praktische Tipps und Hinweise

Informationelle Psychohygiene

In einer Zeit der potenziellen Informationsüberflutung von ganz verschiedenen Seiten und durch alle möglichen Medien sollte man zu bewussten Entscheidungen kommen, wie diese Flut sinnvoll eingedämmt werden kann. Genauso, wie man seinen Körper sauber hält, sollte man auch keinen „Informations-Schmutz" an sich herankommen lassen. Unerwünschte Reklame auf Papier wandert ungelesen ins Recycling, offensichtliche Werbung oder zwielichtige Angebote im Netz werden ungeöffnet gelöscht usw.

Dann gibt es die Frage des Umgangs mit den Nachrichten. Hier ist es wichtig, sich klarzumachen, dass die künstliche Anhäufung negativer Nachrichten ihre Ursache in der Einstellung und den Interessen ihrer Macher und Konsumenten hat. Für die Macher ist es ihre Profession, mit der sie auch ihren Lebensunterhalt verdienen. Die sehr wichtige politische Funktion, durch wahrheitsgemäße Berichterstattung und durch investigativen Journalismus als die vierte Säule unserer Demokratie zu wirken, will ich hier nicht unerwähnt lassen.

Aber die Anhäufung von Problemen, Skandalen, das Aufdecken von Fehlverhalten und kriminellen Machenschaften, Berichte über Naturkatastrophen usw., erzeugt leicht beim – oftmals neugierigen, sensationslüsternen – Konsumenten ein Zerrbild der Welt. Jemand, der zum Beispiel beschlösse, alle Menschen Deutschlands kennenzulernen, um sich ein realistisches Bild von diesem Land zu machen, würde wohl schon eine ganze Lebenszeit dafür brauchen, um den über 80 Millionen Menschen nur ein einziges Mal kurz die Hand zu geben. Unsere moderne Gesellschaft ist so groß, so vielfältig, das Leben so bunt, dass wir das Ganze nicht mehr wirklich überblicken können, geschweige denn die ganze Welt, die bald hundert Mal so viele Einwohner hat wie Deutschland.

Entgegen dem erschreckenden und in vielerlei Hinsicht negativen Bild, das sich in einem aufbaut und einen mit dunkler Energie auflädt, wenn man dem nicht bewusst entgegentritt, behaupte ich, dass bei allen Problemen, allem Leid, doch unendlich viel mehr Gutes, Schönes, Wertvolles auf dieser Welt passiert. Nur ergibt sich daraus oft keine Nachricht, die wirklich interessiert. Es liegt an uns, den Konsumenten, die Dinge in uns immer wieder zurechtzurücken, sich daran zu erinnern und vielleicht öfter mal eine Website mit nur positiven, guten Nachrichten anzuklicken.

Etwas anderes sind dann noch die Ablenkungen, zu denen wir uns hingezogen fühlen, weil sie uns gute Gefühle und lustvolles Erleben versprechen. Hier öffnet sich besonders im Internet eine unbegrenzte Welt an Verführungen, in denen man sich vollständig verlieren kann wie in einem Alkohol- oder Drogenrausch.

Wer wirklich zur Ruhe kommen will, kommt nicht umhin, sich da immer wieder klar und diszipliniert abzugrenzen, Versuchungen zu widerstehen und hierbei (ab-)schneidende Energie zu entwickeln, um sich nicht von seinem Kurs abbringen zu lassen.

Entschleunigung

Zur Beruhigung gehört als notwendiger, unverzichtbarer Bestandteil auch die Entschleunigung. Innerer Zeitdruck ist eine Auswirkung von Angst. Jede Angst führt zum inneren Sich-Verschließen, zum Dichtmachen. Unsere Innenwelt kann sich dann nicht mehr frei entfalten, wozu auch gehört, den Dingen ihr jeweiliges Tempo zu lassen. Man kann eine langsame, gefühlvolle, oft etwas zögerliche Ballade nicht mal eben schnell abspielen, ohne den Charakter ihres Ausdrucks völlig zu verändern und zu zerstören. Umgekehrt verliert ein pulsierender Samba-Rhythmus jede Kraft, wenn man ihn im Zeitlupentempo spielt.

Das In-Ruhe-Lassen gibt den Dingen in uns den Freiraum, den sie brauchen, um sich genau so zu entfalten, wie sie sein wollen und wie sie sind. Ungeduld ist das Gift, das diesen Prozess unmöglich macht. Es ist der Wunsch, sofort, in diesem Moment, von A nach B zu springen, selbst wenn A in Berlin ist, und B in Neuseeland.

Natürlich ist auch die äußere Entschleunigung unserer Umgebung wesentlich, um zur Ruhe zu kommen. Nicht zufällig werden nicht nur Meditationsseminare, sondern auch viele Tagungen, bei denen es um Besinnung, Kreativität und Neuausrichtung geht, in einem schönen, naturnahen Umfeld ohne äußere störende Einflüsse abgehalten.

Besonders bei der jungen Generation besteht ein erheblicher Druck, mit dem Handy oder Rechner über soziale Netzwerke „angesagt“ zu sein oder zu bleiben. Es ist die Schattenseite dieser Kommunikationsmöglichkeiten, pausenlos in Verbindung sein zu müssen, um nicht ins Abseits zu geraten, was regelrecht krankhafte Ausmaße annehmen kann. Der Taktgeber ist dabei ein ungesteuerter Prozess von Interaktionen, der sich in einer unguten Eigendynamik beschleunigen und verselbstständigen kann.

Angetrieben wird das Ganze von dem zugrunde liegenden Wunsch – einem der grundlegendsten Wünsche aller Menschen überhaupt! –, zur sozialen Gemeinschaft dazuzugehören und nicht ausgegrenzt zu werden. Die Kehrseite davon ist die Angst, allein, hilflos, abgekoppelt vom sozialen Leben zu sein, was in früheren Zeiten – in einem Kontext von Leben in einem Stamm in der Wildnis – einem Todesurteil gleichkam. Heute droht der „soziale Tod“.

Hier muss bei den Betroffenen zunächst das Bewusstsein für diese Situation geschaffen werden, um nach Lösungen zu suchen. Dann wird das Handy vielleicht nur noch dreimal am Tag für eine begrenzte Zeit gecheckt. Ähnliches gilt auch für andere Medien, wie etwa Radio und Fernsehen, mit denen durch permanente Nachrichtenflut eine

Dauer-Aufgeregtheit erzeugt werden kann, wenn man sich dem denn freiwillig aussetzt. Zum Glück haben auch solche Geräte einen Knopf, um sie auszuschalten.

> *Es gibt Wichtigeres im Leben, als beständig dessen Geschwindigkeit zu erhöhen. [Mahatma Gandhi]*

Allein oder in einer Gruppe?

Dann stellt sich die Frage, ob es besser ist, für sich allein zu üben oder in der Gegenwart anderer, sei es mit einem einzelnen Gegenüber wie einem Anleiter, einem Therapeuten, oder sei es in einer Gruppe. Das sollte man intuitiv für sich selbst entscheiden, gegebenenfalls auch die verschiedenen Möglichkeiten ausprobieren und sie dann vielleicht auch kombinieren.

Für sich selbst zu üben hat den unschätzbaren Vorteil, die Freiheit zu haben, jederzeit, wenn es passt und sich richtig anfühlt, praktizieren zu können; eben unabhängig von äußeren Terminen und den Wegen etwa zu einem Meditationstreffen in der Gruppe. Aber es gibt auch Menschen, die nicht gut allein sein können, weil sie sich dann nie wirklich sicher fühlen und weil sich dann innerlich vermehrt Ängste einstellen. Diese Menschen lassen auch oft das Radio oder den Fernseher laufen, wenn sie allein sind, weil das Hören menschlicher Stimmen den Eindruck erweckt, es sei jemand da. In diesem Fall kann die Anwesenheit eines vertrauten Menschen zur Voraussetzung werden, überhaupt mal wirklich zur Ruhe zu kommen.

Manchen Menschen fällt es wiederum leichter, still zu werden, wenn sie ganz allein sind und keinerlei Ablenkung durch andere Personen besteht. Für gar nicht so wenige ist die Anwesenheit eines Gegenübers gewohnheitsmäßig, reflexartig und unbewusst etwas, worauf ihr System stark reagiert. Zum Beispiel kann dies die Reaktionsbereitschaft aktivieren, es dem anderen recht machen zu wollen, auf dessen Bedürfnisse zu achten und einzugehen, verbunden mit Ängsten, andernfalls dafür bestraft zu werden, etwa mit Liebesentzug. Entsprechendes gilt für das Üben in Gruppen, also in der Anwesenheit mehrerer Menschen. Je nach den Prägungen und Vorerfahrungen im Leben kann man sich in einer Gruppe besonders geborgen und sicher fühlen, „wie zu Hause", oder aber man empfindet latent eine Bedrohung und Ausgrenzung durch andere. Das kann zum Beispiel der Fall sein bei Menschen, die in der Schule gehänselt und gemobbt wurden.

Abschirmung

Ob allein oder in der Gruppe geht es beim Zur-Ruhe-Kommen selbstverständlich immer darum, jede Störung von außen zu vermeiden und sich ein entsprechendes Umfeld zu organisieren. Dafür kann man auch Ohrenstöpsel und Augenmasken einsetzen. Bei Störungen, die nicht vermieden werden können, zum Beispiel Baulärm in der Umgebung, kann es nur um gelassenes Akzeptieren der Situation gehen. Jeder innere Widerstand dagegen würde die Unruhe vermehren und damit kontraproduktiv sein. Allerdings gibt es da physiologisch bedingte Grenzen, und es kann sein, dass der Lärm ein Ausmaß annimmt, das nicht mehr toleriert werden kann und sollte.

Ob man die Augen besser offen hält oder schließt, kann man am besten durch Ausprobieren herausfinden. Beides hat Vor- und Nachteile. Geschlossene Augen schirmen optisch ab, können aber traumartige innere Ablenkungen fördern und auch dazu führen, dass man einschläft. Offene Augen können zum neugierigen Schauen verführen und die Aufmerksamkeit von inneren Prozessen ablenken. Mit einiger Übung kann man auch die Augen nur halb geöffnet haben, dabei „ins Leere schauen", was generell eine größere Wachheit begünstigt.

Tägliches Üben

Jeden Morgen, wenn wir aufwachen, tauchen wir auf aus der Welt der Träume, in der wir, ohne es bewusst mitzubekommen, die ganze Nacht unterwegs waren. Da kann alles Mögliche in uns passiert sein. Unerledigte Aufgaben beschäftigen uns oft auch im Schlaf, dazu gehören auch ungelöste psychische Probleme. Das kann einen erheblichen Teil unserer Energie verbrauchen und die Erholungsqualität unserer Nachtruhe empfindlich stören.

Jeder Morgen ist in gewisser Weise ein Neubeginn, ein bisschen wie ein neues Leben. Daher auch die Bezeichnung „der kleine Bruder des Todes" für den Schlaf. Manches hat sich am nächsten Tag verflüchtigt, anderes taucht immer wieder neu auf, um be- und verarbeitet zu werden.

Deshalb ist es sinnvoll, in diesen Rhythmus von Tag und Nacht, Wachsein und Schlaf, das Still-Werden und Zur-Ruhe-Kommen als regelmäßigen Bestandteil einzubauen. Reste vom Tag, die nicht wirklich wichtig oder jetzt erledigt sind, können dabei losgelassen werden, ohne noch irgendwie in uns herumzugeistern. Immer wieder geben wir uns so selber die Chance, mit unserem Innersten in Kontakt zu kommen oder wenigstens in dessen Nähe zu sein.

Verbringe jeden Tag einige Zeit mit dir selbst. [Dalai-Lama]

Die günstigste Zeit zum Üben

Wenn wir beginnen, uns mit diesen Dingen zu beschäftigen, ist es sinnvoll, es uns eher einfach zu machen. Wir setzen uns dann eher für eine Zeit, und sei es auch nur kurz, hin, wenn wir das Gefühl haben, dass es jetzt gut passt und wir in der richtigen Stimmung dafür sind. Mit steigender Übung können wir auch zunehmend schwierigere Situationen bewältigen und irgendwann unter beliebigen Umständen – äußerlich wie innerlich – üben.

Körperhaltung

Die Körperhaltung hat großen Einfluss auf die Verfassung unseres Körper-Geist-Seele-Systems. Bei den allermeisten Menschen fördert eine liegende Position früher oder später Müdigkeit mit der Bereitschaft einzuschlafen. Trotzdem ist diese Haltung für manchen vielleicht vorübergehend am hilfreichsten, um zur Ruhe zu kommen. Umgekehrt fördert die Aufrichtung des Oberkörpers mit geradem Rücken bei gestreckter Wirbelsäule das Wach-Werden und Wach-Bleiben. In dieser Haltung ist auch sichergestellt, dass die Atmung völlig unbehindert und frei fließen kann. Die Position der Beine ist dabei weniger wichtig. Man kann auf einem Stuhl sitzen, mit einfach gekreuzten Beinen auf dem Boden oder auf einem Kissen. Oder vielleicht auch im halben oder ganzen Lotussitz. Die letzteren Sitzpositionen erzeugen einen stabilen Sitz mit guter Erdung und halten besonders wach.

Abklingzeit

Alle starken emotionalen Reaktionen, Gefühlsaufwallungen, Aufgeregtheiten äußern sich auch in dazugehörigen Körperreaktionen. Es werden Stresshormone ausgeschüttet, der Kreislauf wird aktiviert, die Atmung beschleunigt usw. Wenn es darum geht, zur Ruhe zu kommen, sind diese Prozesse nicht momentan abzuschalten, sondern es braucht immer eine gewisse Zeit zum Abklingen.

Je nach der Stärke der auslösenden Emotion können das vielleicht 10 oder 15 Minuten sein, manchmal aber auch mehrere Stunden oder bei heftigen Auslösern sogar Tage. Hier helfen nur geduldiges Abwarten und Gelassenheit. Jeder Versuch, die Ruhe zu erzwingen, wäre so, als ob man weiter im Wasser eines Aquariums herumrührt, in dem der Sand vom Boden schon aufgewirbelt ist.

So wird nicht Ruhe erzeugt, sondern weitere Unruhe hinzugefügt. Je nach Temperament und Stimmung wird jemand vielleicht diesen Prozess des Abebbens der Aufgeregtheit neugierig und interessiert in sich beobachten oder sich anderen Tätigkeiten zuwenden, bis der Affekt abgeklungen ist.

Techniken, um zur Ruhe zu kommen

Im Folgenden beschreibe ich kurz wichtige Techniken, die man anwenden kann, um zur Ruhe zu finden. Ich unterscheide dabei zwischen den zuerst aufgeführten Techniken der ersten Wahl und solchen der zweiten Wahl. **Techniken der ersten Wahl haben alle Qualitäten, um das Eintreten in den präsenten Modus unmittelbar zu begünstigen.** Sie sind aber nicht immer konkret anwendbar, wenn jemand zu nervös, unruhig oder aufgeregt ist. Anstatt sich dazu zu zwingen, in so einer Verfassung 20 Minuten auf dem Meditationskissen zu sitzen, kann es dann besser sein, vorübergehend andere Wege zu suchen, um ruhiger zu werden. Irgendwann können dann auch Techniken der ersten Wahl angewandt werden.

Atem-Meditation

Die Meditation auf den Atem ist eine sehr einfache und doch wunderbar wirksame Technik, die auch noch den unschätzbaren Vorteil hat, dass wir sie überall und jederzeit unauffällig und ohne Vorbereitung anwenden können.

Unsere Atmung ist einerseits eine absolut grundlegende Voraussetzung für unser Leben. Ohne Atmung wären wir in kurzer Zeit tot. Sie ist daher ein elementarer Vorgang in unserem Körper. Andererseits ist unsere Atmung mit unserem geistigen und seelischen Leben sehr eng verbunden. Ausdrücke wie (erleichtertes) „Aufatmen“ oder „mir stockte der Atem“ (vor Anspannung) weisen darauf hin. Viele Menschen erleben die Qualität ihres Atems über Signale im Körper, zum Beispiel durch ein Beklemmungsgefühl in der Brust (bei eingeengter, unfreier Atmung) usw. Daher ist die Atmung wie geschaffen, ein integrierendes Bindeglied zwischen Körper, Geist und Seele zu sein, oder, anders aufgefasst, um zurückzukehren zu unserer natürlichen Verfassung, in der Körper, Geist und Seele noch nicht getrennt waren.

Wer Yoga übt, kennt die Möglichkeit, in einen Körperteil, zum Beispiel in ein Gelenk oder einen gerade gedehnten Muskel „hineinzuatmen“. Damit ist verbunden, dieser Region seine ganze Aufmerksamkeit zu schicken und auch Energie, unter anderem in Form von Sauerstoff durch das Atmen, wie in der Redewendung „in etwas Leben einzuhauchen“. Wer das praktiziert, erfährt unmittelbar, dass dieses „Hineinatmen“ spürbare positive Auswirkungen hat.

Bei der Meditation auf den Atem geht es in erster Linie darum, den körperlichen Vorgang der Atmung offen und aufmerksam in allen seinen Facetten zu beobachten und damit gleichzeitig mit dem Körper in Verbindung zu sein. Das Problem für viele ist dabei, dass ihr unruhiger Geist sie pausenlos davon ablenkt.

Ich kann mich noch gut erinnern, wie ich in meiner ersten intensiven Meditationswoche verbissen und krampfhaft versuchte, mich auf meine Atmung zu konzentrieren. Ich wandte das empfohlene Hilfsmittel an, die Atemzüge zu zählen. Immer von 1 bis 10 und dann wieder von vorne. Das war eine mühsame Arbeit. Oft kam ich gar nicht bis zur Zahl 10, weil ich in Gedanken schon weit abgeschweift und irgendwo in meiner Vorstellungswelt gelandet war, aber nicht in der Realität meiner Präsenz auf dem Meditationskissen. Irgendwann fiel mir dann wieder ein: „Ach ja, ich soll ja Atemzüge zählen.“, und begann wieder von vorne.

Das ging über viele Stunden und Tage so. Irgendwann dämmerte mir, dass ich genau genommen immer nur dachte, ich würde meine Atmung beobachten. Auf eine schnelle, flüchtige Beobachtung wie „ja, jetzt passiert gerade die Einatmung“ folgte die Rückkehr in den unruhigen Dschungel meiner Gedankenwelt. Ich war absolut vom Kopf dominiert.

Es war so, als ob ich die Tür zu einem Raum immer nur ganz kurz öffnete, vielleicht auch nur einen Spalt weit, um festzustellen: „Ja, da gibt es diesen Raum und dieses und jenes befindet sich darin.“ Das ist etwas ganz anderes, als die Tür ganz zu öffnen und mit seiner ganzen Aufmerksamkeit in diesen Raum einzutreten und dort hellwach und präsent zu sein.

Dieses „Hineinkommen in den Raum“, die vollständig offene und permanente Wahrnehmung unseres atmenden Körpers, ist zum

Glück etwas, was geübt werden kann. In meinem Fall war es so, dass ich immer mehr wahrnehmen, fühlen, spüren konnte, nachdem ich verstanden hatte, dass das nicht im Kopf passiert, sondern in anderen Räumen in mir. Es war ein Vorläufer der völligen Öffnung in die Präsenz, die ich einige Tage später erleben durfte.

Eine sehr nützliche und praktische Methode, die Atem-Meditation in den Alltag zu integrieren, wenn keine Zeit oder Gelegenheit besteht, sich zurückzuziehen, ist die Kombination von Aufmerksamkeit auf die Atmung mit leichter Anspannung/Entspannung in den Händen. Man verschränkt dazu die Hände auf eine bestimmte Weise ineinander, und zwar so, dass der rechte Daumen von den linken Fingern (ohne den linken Daumen) umschlossen wird und dann der ausgestreckte linke Zeigefinger von den rechten Fingern (ohne den rechten Daumen). Das klingt komplizierter als es ist. Mit etwas Übung hat man schnell den Bogen raus. Bei jeder Einatmung drücken die Finger einen der beiden umschlossenen Finger sanft zusammen, wobei die Seite, die gedrückt wird, von Atemzug zu Atemzug gewechselt wird. Während der Ausatmung versucht man alle Anspannung im Körper loszulassen und entspannt auch die Finger, die aber locker in der verschränkten Haltung belassen werden. Das ist eine wunderbare kleine Übung, die man überall unauffällig durchführen kann, zum Beispiel in einem Wartezimmer, in der Bahn usw.

Über die Meditation auf den Atem, unsere Wahrnehmung der Atmung, dessen Bedeutung für unser Leben und die heilsamen Wirkungen der Arbeit mit dem Atem gäbe es noch sehr viel mehr zu sagen. Das ist in vielen guten Büchern nachlesbar. Auch aus Platzgründen belasse ich es bei diesen Bemerkungen mit dem Hinweis, dass die Meditation auf den Atem ein perfektes Tool ist, das alles beinhaltet, was das Leben in der Präsenz unterstützt.

Atme und lass sein. [Jon Kabat-Zinn]

Body-Scan

Beim Body-Scan geht es darum, seinen gesamten Körper, ohne eine Region auszulassen, offen, unvoreingenommen und ohne jede Bewertung wahrzunehmen. Um dabei keinen Bereich zu vergessen, wird der Körper systematisch durchgescannt, wobei die Reihenfolge keine Rolle spielt. Hier gilt dasselbe, was ich oben bereits über die Atem-Meditation gesagt habe: **Es geht darum, wirklich im Körper zu sein,** alle seine „Räume zu betreten", uns überall gut genug auszukennen, und damit eine lebendige Verbindung zu unserer stofflichen Lebenswirklichkeit einzuüben, um sie dann als Körperachtsamkeit dauerhaft als selbstverständliche Grundhaltung in unser gesamtes Leben zu übernehmen.

In die Präsenz einzutreten bedeutet vor allem und in allererster Linie, zum eigenen Körper einen vollständigen Kontakt zu haben. Ohne diesen Kontakt können wir nicht in der Gegenwart leben. Kontakt zum eigenen Körper zu haben ist auch der perfekte Ausgangspunkt, um alle unsere Gefühle in ihrer Vielfalt genau und vollständig wahrzunehmen. Schließlich sind unsere Emotionen untrennbar mit unserem Körper verbunden. Ich habe noch nie jemanden getroffen, der ernsthaft die Meinung vertrat, seine Gefühle seien im Kopf.

Damit verbunden ist auch der Zugang zum Wissen und zur Weisheit, die im Körper gespeichert sind. Unser Körper weiß oft viel mehr und anderes, als wir denken. Hier können wir verlässliche Wahrheit finden, denn im Gegensatz zu unserem Geist kann unser Körper nicht lügen, genauso wenig wie Tiere lügen können. Die Unwahrheit ist immer eine Kopfgeburt, eine Erfindung unseres Verstandes mit seinem wichtigsten Instrument, der Sprache. Den ganzen Körper mit all seinen Empfindungen wie auch den vielleicht aufkommenden Emotionen und seinem vielfältigen Wissen wahrzunehmen, öffnet auch den Weg zur Wahrnehmung des „*Felt Sense*". Diesen Königsweg zur Weiterentwicklung als Person und Mensch, den man im Focusing praktiziert, werde ich später noch ausführlich beschreiben.

Ich führe den Body-Scan schon in diesem Kapitel zum Thema „zur Ruhe finden" an, weil alle Menschen, die ihn praktizieren, erleben, wie allmählich Beruhigung eintritt. Viele, die ich zum Body-Scan angeleitet und dabei begleitet habe, sprechen deshalb spontan von der „Entspannungsübung", auch wenn ich selbst diesen Begriff nie gebraucht habe. Natürlich geht es dabei genauso sehr darum, achtsam zu sein.

Ein halbwegs gesunder Körper ist an sich ruhig und gutmütig. Wenn wir ihn einigermaßen gut behandeln, folgt er uns willig und macht, was wir wollen. Den Stress erzeugen wir selber im Kopf und in unseren Emotionen, und der Körper muss das ausbaden und erdulden. Wenn wir vorübergehend das Kopfkino beenden können und nur das wahrnehmen, was jetzt im Moment wirklich da ist, kommen wir deshalb von selbst in einen Entspannungszustand, der unsere natürliche Grundverfassung ist.

Schon lange praktiziere ich täglich, oft auch mehrmals am Tag, für gut 10 Minuten einen Body-Scan. Das bringt mich im bunten Trubel des Alltags immer wieder zur Quelle meines Lebens. Mein Körper ist für mich dabei wie ein Anker, ein felsenfester Bezugspunkt, der mich absolut zuverlässig hält und der bleibt, wo er ist, was auch immer passiert. Ein Urgrund, der mich immer trägt.

Mit einiger Übung kann man den Körper immer schneller „durchscannen" oder sich auch mal eine ganz lange Übung von vielleicht 45 Minuten gönnen, bei der man sich jedem kleinen Bereich des Körpers bis in alle Ecken und Winkel liebevoll zuwendet. Und es ist wirklich sinnvoll, seinen wertvollen Körper durch diese Form der „Untersuchung" genau kennenzulernen.

Anleitung zum kurzen Body-Scan im Sitzen (ca. 10 Minuten)

Bei den folgenden Anleitungen werden Sie in der Du-Form angesprochen, da es der Vertrautheit mit uns selbst beim Üben eher entspricht.

Setze dich, allein und ungestört, aufrecht mit geradem Rücken auf einen Stuhl mit einer Rückenlehne und schließe entspannt die Augen. Mache dir klar, dass es jetzt absolut nichts zu tun gibt. Im Äußeren schon gar nicht; auf nichts musst du achten oder reagieren. Aber auch innerlich ist nichts zu tun, außer wahrzunehmen, was sowieso schon da ist. Der Körper ist da, Gefühle und Empfindungen sind da, nichts muss gemacht oder erzeugt werden.

Entspanne den Körper. Lasse deinen Körper auf den Stuhl sinken, dem du deinen Körper jetzt anvertraust. Er wird absolut sicher gehalten. Da kann alles losgelassen werden. Auch die Schultern entspannen und sinken sanft ein wenig nach unten. Der Nacken lässt los. Das Kiefergelenk lockert sich, Zungen- und Gesichtsmuskulatur entspannen. Als einzige Bewegung bleibt die Atmung in ihrem ruhigen, gleichmäßigen Rhythmus, wie die Brandung am Strand.

Mache dir klar, dass Gedanken jetzt nicht erforderlich sind, nur stören und ablenken würden. Lasse sie vorbeiziehen wie Wolken am Himmel oder Autos an der Autobahn, die man kurz wahrnimmt, ihnen aber nicht hinterherschaut. Nichts Wichtiges geht dabei verloren, alles Wichtige meldet sich ganz von selbst wieder.

Hartnäckig wiederkehrende Gedanken unterbrichst du bewusst, bevor sie erneut zu Ende gedacht worden sind, um die Aufmerksamkeit sanft und geduldig immer wieder zum Körper zurückzuführen und dem, was jetzt, in diesem Moment deines Lebens, zu spüren ist.

Dann richtest du deine Achtsamkeit auf deinen Körper und gehst Schritt für Schritt durch alle Regionen, in immer derselben Reihenfolge. Das ist so, als ob du einen neuen Raum betrittst, dich umschaust, siehst, was du dort vorfindest, und eine Bestandsaufnahme machst. Keine Bewertung, kein Vergleich, nur ein schlichtes Protokoll dessen, was du wahrnimmst.

Beginne im linken Fuß. Versuche ihn frisch und neu wahrzunehmen, als hättest du ihn noch nie gespürt. Welche Form bildet der Fuß? Wie stehen die Gelenke zueinander? Gibt es eine Temperaturwahrnehmung? Gibt es ein Kribbeln, Strömen oder Ähnliches?

Heute fühlst du vielleicht eine gewisse Wärme. Du nimmst die Form wahr, die die Knochen und Gelenke bilden. Dann mag da ein schwer zu beschreibendes, ganz leichtes Prickeln sein. Du gehst mit deiner Aufmerksamkeit da hinein. Das fühlt sich an, als ob unzählige winzige Teilchen, die alle gleich sind, rasend schnell durcheinanderwirbeln. Es ist ein Gefühl von Lebendigkeit und Energie.

Nimm wahr, wie deine Fußsohle den Boden unter ihr fühlt. Eine innere Gestalt von der Beschaffenheit dieser Unterlage baut sich auf. Spüre, wie dein Körper mit der Erde unter dir verbunden ist.

So gehst du durch alle Regionen und erkundest deinen Körper und seine Verbindungen zur Umgebung. Linker Unterschenkel, linker Oberschenkel, rechter Fuß, rechte Fußsohle, rechter Unterschenkel, rechter Oberschenkel, linker Sitzknochen, rechter Sitzknochen, der Raum zwischen den Sitzknochen. Unterbauch, Becken, unterer Rükken und Bauch, oberer Rücken und Brustkorb. Linke Hand, linker Unterarm, linker Oberarm und Schulter, rechte Hand, rechter Unterarm, rechter Oberarm und Schulter, Hals und Kopf.

Der Ablauf dieser Übung ist immer derselbe. Er wirkt wie ein stabiler Rahmen, der einen Inhalt umfasst, der zunächst unbekannt ist und immer wieder frisch und neu. Das ist das Gegenteil von abstrakten Gedanken. Es ist das Eintauchen in das pure, reine Wahrnehmen dessen, was ist. Hier und jetzt, zu diesem einmaligen Zeitpunkt unseres Lebens, der nie wiederkommen wird.

Im Lauf der vielen Wiederholungen, immer wieder mit derselben äußeren Form, aber immer neuen Variationen der Inhalte, können wir immer mehr Gefallen daran finden, Neues zu entdecken. Es ist wie eine spannende Entdeckungstour durch neue Räume in einem riesigen Schloss. Was verbirgt sich hinter der nächsten Tür? Welche interessante, neue Qualität werden wir dort fühlen?

Mit einiger Übung kann man dann vielleicht auch beginnen, drei Schichten wahrzunehmen: im Äußeren die Haut, die den Körper begrenzt und Kontakt zur Kleidung und zur Luft hat, tief im Inneren die Knochen und dazwischen die Muskulatur. Wenn die Gedanken zum Schweigen mit ihren endlosen Bewertungen gekommen sind, tritt eine wunderbare Ruhe ein. Die Plage unserer vielen kleinen Ichs, die immer etwas wollen, alles und jedes unter dem Blickwinkel der Nützlichkeit für ihre Zwecke be- und verurteilen, ist verschwunden. Alles ist, wie es ist, und ist gut, wie es ist, einfach nur, weil es da ist.

Bei der Wanderung durch den Körper nehmen wir Weite, Fülle und Schönheit wahr, wenn das Geplapper des Verstandes einmal Ruhe gibt. Da ist dann kein „Ich", nur das Potenzial der Lebendigkeit, eine Landschaft voller Möglichkeiten.

Körperarbeit

Das, was ich hier zum Body-Scan und seine positiven Auswirkungen beschrieben habe, gilt entsprechend auch für andere Formen der Beschäftigung mit dem Körper, die nicht auf Leistung, sondern auf das Erleben des Moments im Hier und Jetzt im unmittelbar wahrgenommenen Kontakt mit dem Körper abzielen, also für das verkörperte Leben. Dazu gehören Yoga, wenn es nicht oberflächlich wie eine Sportart, sondern achtsam betrieben wird, ebenso wie auch Feldenkrais-Training, Qigong, Tai-Chi, meditativer Tanz u. v. a. m. Wenn der Körper dabei sehr achtsam gespürt und das zugelassen wird, was gerade ist, tritt damit verbunden immer auch eine Entspannung und Beruhigung des ganzen Systems ein.

Jeder Entspannung entspricht auf der Ebene der Muskulatur (und damit einem großen Teil unseres Körpers) die Deaktivierung der Muskelfasern, da diese nur die zwei Zustände, Anspannung oder Entspannung, kennen. Im Idealfall werden nur die Muskeln aktiviert, die für eine konkrete Bewegung oder das Aufrechterhalten einer Körperhaltung erforderlich sind.

Das bedeutet, dass jede psychische „Angespanntheit", die sich nicht zuletzt in der Muskulatur niederschlägt, entfällt. Das setzt entsprechend psychische Energie, die in den Muskeln „gelandet" war, frei und entlastet den Körper von unnötiger Anstrengung. Diese Prozesse können sich bei jeder Form von Körperarbeit quasi als Nebenprodukte ergeben.

Mantren und Chanten

Weitere Möglichkeiten, um zur Ruhe zu kommen, sind die Wiederholung von Mantren und das Singen oder Chanten. Das permanente Sprechen oder – weniger intensiv – innere Aufsagen von Worten oder kurzen Sätzen wie dem buddhistischen Mantra in Sanskrit *Om Mani Padme Hum* über einen längeren Zeitraum und mit unzähligen Wiederholungen kann unseren unsteten Geist zur Ruhe bringen, weil man ihm etwas zu tun gibt, das aber gleichzeitig keine Assoziationen anregt, weil es außer einem vielleicht zugeordneten Wunsch (z. B. „Mögen alle Wesen glücklich sein.“) keinen konkreten Inhalt hat. Für mich fühlt sich das an wie „die Festplatte im Kopf leer putzen“. Ergänzen und verstärken kann man diesen Effekt durch Mitzählen mit einer *Mala* (eine Gebetskette mit kleinen Perlen, traditionell mit 108 Perlen).

Welches Mantra man wählt und was man damit verbindet, ist eine Sache von Mutmaßungen und Glauben. Aus eigener Erfahrung weiß ich, dass diese Technik funktionieren kann, egal, welches Wort oder welchen Satz man nimmt. Natürlich wäre ein Wort wie „Coca-Cola“ für die meisten von uns zu profan, weil es eben kein bisschen heilig ist. Aber mit der entsprechenden Einstellung könnte auch das als Mantra seinen Zweck erfüllen. Für das Übergeben von persönlichen Mantren Unsummen zu verlangen bzw. als Empfänger zu bezahlen, wie es in manchen Meditationstraditionen üblich ist, gehört meiner Meinung nach in den Bereich von Scharlatanerie, Ausbeutung, Missbrauch und Verdummung.

Mantren kann man auch einfach für sich tönen. Zum Beispiel kann man einfach die Silbe *Om* oder *Aum* auf irgendeinem Ton singen oder summen. Oder man folgt dabei vorgesungenen Mantren, zum Beispiel von den Musikern Deva Premal und Miten. Überhaupt ist Singen eine absolute Wohltat für unser Körper-Geist-Seele-System und kann wie beruhigender Balsam wirken, wenn die Musik dazu geeignet ist. Wenn man mit völliger Hingabe singt oder auf einem Instrument musiziert, kann man das eine oder andere Mal mit entsprechender Gnade und Glück im präsenten Modus landen, wie bei allem, was man mit völliger Hingabe tut.

Techniken der zweiten Wahl

Wie oben schon gesagt, bezieht sich hier die Bewertung als „zweite Wahl" auf die Nähe zum präsenten Modus. In der konkreten Situation können aber gerade diese Ansätze das Bestmögliche sein, was zu diesem Zeitpunkt für jemanden zur Verfügung steht. Es bringt beispielsweise nur sehr wenig oder gar nichts, wenn sich jemand, der sehr unruhig ist, zwingt, sich zum Meditieren hinzusetzen. Stattdessen kann hier vielleicht ein sportliches Auspowern bis zur Erschöpfung zielführender sein. Das bringt meistens letztlich auch den Geist aus Energiemangel zur Ruhe.

Dasselbe gilt sinngemäß für bewusste Ablenkungen, wie einen Film oder Serien anzuschauen, sich mit Computerspielen zu beschäftigen oder einer sportlichen Betätigung nachzugehen, die eine permanente Aufmerksamkeit auf den Körper und die Umgebung erzwingt (z. B. Mannschaftssport, Surfen). Auch das Tanzen bis zur Ekstase oder intensives Arbeiten eignen sich dafür. Außerdem wirken auch Massagen, Wellnessanwendungen und Saunabesuche meist sehr beruhigend.

Und dann sind hier auch noch bestimmte Entspannungsmethoden zu erwähnen, wie die Progressive Muskelentspannung, autogenes Training oder geführte Fantasiereisen. Die beiden Letzteren können beruhigend wirken, bringen einen aber nicht in die Präsenz, sondern bestenfalls in eine Trance, in der man vorübergehend virtuell aus seiner tatsächlichen Gegenwart heraustritt, wie bei einer Reise. Nach der Rückkehr könnte alles etwas besser sein – hoffentlich.

Daueranspannung und Dissoziation

Innere Daueranspannung als Folge von Traumen

Viele Menschen müssen bei dem Versuch, zu völliger Entspannung und innerer Ruhe zu kommen, feststellen, dass ihnen dieses nicht gelingt, vielleicht eigentlich noch nie gelungen ist. Sie leben mit einer inneren Anspannung, einer gewissen Hintergrund-Aufgeregtheit, die seit unbestimmt langer Zeit zum ständigen, oft unauffälligen Begleiter geworden ist. Richtig deutlich wird das den meisten Betroffenen erst, wenn sie durch meditative Hinwendung zu ihrem Innenraum – mit seinen Gefühlen und Körperempfindungen – spüren, dass immer irgendein Rest von Anspannung in ihnen bleibt. Alle üblichen Methoden und Techniken, sich völlig zu entspannen, versagen dann und führen nicht zum Erfolg.

Wer mit einer Daueranspannung leben muss, kann innerlich nie vollständig loslassen und sich deshalb für das Hier und Jetzt nie vollständig öffnen. Immer gibt es dieses innere Störungszentrum, das einen Teil der Energie und Aufmerksamkeit abzieht und die vollständige Öffnung verhindert. Wer in dieser Verfassung lebt, kann deshalb nicht in den präsenten Modus kommen, sondern bleibt gewissermaßen innerlich immer „hängen". Das ist dann wie Autofahren mit angezogener Handbremse. Ein innerer Mechanismus verhindert die volle Entfaltung der vorhandenen Möglichkeiten.

Wenn man davon betroffen ist, kann man versuchen die Beschaffenheit dieser Verfassung näher zu beschreiben und zur eigenen Orientierung den Grad der zugrunde liegenden Angst zu quantifizieren. Dafür bietet sich eine Skala von 0 bis10 an, wobei 0 für völlige Angstfreiheit und 10 für maximale Angst steht.

Natürlich stellt sich dann die Frage, wie die Daueranspannung zustande kommt, und vor allem, ob es nicht doch Möglichkeiten gibt, sie aufzulösen. **Für die Entstehung sind grundsätzlich zwei Bedingungen anzunehmen.** Zum einen führen Schocktraumen zu Traumafolgestörungen. Zum Glück wissen wir heute bereits eine ganze Menge darüber. Das Erleben psychisch (und ggf. auch körperlich) überwältigender Ereignisse wie Kriegsereignisse, Überfälle, Vergewaltigung, Unfälle, Naturkatastrophen usw. ist dabei verbunden mit der Erfahrung von Ohnmacht und Hilflosigkeit, was bleibende Spuren hinterlässt. Zum anderen führt die Nicht-Erfüllung (lebens-)wichtiger Wünsche und Bedürfnisse in der frühen und frühesten Kindheit ebenfalls zu ähnlichen traumatischen Auswirkungen. Zum Beispiel hat ein Baby, das den Kontakt zur Mutter oder einer anderen Pflegeperson über längere Zeit immer wieder verliert, unweigerlich Todesangst. Man spricht daher von Entwicklungstraumen. Massive Ängste lösen in diesem frühen Stadium archaische Mechanismen aus, die ebenso bei Schocktraumen wirksam sind. Das schon erwähnte Reptiliengehirn springt an – und zwar unwillkürlich und blitzschnell – und reagiert mit seinem begrenzten Repertoire, also mit Angriff, Flucht oder ängstlicher Erstarrung.

Dieses ursprüngliche, „primitive" Zentrum in unserem Gehirn kann durch höher entwickelte Zentren nur sehr schwer oder gar nicht beeinflusst werden. Und es hat ein „Elefantengedächtnis". Als gefährlich erkannte und überlebte Situationen und das, was uns gerettet hat, brennen sich sozusagen unauslöschlich ins Gedächtnis ein. Das wirkt einerseits als Schutz gegen erneut auftretende ähnliche oder gleiche Gefährdungen, und dies ist auch der biologische Sinn dieser Mechanismen und die positive Seite davon. Die negative Seite ist aber, dass es auch zu einer Quelle ängstlicher Daueranspannung wird. Der Betroffene befindet sich dann ein Leben lang in einem Zustand, als ob zum Beispiel ständig wieder eine Kriegssituation droht, der er ohnmächtig und hilflos gegenüberstehen würde. Sein Verteidigungssystem kommt nie zur Ruhe, bleibt immer wachsam, mit den entsprechenden Auswirkungen.

Insbesondere bei Traumatisierungen durch Kriege, wie etwa im Falle des Zweiten Weltkriegs, ist zu beachten, dass die **Traumafolgen unwillkürlich und unbewusst von den Opfern an ihre Kinder und von diesen wieder an ihre eigenen Kinder weitergegeben werden können.** Die wenigsten „Kriegskinder", also Menschen, die Kriegsereignisse als Kind erlitten haben (die Jahrgänge vor 1945), sind ungeschoren davongekommen. Deren Kinder, die „Kriegsenkel", sind wiederum in der einen oder anderen Weise (leichteren) Folgeschäden ausgesetzt gewesen. Soweit diese nicht aufgearbeitet wurden, sind leider auch noch Fortsetzungen in die nächste Generation naheliegend.

Die Auflösung innerer Daueranspannung, und damit die Heilung einer inneren Wunde, ist heute zum Glück durch geeignete Ansätze möglich. Hier ist vor allem das schon erwähnte Focusing zu nennen, das ich später noch genauer beschreiben werde. In leichteren Fällen kann die Auflösung auch durch Selbsthilfe erfolgen, entsprechend den in diesem Buch beschriebenen Techniken. Bei schweren Fällen ist hingegen grundsätzlich eine entsprechend ausgerichtete psychotherapeutische Behandlung sinnvoll und erforderlich.

Dissoziations-Modus

Zu den Traumafolgestörungen, die ich oben in Kurzform skizziert habe, gehört noch ein anderes sehr wichtiges Phänomen. Es ist der Dissoziations-Modus unseres Körper-Geist-Seele-Systems (von lat. *dis* – entzweit und *socius* – Gefährte, also „das die Gemeinsamkeit Durchtrennende" o.ä.). **Verbunden mit dem Erleben höchster Lebensgefahr schaltet hier unser Nervensystem gewissermaßen in den Ausnahmezustand um.** Alles, was nicht der unmittelbaren Lebenserhaltung dient, wird umgehend wie durch einen Schalter abgestellt, um die gesamte verfügbare Energie auf die Rettung aus der Situation zu richten. Die sogenannten biologischen Reserven werden dabei aktiviert, sodass jemand zum Beispiel buchstäblich bis zum Umfallen kämpft oder wegläuft.

Dazu gehört auch ein „Abstellen" aller Gefühle, der Verlust aller feineren Körperempfindungen und sexueller Regungen. Gegebenenfalls wird auch Schmerz aus schweren Verwundungen vorübergehend nicht gefühlt. Daraus resultiert eine eigenartige Distanziertheit vom eigenen Erleben, insbesondere auch vom Körpererleben. **In dieser dissoziierten Verfassung sind Menschen zwar in gewisser Weise sehr präsent durch die zugrunde liegende massive Angst, aber eben nur**

im Notfall-Modus. Im Vergleich zum Präsenz-Modus des höheren Bewusstseins mit seiner Fülle, seiner Brillanz und Verbundenheit mit allem bleibt da nur ein kärglicher Rest.

Opfer von Schock- oder Entwicklungstraumen können, ausgelöst durch das Wahrnehmen bestimmter Trigger, immer wieder in einen Dissoziations-Modus wie nach dem ursprünglichen Trauma geraten. Die Dissoziation kann dabei, je nach dem ursprünglich auslösenden Trauma, sehr krass sein, sodass jemand sich fast wie eine andere Person verhält und an diesen Ausnahmezustand hinterher selbst keine Erinnerung mehr hat. Leichtere dissoziative Verfassungen können sich aber auch nur – von der Außenwelt oft unbemerkt – in einem vorübergehend veränderten Erleben äußern und sind nicht so selten.

Für den Betroffenen selbst ist es oft sehr schwierig, diesen anderen Bewusstseins-Modus bei sich selbst zu erkennen. Da man diese Art zu sein gut kennt, vielleicht sogar schon fast ein Leben lang kennt, erscheint sie einem „normal", wie selbstverständlich. Es sind dann meist wache und aufmerksame Partner, Freunde, Bekannte oder Therapeuten, die einen auf subtile Veränderungen aufmerksam machen.

Seinen Körper und seine Gefühle nicht richtig zu spüren kann, wie schon erwähnt, auch die Folge früher Entwicklungstraumen sein. Wer von Geburt an durch widrige Umstände und Einflüsse mit massiven Ängsten belastet worden ist, ist vielleicht nie wirklich voll und ganz auf dem Planeten Erde angekommen. Möglicherweise lebt er in einem Zustand von dauerhafter Dissoziation, ohne es zu bemerken.

Zu dieser Gruppe gehören auch manche „Spiritual Bypassers", also Menschen, die ihre Entwicklungsprobleme und Ängste nicht wirklich durchgearbeitet und überwunden haben, sondern nur scheinbar durch Überspringen bestimmter Entwicklungsschritte in „höheren Zuständen" leben. So eine Lebenskonstruktion kann dann wie ein Kartenhaus sein, das bei Erschütterungen plötzlich in sich zusammenfällt, weil das solide Fundament mit ausreichender Erdung fehlte.

Was tun im Dissoziations-Modus?

Wenn einem selbst klar wird, dass man sich im Dissoziations-Modus befindet, stellt sich natürlich die Frage, was man tun kann, um da herauszukommen. Da der Entstehungsmechanismus eine massive, riesige Angst in einem ist, sind **alle Ansätze und Übungen sinnvoll, die beruhigend wirken und die die unmittelbare sinnliche Wahrnehmung der Gegenwart fördern.**

Paradoxerweise ist es auch hilfreich, **die starke Angst als Gefühlsqualität überhaupt wieder wahrzunehmen,** wo sie zuvor im Dissoziations-Modus nicht mehr gespürt worden war. Dazu gehört, sich zunächst klarzumachen und einzugestehen, dass man voller Angst ist. Diese Annäherung ist natürlich kein Frühlingsspaziergang, sondern eine unangenehme, mehr oder weniger schmerzhafte Erfahrung, quasi bittere Medizin. Seine Gefühle zu spüren hat aber immer etwas Heilsames, eben auch wenn es „schlechte", unangenehme Gefühle sind.

In Therapie- und Beratungssituationen muss es gegebenenfalls zunächst darum gehen, das Vorliegen eines Dissoziations-Modus überhaupt zu erkennen. Ein kompetenter Therapeut oder Berater kann dem Betroffenen dann durch beruhigende Interventionen helfen, in der sicheren Gegenwart anzukommen. In leichteren Fällen kann auch die „5-4-3-2-1-Technik" nach Yvonne Dolan als Ad-hoc-Ansatz erfolgreich angewandt werden. Der Therapeut gibt dem Patienten dabei nacheinander fünf verschiedene Aufgaben, die unmittelbar im Hier und Jetzt und im ermutigenden, stützenden Kontakt mit dem präsenten, angstfreien Therapeuten auszuführen sind. Diese Technik kann evtl. auch als Selbsthilfeinstrument eingesetzt werden.

5-4-3-2-1-Technik

- 5 verschiedene Farben in der Umgebung sehen und benennen
- 4 Geräusche/Laute hören und benennen
- 3 Körperempfindungen fühlen und benennen, z. B. den Stuhl, auf dem man sitzt, die Füße auf dem Boden
- 2 positive Figuren oder Vorstellungen sich vor Augen führen
- 1 aufmunternden Gedanken haben

4. ACHTSAM SEIN

Achtsam zu sein ist heilsam

Wenn man einigermaßen zur Ruhe gekommen und wach ist, kann ein weiterer wesentlicher Heilfaktor wirken, und zwar zunächst den Geist und dann auch die Emotionen und den Körper auf die Gegenwart auszurichten. Für diese grundlegende Haltung wird in den letzten Jahren häufig der Begriff „Achtsamkeit" benutzt. Ich vermeide hier wiederum das Substantiv und verwende eher Adjektive und Verben zur Beschreibung, denn es gibt kein „Ding" namens Achtsamkeit in uns oder um uns herum, sondern nur etwas, das wir tun können, oder eben auch nicht, einen Prozess in uns.

Achtsam zu sein, aufmerksam zu sein, geistesgegenwärtig zu sein, bedeutet, sich voll und ganz auf das einzustellen, einzulassen, was im Hier und Jetzt vor unserer Nase ist. Vorübergehend wird es zum wichtigsten Ding der Welt, in unserer kleinen Welt, denn nur hier und jetzt können wir unsere nächsten kleinen Schritte gehen, in welche Richtung auch immer er uns führen wird und welche Auswirkungen auch immer er in der großen Welt haben wird. Es ist „*Monotasking*" im Gegensatz zu „*Multitasking*", das bei Computern nützlich ist, Menschen aber krank macht.

Es geht darum, uns für genau diesen Moment genau an dem Ort, an dem wir jetzt sind, genau in der Situation, in der wir uns jetzt befinden, voll und ganz zu öffnen und möglichst viel von dem, was wir vorfinden, mitzubekommen. Dasselbe Prinzip, was für unsere derzeitige unmittelbare Außenwelt gilt, wenden wir auch auf unsere Innenwelt an und versuchen möglichst viel von dem zu erfassen, was gerade in uns vor sich geht. Gedanken, Gefühle, Reaktionen des Körpers gehören untrennbar zu unserer gegenwärtigen Realität dazu.

Schon ein wenig Nachdenken zeigt, dass nicht achtsam zu sein zwangsläufig mehr oder weniger schädlich für unser eigenes Leben ist, und für das anderer häufig auch. Abwesend zu sein, verträumt, irgendwo in unseren Fantasien unterwegs, führt zwangsläufig zu Fehlern und Missgeschicken. Wir nehmen dann ungenau, unscharf, unrealistisch oder gar nicht mehr wahr und kommen von da aus zu falschen Einschätzungen unserer selbst, anderer und der tatsächlichen Situation. Wir verwechseln das gegenwärtige Geschehen mit früheren Abläufen, die längst Geschichte sind, oder träumen uns in eine Zukunft, die sich noch nicht realisiert hat.

Wenn wir uns selbst nicht achtsam wahrnehmen, übergehen wir vielleicht unsere tieferen Wünsche und Ziele und funktionieren nur automatisch. Wenn wir den anderen nicht wahrnehmen, wie er jetzt tatsächlich ist, stülpen wir ihm eine vielleicht überholte Sichtweise über, sehen ihn verzerrt und tun ihm damit unrecht. Wir geben einer neuen, besseren Zukunft keine Chance, sondern verfallen im Autopilot-Modus in alte Muster. Dadurch erzeugen wir vermeidbares Leid für uns und unsere Umwelt.

Nicht achtsam zu sein kann in potenziellen Gefahrensituationen zu katastrophalen Auswirkungen führen. Einmal verträumt über die Straße gehen kann das Leben kosten. Einmal nicht bei der Sache sein, und der Partner eines Artisten oder Tänzers stürzt ab. Oder in zwischenmenschlichen Beziehungen: Ein unachtsames Wort kann eine Beziehung für immer unumkehrbar schädigen. Ein falscher Ton bei einem Konzert, und die Musik ist mal schön gewesen.

Wenn wir nicht achtsam sind von Moment zu Moment, sind wir irgendwo in unseren Fantasiegebilden unterwegs, aber nicht in unserer Realität. **Nicht achtsam zu sein heißt deshalb, an der Wirklichkeit vorbeizuleben, Gefahren zu übersehen und unsere Möglichkeiten nicht zu nutzen. Es bedeutet, das Leben zu verpassen und sein Potenzial nicht zu verwirklichen.** Das ist ganz furchtbar traurig, denn wir haben nur dieses eine Leben. Züge, die abgefahren sind, kommen ohne uns an ihrem Ziel an. Und nicht immer bekommt man im Leben eine zweite Chance.

Bei Sinnen sein

Geistesgegenwärtig, aufmerksam, achtsam zu sein, ist gleichbedeutend damit, voll und ganz bei Sinnen zu sein, eben alles andere als besinnungslos oder verrückt, neben der Spur. Unsere Sinne sind unser Zugang zur Außenwelt wie auch zu unserer Innenwelt. Damit sind sie auch unsere Portale in den gegenwärtigen Moment. Ohne sie wären wir vollkommen isoliert und allein, eine unerträgliche Vorstellung.

Sehen, Hören, Riechen, Schmecken, Fühlen scheinen uns wie selbstverständlich gegeben, und das sind sie ja auch. **Als Gewohnheitsstiere neigen wir allerdings dazu, die tatsächlichen, aktuellen Sinneseindrücke zu vermischen mit Worten, Erinnerungen und alten Geschichten, inklusive lediglich erinnerter Sinneseindrücke.** Insbesondere bei sich wiederholenden Vorgängen wird unsere Wahrnehmung oft sehr flüchtig nach dem Motto: Wir wissen ja schon, was jetzt im Moment los ist. Da müssen wir gar nicht aufmerksam sein. Und schon spinnt uns der Alltagsgeist in eine seiner unzähligen Geschichten hinein und lenkt uns von der Präsenz ab.

Zum Glück ist es uns aber möglich, unsere Aufmerksamkeit wieder zurück auf die Quellen zu richten und das, was wahrgenommen wird, quasi als kristalline Rohsubstanz zu erfahren. Das ist dann Sehen, Hören, Riechen, Schmecken, Fühlen pur, ohne drangehängte Geschichte, ohne Drama, ohne die Produkte unserer Fantasie. In einer Zeit der extremen Informationsüberflutung, der sich die meisten Menschen ausgesetzt sehen bzw. selbst aussetzen, ist diese pure, kristallklare, reine Wahrnehmung nichts, was im alltäglichen Leben gefördert würde. Das genaue Gegenteil ist der Fall.

Neben den vielen anderen, schon beschriebenen Auswirkungen blockiert das auch den Zugang zu sinnlichem Genuss. Wer sich für das Kochen und Essen interessiert, kann üben, achtsam zu sein, um sich auch für das immer feinere, genauere Riechen und Schmecken zu öffnen. Und auch die körperliche Liebe ist da ein weites Übungsfeld, um seine Sinne und Sinnlichkeit immer mehr zu verfeinern.

Schaue ich zum Beispiel vielleicht gerade auf eine Blume mit orangefarbenen Blütenblättern, lasse ich mich vollständig hingegeben auf dieses Erleben ein, was ich „die Farbe Orange sehen" nenne. Was ist das, wenn ich das Sprachetikett vergesse, das letztlich willkürlich und beliebig angeheftet worden ist und in den etwa 6000 anderen Sprachen auf diesem Planeten bedeutungslos wäre? Was ist da, wenn ich zur kristallinen, reinen Substanz meiner Wahrnehmung vorstoße und mich nicht von meinen Assoziationen ablenken lasse, die von der Lautfolge „orange" oder allen möglichen Erinnerungen oder Bildern ausgehen?

Man kann sich auch fragen: „Wie kann ich einem Menschen, der von Geburt an blind war und nie gesehen hat, erklären, wie es ist, diese Farbe zu erleben?" Mit solchen Fragen kann man umgehen wie mit einem Koan im Zen-Buddhismus. Es gibt auf diese rätselhafte Frage keine „vernünftige" Antwort, sondern eigentlich nur Sprachlosigkeit und Schweigen und ein Sich-Wundern über die wunderbare Welt, in der wir leben. Um sich die Relativität unserer Sprachetiketten unmittelbar erlebbar zu machen, kann man übrigens auch ein Wort wie eben zum Beispiel „orange" für einige Minuten lang pausenlos laut vor sich hin sprechen und gespannt sein, wie sich unsere Wahrnehmung dabei verändert.

Im Folgenden finden sich einige Anleitungen für Übungen, bei denen es darum geht, die pure Wahrnehmung zu erleben. Man könnte auch sagen: wieder zu erleben, wie wir das als Kinder ganz natürlich und unwillkürlich getan haben, als wir noch frisch und offen waren wie unbeschriebene Blätter, unverdorben und naiv. Genauso, wie ich es oben beschrieben habe, geht es hier darum, in die Wahrnehmung mit voller Hingabe einzutauchen, vorübergehend zu dem zu werden, was gerade da ist, und voll und ganz „den Raum zu betreten". Es hat sich dabei bewährt, die einzelnen Sinneskanäle – Sehen, Hören, Fühlen – getrennt nacheinander durchzugehen, durchzuchekken. Das Riechen und Schmecken haben in unserem Alltag meist keine so große Bedeutung, können aber natürlich in entsprechender Weise geübt werden.

Übungen: Zur Quelle gehen

Die folgenden Übungen sind inspiriert von einem Ansatz Hale Dwoskins, der die Sedona-Methode® entwickelte, auf die ich noch näher eingehen werde. Die Übungen erfordern als Ausgangspunkt bereits einen relativ ruhigen, meditativ eingestellten Zustand des Körper-Geist-Seele-Systems, wenn sie ihre volle Wirkung entfalten sollen. Dementsprechend ist es sinnvoll, sie eingebettet in eine längere Meditation in ruhiger, abgeschirmter Umgebung durchzuführen und vielleicht zunächst einen ausgedehnteren Body-Scan zu machen. Für die Übung sind nur wenige Minuten erforderlich. Jedes Nachdenken ist dabei kontraproduktiv, weil es ja um Wahrnehmung pur geht.

Reines Sehen ohne Geschichte

- Sitze still, schließe die Augen und komme zunächst in deinem Körper an. Wenn du magst, mache zur Einstimmung einen Body-Scan (s. Seite 74).
- Öffne dann die Augen und begrüße alles, was du siehst, ausnahmslos alles. Enthalte dich jeder Bewertung, gehe nicht in irgendwelche Erinnerungen, versuche nur die Qualitäten der Farben, Formen, Gestalten zu erfassen. Zum Beispiel: Wie ist die Qualität dieser Farbe (z.B. Blau) beschaffen? Wie könntest du einem Menschen, der noch nie gesehen hat, erklären, wie es ist, die Farbe (Blau) wahrzunehmen?
- Wenn du feststellst, dass du dafür keine Worte hast, geh noch tiefer in die Wahrnehmung hinein. Versuche die Farbe (Blau) zu fühlen und stelle dir vor, du wolltest dem anderen dieses Gefühl ohne Worte „per Funk" übermitteln.
- Begrüße nach einigen Minuten dankbar deine Fähigkeit zu sehen und das Feld, in dem das Sehen stattfindet, und schließe diese Übung des reinen Sehens damit ab.

Reines Hören ohne Geschichte

- Sitze still, schließe die Augen und komme zunächst in deinem Körper an. Wenn Du magst, mache zur Einstimmung einen Body-Scan (s. Seite 74).

- Wende dich dann dem Hören zu und begrüße ausnahmslos alles, was du hörst. Enthalte dich jeder Bewertung, gehe nicht in irgendwelche Erinnerungen, versuche nur die Qualitäten der Geräusche, Töne, Klänge zu erfassen. Zum Beispiel: Wie ist die Qualität dieses Geräusches beschaffen? Wie könntest du einem Menschen, der noch nie gehört hat, erklären, was dieses Geräusch ist?
- Wenn du feststellst, dass du dafür keine Worte hast, geh noch tiefer in die Wahrnehmung hinein. Versuche die gehörte Qualität zu fühlen und stelle dir vor, du wolltest dem anderen dieses Gefühl ohne Worte „per Funk" übermitteln.
- Begrüße nach einigen Minuten dankbar deine Fähigkeit zu hören und das Feld, in dem das Hören stattfindet, und schließe diese Übung damit ab.

Reines Fühlen ohne Geschichte

- Sitze still, schließe die Augen und komme zunächst in deinem Körper an. Wenn du magst, mache zur Einstimmung einen Body-Scan (s. Seite 74).
- Wende dich dann dem Fühlen zu und begrüße ausnahmslos alles, was du fühlst. Enthalte dich jeder Bewertung, gehe nicht in irgendwelche Erinnerungen, versuche nur die Qualitäten von dem, was du fühlst, zu erfassen. Zum Beispiel: Wie ist die Qualität dieses Pochens beschaffen? Wie könntest du einem Menschen, der noch nie gefühlt hat, erklären, was dieses Pochen ist?
- Wenn du feststellst, dass du dafür keine Worte hast, geh noch tiefer in die Wahrnehmung hinein. Versuche die gefühlte Qualität ohne Worte zu kommunizieren und stelle dir vor, du wolltest dem anderen dieses Gefühl ohne Worte „per Funk" übermitteln.
- Begrüße nach einigen Minuten dankbar deine Fähigkeit zu fühlen und das Feld, in dem das Fühlen stattfindet, und schließe diese Übung damit ab.

In unseren Sinnen die Wahrheit finden

Für einen halbwegs geistig gesunden Menschen sind seine Sinne auch die Quelle der Wahrheit. Bekanntlich gibt es Sinnestäuschungen, diese sind aber so selten und so speziell, dass sie im Großen und Ganzen kaum eine Rolle spielen. Wenn tausend geistig und körperlich intakte Menschen einem Sonnenuntergang zuschauen, fällt das Licht durch die Pupillen auf 2 x tausend Netzhäute und wird in tausend Gehirnen weiter verarbeitet, sodass daraus tausend Mal eine visuelle Wahrnehmung resultiert, die mit dem Wort „Sonne“ verknüpft wird.

Da kann es keinerlei Zweifel geben, dass da ein Gegenstand vor uns ist, und von den tausend Zuschauern wird nicht ein Einziger diese Wahrnehmung bestreiten. **Die unmittelbare, direkte, pure, ungetrübte Wahrnehmung ist deshalb gleichbedeutend mit absoluter Wahrheit,** zumindest in dem Sinne absolut, dass sie für unser gemeinsames Leben weitgehend gleichbleibend ist, das ganze Leben lang, felsenfest, unverrückbar, unzerstörbar. Die Wahrnehmung solcher absoluten Wahrheiten bildet das Fundament unseres Lebens – das jedes Einzelnen wie auch das der sozialen Gemeinschaft.

Wer gerne theoretisiert und philosophiert, kann an dieser Stelle natürlich viele Einwände anbringen und dieses Konzept „absoluter Wahrheit“ hinterfragen und bestreiten. Zum Beispiel könnte man aus biologischer Sicht feststellen, dass andere erkennende Wesen, wie vielleicht Hunde, Katzen oder Insekten, das, was wir Sonne nennen, ganz anders oder vielleicht gar nicht als ein Etwas, ein Objekt wahrnehmen, auch wenn ihnen die Sonne auf ihren Pelz scheint.

Wenn wir uns durch eine einseitig verstandene Wissenschaftlichkeit oder auch Pseudo-Wissenschaftlichkeit Zweifel an unserer kleinen subjektiven Realität einreden lassen, relativieren wir uns und stellen das Wichtigste, was es für uns gibt, infrage, nämlich unser eigenes Leben. Gefühlt ist das sinnlos bzw. es erzeugt ein Gefühl von Sinnlosigkeit. Unser Verstand kann höchst komplizierte, gewaltige Gebäude an Denkkonstruktionen errichten, aber beim Realitäts-Check geht es immer wieder um die simple Basissubstanz unserer sinnlichen Wahrnehmung. Und wenn uns jemand mit einem Holzschuh auf den Kopf klopft, tut das ziemlich weh, und wir bemerken, dass wir irgendwie da sind, ganz konkret und untheoretisch.

Unser Körper kann nicht lügen, genauso wenig wie Tiere lügen können. Die Unwahrheit entsteht durch Denkvorgänge in unseren Köpfen. Es heißt auch, die Haut sei der Spiegel der Seele und „sage" die Wahrheit. Menschen, die lügen, verraten sich oft durch körperliche, nach außen sichtbare Signale im Zustand ihrer Haut, ihrer Gestik, Mimik, Körperhaltung oder durch den (Unter-)Ton ihrer Sprache. Man könnte auch sagen: Ihr Körper verrät, was sie mit dem Verstand verbergen wollen. **Achtsam zu sein bedeutet deshalb auch, zur absoluten, unverrückbaren, hundertprozentigen Wahrheit unseres Lebens zu finden, die die Basis ist für alles, was darauf aufbaut.**

Gedankenwelten und Zukunftsträume können ganz plötzlich einstürzen wie Kartenhäuser, aber unser Körper mit seiner unbestechlichen, konkreten Wahrnehmungsfähigkeit bleibt uns als absolut verlässliche Grundlage unseres Lebens erhalten.

Freundlich sein – nicht bewerten

Sich voll und ganz auf das einzustellen, was wir gerade vor der Nase haben, was unmittelbar vor uns ist, bedeutet, sich dem bedingungslos zuzuwenden. Und sich jemandem oder etwas zuzuwenden ist meistens eine freundliche Aktion. Achtsamer Umgang mit Sachen, Menschen oder Tieren heißt daher auch in den meisten Fällen, vorsichtig, schonend, sorgfältig, sanft und behutsam, umsichtig, rücksichtsvoll zu sein. Das könnte man auch mit dem Ausdruck „liebevoll" zusammenfassen.

Ein Merkmal frisch Verliebter ist, dass sie miteinander höchst aufmerksam umgehen, die feinsten Nuancen beim anderen wahrnehmen und alles tun, dass es dem anderen so gut wie möglich geht. **Im achtsamen Umgang kommt eine grundsätzliche tiefe Wertschätzung**

unseres Lebens und der Dinge und Menschen, die dazugehören, zum Ausdruck. Natürlich kann oder will ich bei Weitem nicht alles, was mir begegnet, lieben. Achtsam zu sein bedeutet aber, allem zunächst einmal offen entgegenzutreten, ohne zu bewerten. Es zulassen, wie es ist, Ja dazu zu sagen, einfach nur, weil es da ist.

Im Alltagsgeist sind wir es gewohnt, alles und jedes Ding, jeden Menschen zu bewerten. Das passiert gewohnheitsmäßig, blitzschnell und vollautomatisch. Dahinter stecken immer die Fragen: Soll er/sie/es zu unserem Leben gehören oder nicht? Soll er/sie/es überhaupt existieren oder nicht? Dem, was nicht sein soll, verschließen wir uns, betrachten es nicht mehr genau oder gar nicht und gehen nicht mehr achtsam damit um. Wir haben unser Urteil gefällt und damit wird die Akte geschlossen. Der Angeklagte wird nicht mehr angehört.

Auf den Bewertungen, der Einteilung in Gut und Böse, erwünscht oder unerwünscht, baut sich im Normal-Modus die Sicht unserer selbst und der Welt auf. Damit verbunden sind Vorurteile (Vor-Verurteilungen) und eine einseitig verzerrte Wahrnehmung, die uns alles durch eine bestimmte Brille sehen lässt.

Achtsam zu sein bedeutet, zurück zur Quelle der unmittelbaren, vollständigen und ungetrübten Wahrnehmung zu gehen und alle Bewertungen, Einschätzungen, Vorerfahrungen beiseitezulassen und frisch und unvoreingenommen zu erleben.

In zwischenmenschlichen Beziehungen, nicht zuletzt in Partnerschaften, eröffnet man sich und dem anderen damit die Möglichkeit für einen Neubeginn, im Hier und Jetzt, für eine bessere gemeinsame Zukunft, anstatt mechanisch im Autopilot-Modus die alten Muster wieder und wieder Wirklichkeit werden zu lassen.

Dies ist meine einfache Religion.
Sie braucht keine Tempel, keine komplizierte Philosophie.
Unser Gehirn und unser Herz sind unser Tempel.
Die Philosophie ist Freundlichkeit. [Dalai-Lama]

Sich aufmerksam zuzuwenden bedeutet auch, der Sache, dem Menschen oder dem inneren Prozess, mit dem man es zu tun hat, die Zeit einzuräumen, die er/sie/es braucht, um sich zu zeigen, zu entfalten, zu erklären. Alles braucht seine Zeit, seine ganz persönliche Zeit, die nicht zusammengepresst oder gedehnt werden kann. Sobald Zeitdruck im Spiel ist, wird der natürliche Ablauf eingeschränkt, behindert oder unterdrückt und die Wahrnehmung davon entsprechend verzerrt.

Im Präsenz-Modus existiert das subjektive Zeitgefühl des Alltagsgeistes nicht mehr. Der im Alltag vorherrschende ständige Druck, einen bestimmten Zeitrahmen einhalten zu müssen, ist dann verflogen. Unrealistische Wünsche nach Zeitraffung oder Zeitdehnung gibt es nicht mehr. Man lässt alles zu, wie es ist, und damit auch die damit verbundenen Abläufe, wie sie nun einmal sind.

In unserer äußerst schnelllebigen Zeit ist diese Bewegung in Richtung Entschleunigung ein Schwimmen gegen den Strom. Der Zeitgeist stürmt sozusagen besessen nach vorn, in der Hoffnung, dadurch das Optimum zu realisieren. Das ist aber ohne Zweifel verfehlt, führt allenfalls vorübergehend zu Scheinerfolgen, ist unsolide und macht den Einzelnen durch permanenten Stress krank.

Es gibt einen Zusammenhang zwischen dem Tempo, in dem eine Handlung durchgeführt wird, und der wachen Bewusstheit für diesen Ablauf. Ein Pianist, der in einem rasenden Tempo eine Tonleiter durch alle Oktaven spielt, hat darüber nur noch wenig Kontrolle. Es handelt sich weitestgehend um einen mechanisch einprogrammierten Bewegungsprozess, der beim jahrelangen Üben durch unzählige Wiederholungen fest im Gehirn gespeichert und „verdrahtet“ ist. Umgekehrt kann der Pianist einige wenige Töne mit größter Aufmerksamkeit und maximaler Ausdruckskraft spielen. Darüber hat er im Hier und Jetzt nahezu die vollständige Kontrolle.

Dementsprechend ist fast alles, was wir sehr schnell, hektisch, unter Zeitdruck tun, zwangsläufig eine mechanische, automatisch ablaufende Reproduktion gespeicherter Muster. Und umgekehrt ermöglichen uns im Zeitlupentempo ablaufende Bewegungen und Handlungen eine maximale Kontrolle und Bewusstheit.

Im Folgenden findet sich eine kurze Übungsanleitung für solche extrem langsamen Bewegungen. Dieses Schneckentempo hat den sehr interessanten Nebeneffekt, dass es fast unmöglich ist, während der Durchführung dieser Bewegungen zu denken. Dadurch wird man bei völliger Hingabe vorübergehend im Express-Tempo in den präsenten Modus „gebeamt".

Ultra-Slow-Motion-Übung

Improvisiere, zum Beispiel mit den Händen und Armen, für einige Minuten oder solange du Lust hast, ungewohnte Bewegungsabläufe, die du vielleicht noch nie so durchgeführt hast. Diese Bewegungen müssen überhaupt keinen Sinn haben. Der Punkt ist, diese spontan geplanten Bewegungen so langsam durchzuführen, wie es überhaupt nur möglich ist. Gegebenenfalls sind die Bewegungen optisch gar nicht wahrnehmbar, du fühlst jedoch, dass du dich sozusagen in Zehntel-Millimeter-Schritten bewegst.

Achtsamkeit im Alltag

Glücklicherweise können wir uns darin üben, achtsam zu sein. Das kann während eines speziellen Meditationswochenendes der Fall sein oder einfach so im Alltag. **Man kann alles und jedes achtsam tun,** hier sind keine Verrichtungen des täglichen Lebens ausgeschlossen. Zu beachten sind dabei die geschilderten Grundsätze der Öffnung der Sinne, des Nicht-Bewertens und der Entschleunigung.

Es ist naheliegend, solche Übungen zunächst für sich allein ohne Zuschauer zu machen. Je mehr man darin aber geübt ist, umso mehr kann man auch im „richtigen Leben" achtsam sein, bei allem, was man tut, und nicht zuletzt in zwischenmenschlichen Beziehungen. Schließlich fällt es so schnell niemandem auf, dass da jemand sehr aufmerksam ist, und wenn es jemandem auffällt, meistens in positiver Weise. Zu üben, in seinem gesamten Leben achtsam zu sein, ist in jedem Fall eine heilsame Sache.

Achtsamkeit und Konzentration

Es ist in diesem Zusammenhang auch wichtig, die Beziehung von Konzentration und Präsenz-Modus zu klären. Konzentration kommt sowohl im Alltagsgeist vor wie auch im Präsenz-Modus. Sich zu konzentrieren heißt, den Geist wie auf einen Brennpunkt einzustellen, also einen ganz kleinen Bereich unserer Wahrnehmung und unseres Erlebens. Um das zu erreichen, muss alles andere innerlich wie äußerlich beiseitegeschoben werden, nach Möglichkeit ganz ausgeblendet werden. Nur das, worauf wir uns gerade konzentrieren, soll da sein, und hierauf wollen wir alle geistige Energie richten.

Wie passt das zum präsenten Modus, der sich ja gerade – ganz im Gegenteil zur Konzentration – durch die Wahrnehmung von Raum, unbegrenzter Weite mit völliger Offenheit ausgezeichnet? Wie passt diese Panorama-Weitwinkel-Sicht mit der Super-Teleskop-Zoom-Optik zusammen?

Der Punkt ist hier, dass man im präsenten Modus sozusagen stufenlos und leicht zwischen Weitwinkel und Fokussierung wechseln kann. Man kann den Geist vorübergehend auf einen bestimmten Punkt konzentrieren, wenn man zum Beispiel einen Faden durch ein Nadelöhr einfädeln will oder eine bestimmte, schwierige Denk- oder Rechenaufgabe zu erledigen hat. Da im Präsenz-Modus viel mehr Energie zur Verfügung steht und aller Ballast abgeworfen ist, geht das sogar viel besser, genauer, gezielter, vollständiger als im Alltags-Modus mit seinen permanenten Ablenkungen.

Man kann aber eben jederzeit wieder auf die Panorama-Sicht zurückgehen und dabei das Objekt der vorherigen Konzentration vollständig loslassen. Durch die wache Beweglichkeit und Flexibilität im präsenten Modus haben diese Prozesse etwas Leichtes, Unkompliziertes, Müheloses. Das Hin und Her zwischen Konzentration und offener Wahrnehmung ist dagegen im Alltags-Modus oft sehr anstrengend, mühsam, durch Blockaden unrund und stockend.

Achtsam sein wollen und Präsenz-Modus

Wie schon wiederholt festgestellt, hat die (Aus-)Übung der Achtsamkeit zahlreiche gute, wohltuende Wirkungen für einen selbst wie auch für die Umgebung und die Mitmenschen. Achtsam sein zu wollen und dies nach Kräften zu üben, bedeutet allerdings keinesfalls, damit sozusagen von selbst in den präsenten Modus zu kommen.

Mit viel Hingabe, Demut und Glück kann das zwar passieren, aber man kann, gesteuert durch einen Ich-Anteil, der dieses Ziel bewusst anvisiert, verbissen aufmerksam sein wollen und doch das Ziel verfehlen.

Im Präsenz-Modus wird ein achtsames Leben zur Selbstverständlichkeit, die dann mühelos, anstrengungslos gegeben ist. Es gibt dann nichts mehr zu üben, außer der Wachsamkeit, aufmerksam im Hier und Jetzt zu bleiben und nicht in den automatischen, mechanischen Modus zurückzufallen.

Solange ein kleines, gieriges Ich in uns die Vorzüge des höheren Bewusstseins für sich erreichen und in Beschlag nehmen will, um daraus Vorteile für sich zu verbuchen, ist der Weg dahin verbaut. Wir machen dann das, was wir immer machen, indem wir egoistische Ziele erreichen wollen, anstatt das natürlich Gegebene zuzulassen. Um dem nach Möglichkeit zu entgehen, bietet es sich an, achtsam zu leben und dies als Selbstzweck zu kultivieren, ohne damit irgendetwas erreichen zu wollen. „Erreiche dein Ziel, ohne es zu wollen." hat es einmal ein weiser Mensch formuliert.

5. LOSLASSEN IM ALLTAG

Der Alltagsgeist erzeugt ständig Reste

In einem Alltag, in dem der Normal-Modus in unserem Körper-Geist-Seele-System vorherrscht, werden ständig neue Schwierigkeiten produziert durch die Art und Weise, wie wir mit den schon gegebenen Schwierigkeiten umgehen. Wir werden in unserem persönlichen Umfeld mit Ereignissen konfrontiert, die unangenehme, schmerzhafte, vielleicht auch schambesetzte, „negative" Gefühle in uns auslösen, in der Außenwelt zum Beispiel bei der Arbeit oder beim Hören der Nachrichten mit ihrer endlosen Abfolge von schrecklichen Dingen in der Welt.

Oder es kommt in unserer Innenwelt etwas hoch. Erinnerungen an frühere Erlebnisse sind plötzlich wieder da, verbunden mit Ärger, Wut, Schmerz, Scham, Trauer oder anderen Gefühlen. Das kann von außen durch bestimmte Auslöser geschehen oder auch durch innere Prozesse, besonders durch unsere Traumtätigkeit in der Nacht. Vielen Menschen sind ihre Träume nicht bewusst, aber wir wissen, dass wir alle im Schlaf immer wieder sehr rege Traumphasen durchleben. So ist jeder Morgen ein bisschen ein Neubeginn, nicht nur in der äußeren Realität, sondern auch in unserer Innenwelt, in der plötzlich unerwartete Themen auftauchen können, mit denen wir dann konfrontiert sind.

Unser Alltags-Modus kennt nur zwei prinzipielle Wege, mit dem aktuell vorliegenden Material umzugehen. Entweder versuchen wir, **innere Anspannungen durch irgendeine Form von Ausleben zu lösen,** wobei oft andere Menschen beteiligt werden. **Oder wir verdrängen** das Unerwünschte an den Rand unseres Bewusstseins, verbunden mit dem Wunsch, dass es ganz verschwinden soll. Im Englischen gibt es dafür die griffige Formel von „*Acting out*" – in irgendeiner Form aktiv handeln – und „*Acting in*" – innerlich etwas machen, meist verdrängen. Beide Vorgehensweisen treten in unzähligen Variationen auf.

Beispiele findet jeder achtsame und wache Mensch permanent in sich selbst. Beide Lösungsversuche ziehen unausweichlich Folgen nach sich und haben ihren Preis. Wer zum Beispiel seinem Ärger Luft macht, indem er seine Kinder grundlos anschreit, nur weil sie gerade anwesend und scheinbar im Weg sind, oder auf Gegenstände eindrischt, erzeugt eine Verletzung anderer Menschen oder einen materiellen Schaden. **Handeln erzeugt neue Wirklichkeiten, neue Welten, und ist nicht umkehrbar.** Man kann im richtigen Leben nicht zurückspulen und die Szene noch einmal drehen. Natürlich kann man sich gegebenenfalls entschuldigen und versuchen „zurückzurudern" oder wiedergutzumachen, aber die ursprünglichen Fakten, die man geschaffen hat, sind nicht rückgängig zu machen, nie mehr.

Beim Verdrängen sind die Konsequenzen und Kosten zunächst von außen nicht erkennbar, also scheinbar gar nicht existent. Aber innerlich bildet sich entweder ein neuer Kern in der negativen Schattenwelt in uns oder das Aktuelle wird mit einer der unzähligen alten Geschichten in uns verknüpft, die dann fortgeschrieben werden. **Es bleiben so oder so Reste der momentan erlebten Situation in uns, und wir haben so unnötigen Ballast geschaffen.**

Dabei geht es vor allem um schwierige Gefühle und Körperempfindungen, die sozusagen unverdaut in uns zurückbleiben, sich ansammeln, aufstauen. Eckhart Tolle spricht in diesem Zusammenhang vom „Schmerzkörper", der sich früher oder später wieder meldet. Ich kann mich noch gut daran erinnern, wie mir klar geworden ist, dass sich noch Unmengen an altem Unmut und Groll aus früheren Beziehungen in mir befand, als ich mich dafür öffnete. Ich war entsetzt. Ich hatte einen inneren Müllplatz in mir!

Unser Alltagsgeist kann nicht anders, als permanent Rückstände und Reste in uns zu erzeugen, weil er nicht wirklich loslassen kann. Alles Schwierige, das wir erleben, bleibt so mit Anteilen in uns kleben und wir werden es nicht so einfach los. Und natürlich gibt es auch Anteile in uns, die wir gar nicht loslassen wollen. Da hat etwas in uns beschlossen, diesen oder jenen Vorfall, diese Kränkung und Verletzung nie mehr zu vergessen.

An Ärger festhalten ist, wie wenn du ein glühendes Stück Kohle festhältst mit der Absicht, es nach jemandem zu werfen – derjenige, der sich dabei verbrennt, bist du selbst. [Buddha]

Der dritte Weg: Loslassen

Das Leben in der Enge und Begrenztheit des Alltags-Modus spielt sich also ab zwischen dem Versuch, durch Aktionen im Ausleben die Dinge zum Besseren zu wenden, und dem Versuch, Erfahrungen innerlich wegzudrücken. Acting out und Acting in haben ihren Preis – äußerlich durch von uns geschaffene neue Fakten, die möglicherweise die Situation noch schwieriger machen, als sie ohnehin schon war, und innerlich durch die Anhäufung von emotionalen Resten. Oder auch beides in Kombination.

Der Ausweg aus diesem Dilemma kann logischerweise nur durch Loslassen gefunden werden, und zwar tiefes, restloses Loslassen im Hier und Jetzt. Im Kopf könnte das, wenn der Wille dazu da ist, im Bruchteil einer Sekunde geschehen. Aber in allen wichtigen Dingen im Leben, die uns wirklich betreffen und berühren, hängen wir – bewusst oder unbewusst – mit unseren Gefühlen und automatischen Körperreaktionen fest. Sie sind der Klebstoff, der das Loslassen oft verhindert, selbst wenn wir es uns unbedingt wünschen.

Zum Glück hat es immer wieder Menschen gegeben, denen es vergönnt war, aus dem Alltagsgeist herauszutreten in den befreiten, erwachten Zustand, und die ihre Erfahrungen und ihr Wissen weitergegeben haben. In alten Zeiten sind so Religionen gegründet worden. In den letzten Jahrzehnten wurden zusätzlich zu den bekannten Ansätzen frische, unkonventionelle Ideen gefunden, von denen wir heute profitieren können.

Im europäischen Raum begann mit dem Zeitalter der Aufklärung ein bis heute andauernder, evolutionärer Schritt zur Selbstermächtigung. Statt einem geistlichen Führer zu vertrauen und sich darum zu bemühen, es ihm gleichzutun und ihm auf seinem Weg zu folgen, geht es dem modernen, aufgeklärten Menschen eher darum, selbst die Hintergründe zu verstehen und die Mittel und Wege zur Weiterentwicklung in die Hand zu bekommen. Die Emanzipation aus der Abhängigkeit von anderen führt zum befreiten Menschen, der selbstständig seine Intelligenz, Kreativität und all sein Potenzial voll nutzen kann.

Alle wesentlichen Fortschritte haben dabei mit der Weiterentwicklung und Ausweitung des Bewusstseins zu tun. Immer geht es darum, mit dem Licht der vollen Aufmerksamkeit die Schatten zu erhellen und sich so der ganzen Existenz offen und ungefiltert zuzuwenden.

Total kontraintuitiv

Diese Bewegung zur Klarheit ist das genaue Gegenteil davon, nicht hinsehen zu wollen, verdrängen zu wollen, oder durch Handeln verändern zu wollen, und ist somit für den Alltagsgeist total kontraintuitiv. Es geht um das offene, nicht bewertende Hinsehen, das Hinhören, das genaue Fühlen von allem und jedem und nicht um das Abwenden und Wegmachen-Wollen. Unser Alltagsgeist will uns weismachen, dass das nicht gut sein kann, sondern eher unangenehm, beschämend, schmerzhaft, vielleicht auch destruktiv und gefährlich.

Und tatsächlich ist das auch nicht völlig abwegig, denn wenn man anfängt, sich den Dingen zu stellen, wie sie wirklich sind, kann es durchaus sein, dass man zunächst durch eine sehr unangenehme, vielleicht auch beschämende oder quälende Bestandsaufnahme gehen muss. Klar zu sehen kann so zu Enttäuschungen führen, zu Ent-Täuschungen, also dem Ende von Täuschungen und Illusionen. Aber sein Leben mit Illusionen zu verbringen wäre eine Vergeudung der tatsächlichen Lebensmöglichkeiten. Und wer ihn erlebt, weiß, dass der befreite Zustand die Oase in der Wüste, das Paradies ist im Vergleich zum Leben im Alltagsgeist. **Dementsprechend arbeiten gegen diesen „dritten Weg", der uns in den präsenten Modus bringen kann, jede**

Menge Widerstände in uns. Es kommen eine Menge Bedenken und alle möglichen Ängste auf. Deshalb erfordert es Mut, selbstständig in die Freiheit aufzubrechen, ohne Netz und doppelten Boden auf neue, frische, einmalige Weise durch das Leben zu balancieren.

Lerne loszulassen,
das ist der Schlüssel zum Glück. [Buddha]

Drei Phasen des Loslassens

Im Weiteren schildere ich drei Techniken, mit denen wir unsere schwierigen Gefühle im Alltag gehen lassen können. Mit etwas Übung sind sie jederzeit und überall ohne große Vorbereitung anwendbar, und zwar ganz unauffällig, für andere nicht sichtbar. Die Voraussetzung ist natürlich immer, dass eine ernst gemeinte Absicht besteht, wirklich loszulassen. „Wasch mich, aber mach mich nicht nass!" funktioniert hier nicht. Und es braucht auch immer eine Portion Mut, die eingetretenen Pfade zu verlassen und in unbekanntes Territorium aufzubrechen. Prinzipiell kann man bei den Techniken jeweils drei Phasen unterscheiden, die mehr oder weniger schnell ineinander übergehen. Es ist eher ein Ineinanderfließen als eine „eckige" Abfolge mit klaren Grenzen.

Phase 1: Als Erstes geht es darum, dem Gefühlten überhaupt Raum zu geben, es wahrzunehmen, ernst zu nehmen, zu begrüßen. Wenn man viel im Kopf unterwegs ist, kann es helfen, sich zu fragen: Gibt es jetzt gerade ein Gefühl zu diesem Gedanken, der gerade da ist? Oder eine Körperempfindung? Denn Gedanken können sich selbst nicht loslassen. Es wird sich kaum etwas verändern, wenn man nicht an die Gefühle herankommt, und es kann viel Konzentration erfordern, das (aufzu-)spüren, besonders für Menschen, die ihre Gefühle und ihren Körper gewohnheitsmäßig ignorieren. Dann kann es sinnvoll sein, das tiefere Fühlen in meditativen Sitzungen zu üben.

Phase 2: Im zweiten Schritt geht es darum, sich dem Gefühlten voll und ganz zuzuwenden, ihm die ganze, uneingeschränkte, bedingungslose Aufmerksamkeit zu schenken. Man lässt es sich bewusst im Geist ausbreiten, taucht ganz ein und wird vorübergehend ganz zu dem Wahrgenommenen. Das bedeutet auch, dass man in diesem Moment jede verneinende Aktivität, jeden Widerstand dagegen aufgibt.

Phase 3: Die dritte Phase tritt dann ganz von selbst ein, wenn man sich wirklich im zweiten Schritt für das momentan Gefühlte geöffnet und sich dem voll hingegeben hat. Diese volle Hingabe bedeutet auch, dass es in diesem Moment keine subjektive Zeitwahrnehmung mehr gibt, also auch keinen Zeitdruck. Jede Art von wahrgenommener Zeit würde bedeuten, dass ein Teil von mir irgendetwas Bestimmtes bezweckt, erreichen will, vielleicht ungeduldig auf ein Ergebnis wartet. Und das ist eben keine vollständige Hingabe.
Es tritt dann von selbst irgendwann eine fühlbare Veränderung ein. Bei vielen Gefühlen kann das recht schnell gehen, wenn man es aber mit einem undefinierbaren Zustand zu tun hat, kann auch viel geduldiges Abwarten erforderlich sein. Das ursprünglich Gefühlte verändert sich oder beginnt sich aufzulösen. Das Körper-Geist-Seele- System kann in die Präsenz eintauchen und wieder frisch und klar werden.

Mit diesen drei Phasen vollziehen wir die genau entgegengesetzte Bewegung zu dem Verdrängungsvorgang. Verdrängung erzeugt Schatten und Reste in uns, die unverarbeitet bleiben, wie Abfall aus der Vergangenheit. Schließlich wollen wir das Unerwünschte, Schmerzhafte, Peinliche auf dem schnellsten Weg weghaben, also alles andere, als sich ihm voll und ganz zuzuwenden. Dass die volle Zuwendung zur (Auf-) Lösung führt, erscheint dem Alltagsgeist kontraintuitiv und paradox.

Das Grundprinzip der bewussten Zuwendung ist einfach, buchstäblich sogar unglaublich einfach. Wir alle haben durch Jahre in der

Schule, Ausbildung oder im Studium die Vorstellung, dass etwas wirklich Gutes und Wirkungsvolles kompliziert sein müsse. Es fällt uns sehr schwer zu glauben, dass es so einfach sein kann. Das ist einer der Gründe, warum so viele Worte gemacht werden müssen. Unser „*Monkey Mind*“ ist es gewohnt, viel Futter zu bekommen, um sich damit zu beschäftigen. Je weiter wir fortschreiten in der Klärung des Geistes, umso mehr können wir erkennen, wie überflüssig das Allermeiste davon ist.

Das pure bewusste Sein klärt, reinigt und ist dadurch heilsam. Überflüssiges verbrennt sozusagen im Feuer der intensiven, fokussierten Aufmerksamkeit. Zum Glück können wir das erleben, wenn wir uns voll darauf einlassen. Weil der Alltagsgeist durch ein jahrzehntelanges Training durch und durch auf Abwehr, Verdrängung und damit auf Kompliziertheit konditioniert ist, braucht es allerdings sehr viel Geduld und immer neue Anläufe, bis allmählich der Groschen gefallen ist und das Bewusst-Machen und Loslassen zur neuen selbstverständlichen Gewohnheit geworden ist. Ich weiß, wovon ich spreche.

Das hier geschilderte Grundprinzip ist in verschiedenen praktischen Ansätzen wiederzufinden, auf die ich im Folgenden eingehe. Es ist dabei in Ordnung, ausschließlich die Technik anzuwenden, die einem am besten liegt. Oder man verwendet improvisierend und spielerisch alle drei, wenn man sie oft genug praktiziert und gut genug kennengelernt hat.

Feel - Kiss - Flow

Die spirituelle Lehrerin Chamelie Ardagh hat das Fühlen und (Los-) Lassen auf eine schöne, einfache Formel gebracht, die alles Wesentliche enthält. Wenn man so will, ein liebevollerer, weiblicher Zugang und genial einfach: *Feel … Kiss … Flow.*

Phase 1: „Feel“, das Fühlen ist wieder der erste Schritt. Es geht also auch hier darum, dem Gefühlten Beachtung zu schenken, es ernst zu nehmen, ihm Raum zu geben. Wie schon erwähnt, kann man sich gegebenenfalls die Frage stellen, was man zu einem bestimmten, momentan präsenten Gedanken fühlt oder im Körper wahrnimmt, um aus der Dominanz des Denkens herauszufinden.

Phase 2: Mit „Kiss" ist hier gemeint, das Bewusstsein auf das Gefühl zu richten, es innerlich mit dem Atem zu berühren, zu „küssen". Wer Yoga macht, kennt die Empfehlung, in eine Dehnung oder ein schmerzhaftes Gefühl „hineinzuatmen". Atmung und Bewusstsein sind auf besondere Weise miteinander verknüpft. In etwas hineinzuatmen kann man auch so interpretieren, dass Sauerstoff und damit die grundlegende Voraussetzung für alles Leben dorthin gebracht wird, einer Sache Leben eingehaucht wird, wie man auch sagt. In der Vorstellung, das Gefühl mit seinem Atem zu küssen, steckt neben der bewussten Zuwendung auch der Aspekt des liebevollen, bejahenden Annehmens. Etwa so, wie man einen lieben Menschen freudig begrüßt oder wie eine Mutter, die ihr Kind, auch wenn es vielleicht schmutzig und blutend nach Hause gekommen ist, nicht abweist, sondern bei sich aufnimmt und pflegt. Das ist also das genaue Gegenteil von Unterdrücken und Verdrängen. Vielmehr wird das, was da ist, liebevoll akzeptiert, so wie es ist, was immer es ist.

Phase 3: „Flow" steht dafür, dass das Leben immer weiter fließt bzw. wieder ins Fließen kommt, wenn Blockaden sich gelöst haben. Gefühltes, mit dem man so umgeht, wie gerade beschrieben, verändert sich, löst sich auf, und etwas Neues entsteht. Energie wird freigesetzt, was direkt zu spüren ist. Das Leben kann sich ungehindert weiterentwikkeln. Nichts bleibt, wie es ist. Dabei gibt es keine Reste, die sich wie Unverdautes im Körper-Geist-Seele-System aufstauen und dann zu Problemen zu führen. Der Geist kann frisch und offen für das bleiben, was im nächsten Moment da ist.

Dieser Ansatz ist sehr einfach, enthält aber alles, was erforderlich ist, um die integrierende, heilende Wirkung von bewusstem Sein und freundlicher Zuwendung zu realisieren. Damit hat diese einfache Technik eine enorme verändernde Kraft, wenn sie mit voller Hingabe angewendet wird. Für Menschen, die die schlichte Meditation auf die Atmung als ihren Hauptansatz nehmen, ist *Feel-Kiss-Flow* die perfekte Ergänzung.

Sedona-Methode®

Die Sedona-Methode®, wie sie von Hale Dwoskin gelehrt wird, besteht ebenfalls im Kern aus den beschriebenen drei Schritten, wenn auch etwas anders präsentiert. Hale Dwoskin war ein Schüler von Lester Levinson, der durch eine glückliche Eingebung im Alter von 42 Jahren entdeckte, dass er durch die bloße Intention, schwierige Gefühle loslassen zu wollen, sein Unglücklichsein und seine gesundheitlichen Probleme überwinden konnte. Von den Ärzten aufgegeben, in einer scheinbar hoffnungslosen gesundheitlichen Situation, kam ihm der Geistesblitz, dass der Großteil seines Leidens durch seine Gedanken und Gefühle von ihm selbst aufgebaut worden war und sich einfach durch die Entscheidung, diese loszulassen, auflösen kann. Entgegen der düsteren Prognose verbesserte sich dadurch sein Leben radikal und er verstarb erst mit 84 Jahren.

Im „klassischen" Ansatz arbeitet man mit folgenden einfachen Schritten bzw. Fragen:

1. Auf ein Gefühl fokussieren:
1. Worunter leide ich in diesem Moment?
2. Könnte ich das Gefühl gehen lassen?
3. Wäre ich bereit, es gehen zu lassen?
4. Wenn ja, wann?

Gegebenenfalls kann man die Schritte 1 bis 4 erneut durchgehen.

Bei diesem Ansatz arbeitet man mehr vom Verstand aus, indem man sich zunächst einige rationale Fragen stellt. Die erste Frage entspricht der obigen Phase 1. Phase 2 folgt mit dem zweiten und dritten Schritt. Wenn alles gut läuft, lässt man beim vierten Schritt, der Frage nach dem Wann, los, was mit einem Erleichterungsgefühl und oft einem spontanen Lächeln verbunden ist. Man hat erfasst, wie unsinnig es ist, an einem Gefühl festzuhalten, das ohnehin irgendwann von selbst wieder verschwinden wird, und erlebt die Freude, sich davon trennen, es loslassen zu können. Dies entspricht der dritten Phase oben, der Phase der Hingabe und des Loslassens.

Natürlich kann die Antwort auf die zweite und dritte Frage auch ein Nein sein. Dann hätte man sich klar bewusst gemacht, dass ein Widerstand gegen das Loslassen besteht. Damit ist man auch einen Schritt weitergekommen und kann sich mit diesem inneren Nein beschäftigen, ihm nachspüren und beobachten, welche Auswirkungen das Festhalten hat.

Hale Dwoskin hat um diesen essenziellen Kern eine ganze Trainingsmethode, die Sedona-Methode®, aufgebaut, bei der noch verschiedene andere Varianten als Möglichkeiten angeboten werden, eben auch das vollständige Eintauchen in das Gefühl. Mit allem Respekt ist dazu zu bemerken, dass es dabei grundsätzlich aber immer wieder um dasselbe und um nichts anderes geht, als wirklich loszulassen, was der glückliche (Er-)Finder, Lester Levinson, soweit ich weiß, bescheiden und mit einfachen Worten ohne eine komplizierte Systematik zum Ausdruck brachte.

Die Sedona-Methode® ist prinzipiell als Selbsthilfe-Ansatz konzipiert und kann so auch gut genug funktionieren. Allerdings empfinden es die meisten Menschen, die diesen Ansatz verfolgen, hilfreich, Trainings-Partnerschaften zur gegenseitigen Unterstützung zu nutzen.

Tonglen (Herzmeditation)

Ein weiterer wunderbarer Ansatz ist das Tonglen, das im tibetischen Buddhismus seit über 1000 Jahren praktiziert wird. Nicht von ungefähr wird diese Übung, die man auch als Meditation verstehen kann, von sehr vielen Menschen, unter ihnen auch der Dalai-Lama und Ken Wilber, als enorm hilfreich erkannt und praktiziert.

Das grundlegende Prinzip des Loslassens wird hier vertieft und erweitert durch das Einbeziehen des Herzzentrums, dass man mit einigem Recht als eigentlichen Mittelpunkt unseres Körper-Geist-Seele-Systems sehen kann. Dadurch wird nicht nur das Leidvolle zunächst ins Bewusstsein gebracht und dann losgelassen, sondern gleichzeitig werden Mitgefühl und Liebe ausgesandt. Der Dalai-Lama spricht davon, dass diese Übung ihm in jedem Fall inneren Frieden bringt, unabhängig davon, ob sie auch auf andere Menschen positive Auswirkungen hat.

Tonglen ist ein großes Geschenk östlicher Weisheit, das in komplexer, unserem Verstand nur teilweise zugänglicher Weise eine enorm heilende und integrative Kraft hat. Auf eine geheimnisvolle Weise werden Kopf, Herz, Bauch und unser Umfeld miteinander verbunden. Es gibt übrigens im buddhistischen Umfeld zahlreiche andere Formen der Herzmeditation, die auch wohltuend und segensreich sein mögen, aber nicht mit Tonglen zu verwechseln sind. Das Wort Tong-len stammt aus dem Tibetischen und bedeutet übersetzt einfach nur „geben und nehmen" oder auch „senden und empfangen". Man nimmt das Schwierige, Leidvolle mit dem Herzen auf und sendet Mitgefühl und Liebe aus. Ähnlich wie beim Feel-Kiss-Flow reitet man dabei sozusagen auf der Atmung. Mit der Einatmung wird aufgenommen, mit der Ausatmung ausgesandt.

Man beginnt dabei immer mit sich selbst und nimmt alles Schwierige und Leidvolle in sich wahr, atmet es sozusagen ein, und lässt es dann mit der Ausatmung den Körper verlassen, verbunden mit liebevollen Wünschen. Mit etwas Übung kann man dann später sein Gegenüber einbeziehen, dessen wahrgenommenes Leid ebenfalls einatmend in sich aufnehmen und ausatmend Liebe und Mitgefühl senden. In immer größeren Kreisen kann man sein näheres Umfeld, das weitere Umfeld und letztlich die ganze Welt mit allen fühlenden Wesen einbeziehen. Die oben geschilderten Phasen 1 und 2 laufen während der Einatmung ab und die Phase 3, das Loslassen, bei der

Ausatmung. Dabei werden nicht nur die Gefühle, sondern auch Gedanken und körperliche Wahrnehmungen einbezogen. Vorübergehend lösen sich dabei die Grenzen zwischen innen und außen, mir selbst und dem anderen auf. Man ist dann eins mit sich selbst und der Welt.

Wichtig ist hier, dass die schwierigen, leidvollen Dinge bei der Ausatmung unser System vollständig verlassen. Und natürlich muss man zunächst sein Herz fühlen, sonst wird das Ganze keine Wirkung haben. Das ist für manche Menschen neu, noch wenig vertraut und muss dann gegebenenfalls eingeübt werden.

Es gibt eine Vielzahl von konkreten Übungsanleitungen für die Herzmeditation Tonglen, bei der das Grundprinzip auf die eine oder andere Weise variiert wird. Weiter unten gebe ich die Version nach Arjuna Ardagh für die Anwendung mit sich selbst wieder, die ich geringfügig umformuliert habe. Ich habe seine Fassung als sehr klärend und wirkungsvoll kennengelernt. Dabei geht man nacheinander die Bereiche der Gedanken, Gefühle und Körperempfindungen durch. Dadurch ist die Anleitung relativ lang, ist aber trotzdem schnell zu erlernen, wenn man das Grundprinzip verstanden hat. Besonders schön finde ich dabei, dass man das jeweils Passende aussendet, nämlich (Gedanken-)Stille in den Geist, Liebe in den Bereich der Gefühle und Wohlgefühl in den Körper. Das „Fenster des Herzens" ist natürlich metaphorisch als Öffnung zum Herzen hin und wieder aus ihm heraus zu verstehen.

Tonglen mit einem Gegenüber

Inzwischen übe ich seit einigen Jahren selbst regelmäßig Tonglen, und das hat mein Leben spürbar zum Positiven verändert. Insbesondere in der Tätigkeit als Psychotherapeut ist es eine immense Hilfe, auf diese Weise mit sich selbst und anderen Mitgefühl zu entwickeln. Man kann Tonglen eine Zeit lang für sich in Form einer Meditationssitzung üben, aber später dann auch spontan im Alltag anwenden. Ein- und Ausatmung laufen ohnehin immer ab, ähnlich wie Wellen, die sich eine nach der anderen am Strand aufbauen, brechen und sich auflösen. Es ist der Grundrhythmus unseres ganzen Lebens.

Wann immer ein Patient beginnt, mir besonders schwierige, schmerzhafte, schreckliche Dinge zu berichten, gehe ich inzwischen fast automatisch in die Grundhaltung des Tonglen, natürlich in der Situation ohne eine formelle Meditation zu praktizieren. Früher gab es in solchen Momenten automatisch und instinktiv eine innere Abwehrbewegung, das alles nicht wirklich an mich heranlassen zu wollen, um mich zu schützen. Für mein Gegenüber bedeutete das, auf der emotionalen Ebene alleingelassen zu werden, selbst wenn da jemand saß, der zuhörte.

Die positive Wirkung von Tonglen ist unmittelbar spürbar, wenn man sich dem berichteten Leid offen, ohne Defensivmaßnahmen, aussetzen kann, und dabei bei einem selbst kein Schaden oder problematische Reste hinterlassen werden. Man wird dabei sogar im Gegenteil auf eine geheimnisvolle Weise selbst innerlich gereinigt und klar. Derjenige, dem in dieser Weise völlig offen und unvoreingenommen zugehört wird, spürt die Herzöffnung. Selbst wenn an den Fakten, um die es geht, oft nichts geändert werden kann, tut diese Art von wirklichem Dialog immer gut und wirkt tröstlich und heilsam.

Tonglen (Herzmeditation) zum Üben allein (nach Arjuna Ardagh)

A 1. Setze dich hin wie für die Meditation und schließe deine Augen.

A 2. Bringe deine Aufmerksamkeit in die Mitte der Brust, zum Herzzentrum.

A 3. Entfache die Flamme deines Herzens, indem du mit voller Hingabe in dieses Zentrum hineinatmest.

B 1. Nimm nun wahr, was immer an Gedanken auftaucht. Ziehe mit dem Einatmen diese Gedanken durch das Fenster des Herzens in die Leere, gerade so, als würdest du einen Kieselstein in einen unendlich tiefen Brunnen fallen lassen. Mit dem Ausatmen atme nun die Stille aus und sende sie an den Schauplatz der Gedanken.

B 2. Nimm nun wahr, was immer an Gefühlen auftaucht. Ziehe mit dem Einatmen diese Gefühle durch das Fenster des Herzens in die Leere, gerade so, wie eine Mutter ihre Kinder willkommen heißen würde. Mit dem Ausatmen atme nun Liebe aus und sende sie an den Schauplatz der Gefühle.

B 3. Registriere nun, was immer an körperlichen Empfindungen auftaucht. Ziehe mit dem Einatmen diese körperlichen Empfindungen durch das Fenster des Herzens in die Leere, gerade so, wie eine Welle sich am Ufer bricht und zurück in den Ozean fällt. Atme dann körperliches Wohlbefinden aus und sende es an den Schauplatz der Körperempfindungen.

C. Beende die Meditation mit dem Ausatmen des Segens des Herzens in die Arena des Körpers, der Gefühle und der Gedanken.

TEIL 2

WENN ES SCHWIERIG WIRD

6. UMGANG MIT PROBLEMEN

Wenn man achtsam lebt und möglichst viel im Modus der Präsenz ist, wird das Leben einfacher und leichter. Ein hundertprozentiger Realist zu sein ist wohl die beste Voraussetzung dafür, mit dem Leben und seinen unvermeidlichen Schwierigkeiten möglichst gut zurechtzukommen. Je mehr man sich daran hält, umso eher versteht man sich selber und die anderen und erfasst auch die Natur der Konflikte immer besser.

Trotzdem wird man kaum umhinkommen, mit Altlasten zu tun zu haben. **Gar nicht oder nur schlecht verarbeitete Ereignisse und Erlebnisse aus der Vergangenheit sind wie innere Verknotungen, wie unverdaute Brocken in unserer Seele.** Sie bringen uns aus der Präsenz, stehen dem Fluss des Lebens im Weg, nehmen Raum ein und verbrauchen Energie, die dann an anderer Stelle fehlt. Man kann solche Verknotungen oder Brocken direkt als Teil des bereits erwähnten Felt Sense wahrnehmen und dann auch bearbeiten, aber das geht nur, wenn man sehr aufmerksam mit sich selbst umgeht und diese Herangehensweise eingeübt hat. Ich werde darauf weiter unten noch näher eingehen.

Die meisten Menschen werden auf den Brocken, die Verknotung, das „dysfunktionale Muster", aufmerksam, weil da etwas ist, das sich wiederholt und dem Verstand auffällt. Immer wieder passiert uns dieses oder jenes, immer wieder tauchen in uns diese und jene Gedanken auf. Wir erkennen Muster oder innere „Gestalten", die immer wieder auftauchen oder ständig vorhanden sind. Abläufe im Erleben und in den Erfahrungen mit anderen Menschen, nicht zuletzt mit den Lebenspartnern, scheinen nach einem bestimmten Schema abzulaufen, das sich als auffällig und störend aus dem Fluss des Lebens abhebt.

Solche Störungsmuster lassen sich kaum im Alltag so nebenbei verarbeiten und auflösen. Sie erfordern gezielte, sorgfältige Aufmerksamkeit mit viel Zeit. Wie viel Zeit benötigt wird, liegt in der Natur der Störungskomplexe und kann nicht vom ungeduldigen, auf Fortschritt drängenden Alltagsgeist bestimmt werden. Es braucht die Zeit, die es braucht, und seien es Monate und Jahre. Was also erforderlich ist, ist sozusagen der Gang in die Werkstatt ohne Zeitlimit und mit sehr viel Geduld für die spezielle Bearbeitungssituation, die möglichst günstige Voraussetzungen für das Vorhaben bietet.

Die Grundbewegung scheint dabei dem Leben in der Präsenz entgegengesetzt zu sein, bei der es um das Loslassen geht und man nach Raum und innerer Weite strebt. Es ist ganz wesentlich, diesen Unterschied zu bemerken und für sich zu lernen, wann es sinnvoll und für das Weiterkommen erforderlich ist, innezuhalten und auf die Struktur und Vorgeschichte des Störungsmusters einzugehen. Das ist dann wie ein Wechsel der Optik – vom Panorama-Bild zum Mikroskop.

Dieser Wechsel beinhaltet immer auch einen Rückzug von der Umwelt in eine störungsfreie, ruhige Umgebung, ähnlich wie auch bei einer Meditation, einem Beratungsgespräch oder einer Therapiesitzung. Man kann das auch für sich allein machen und in einer stillen Stunde ganz in die Tiefe gehen, das Problem sich ganz entfalten lassen, um alle Aspekte und deren oft komplexe Interaktion wahrzunehmen. Die absolute Wahrhaftigkeit mit sich selbst ist dabei eine unverzichtbare Grundbedingung, ohne die man jede Menge Gedanken und Vorstellungen produzieren kann, die alle an der Wirklichkeit vorbeigehen. Es geht darum, rückhaltlos ehrlich mit sich selbst „Tacheles zu reden“.

Inneres Aufräumen

Wie schon weiter oben erwähnt, schlage ich vor, Schwierigkeiten im Leben von Problemen zu unterscheiden. Es gibt kein Leben ohne schwierige Situationen, die einen Menschen herausfordern, vielleicht auch an seine Grenzen bringen. Aber solange eine Bewältigung mit „Bordmitteln“ gelingt, gibt es noch kein auf Dauer fortbestehendes Problem. Wenn zu viele Schwierigkeiten auf einmal auftreten, die alle für sich genommen zu überwinden wären, in ihrer Summe aber nicht mehr zu bewältigen sind, ist Hilfe von außen durch Beratung und vielleicht auch Therapie angebracht, um die entstehende Krise zu überstehen.

Es ist auch oft hilfreich, sich immer wieder mal an folgende alte Weisheit zu erinnern, die man auch als Gebet auffassen kann:

- Ich wünsche mir den Mut (und die Kraft), die Dinge zu ändern, die ich ändern kann.
- Ich wünsche mir die Gelassenheit zu akzeptieren, was ich nicht ändern kann.
- Ich wünsche mir die Weisheit, das eine vom anderen zu unterscheiden.

Psychologische Probleme sind innere Dauerbaustellen, die nicht fertiggestellt werden können. Man macht immer wieder neue Anläufe, hat immer wieder neue Ideen, wie man dieses und jenes endlich in den Griff bekommen kann, aber die alten Probleme tauchen immer wieder auf. Einige typische Beispiele habe ich oben genannt. Hier sind wir also nicht in der Lage, uns mit Bordmitteln selbst zu helfen und es ist sinnvoll, das Gespräch mit einem hilfreichen anderen Menschen zu suchen.

Beim inneren Aufräumen ist die Unterscheidung zwischen Schwierigkeiten und Problemen natürlich nicht immer so leicht zu fällen. Viele Menschen versuchen zunächst, über lange Zeit selbst zurechtzukommen, bis sie sich selbst eingestehen müssen, dass sie alleine nicht weiterkommen. Die Dinge selbst bewältigen zu wollen ist im Prinzip ja auch eine wichtige Antriebskraft. Allerdings dürfte es in vielen Fällen die klügere Wahl sein, zumindest für ein oder zwei Termine eine psychologische Beratung aufzusuchen. Allein der Vorgang, die Situation mit einem Außenstehenden in neutraler Position zu besprechen, kann schon viel zur Klärung beitragen.

Und es kann auch sein, dass sich die Grenze zwischen den Schwierigkeiten und Problemen verschiebt, wenn man an sich arbeitet und bestrebt ist, achtsam zu leben und mehr und mehr im präsenten Modus zu sein. Allein schon zu üben, wach und aufmerksam zu sein, ist immer ein Schritt in Richtung innerer Reinigung und Psychohygiene. Manche Probleme verschwinden dann schon ganz von selbst, andere allerdings wiederum nicht.

Äußere und innere Baustellen

Es ist sinnvoll, die verschiedenen Probleme als Baustellen/Projekte, die wir gerade haben, abzugrenzen und klar zu bezeichnen. Dazu können die vielen kleinen und großen Dinge gehören, die äußerlich zu erledigen sind: das Studium oder die Doktorarbeit abschließen, ein Geburtstagsgeschenk kaufen, den tropfenden Wasserhahn reparieren lassen, die Miete überweisen, was auch immer. Für die eigene Psychohygiene ist es immer gut, sich eine Liste anzufertigen nach dem Motto: „Was ich schriftlich habe, muss ich nicht in meinem Kopf haben." Denn was wir an unerledigten Dingen nur im Kopf haben, muss dort sonst so lange kreisen, bis es erledigt ist. Solche Listen sind natürlich nur hilfreich, wenn wir sie so aufbewahren, dass wir jederzeit Zugang dazu haben. Sie an die Kühlschranktür zu hängen wäre eine gute Idee.

Neben den äußeren Projekten kann es natürlich, wenn wir an uns arbeiten, zahlreiche innere, „psychologische" Baustellen geben. Unser Selbstwertgefühl verbessern, uns gegenüber anderen besser abgrenzen und Nein sagen können, uns besser durchsetzen, die Neigung zu depressiven Verstimmungen verringern, störende Ängste abbauen, Probleme in der Partnerbeziehung lösen – das sind typische Themen, die auch in Psychotherapien bearbeitet werden.

Und natürlich gibt es auch **die spirituellen Projekte:** höhere und tiefere Erkenntnis erlangen, weniger leiden, zu einem besseren Menschen werden, den Sinn seines Lebens finden, glücklich werden u. a. m.

Wie schon aus den gerade gewählten Beispielen hervorgeht, sollten wir dabei unsere Vorhaben immer als Annäherungsziele formulieren.

Fortschritte in diesen Dingen sind immer nur schrittweise und über längere Zeiträume zu erwarten, und wir sollten uns über jeden kleinen Schritt freuen, der in die richtige Richtung geht. Wer perfekt sein und alle Probleme restlos hinter sich gelassen haben will, macht sich nur in unproduktiver Weise an der falschen Stelle Druck und verlangt von sich und anderen Unmögliches.

Es heißt bekanntlich, dass es nicht gut ist, zu viele Baustellen auf einmal zu haben. An vielen Projekten gleichzeitig erfolgreich zu arbeiten erfordert neben der nötigen Motivation und Energie auch die Fähigkeit, immer wieder klar für uns abzugrenzen, auf welcher Baustelle wir gerade arbeiten. Wechseln wir die Baustelle, geht es darum, uns diesem Projekt dann voll und ganz zuzuwenden und das vorherige vorübergehend zu vergessen.

Für die meisten von uns sind zu viele Baustellen überfordernd. Wir bekommen die Abgrenzung nicht mehr hin, leben ständig mit einem unangenehmen oder quälenden inneren Druck, da ja noch so viel zu tun ist. Wir vergessen dann leicht Dinge, verwechseln etwas, arbeiten zunehmend ineffektiv. Gegebenenfalls ist es deshalb sinnvoll, die Projekte ihrer Bedeutung nach in eine hierarchische Reihenfolge zu bringen, zu priorisieren, und weniger wichtige Baustellen vorübergehend zu schließen, Projekte zurückzustellen. Natürlich gibt es immer wieder Lebenssituationen, in denen das nicht möglich ist und wir uns der Herausforderung bzw. Überforderung mangels Alternative stellen müssen. Nicht selten führt das aber zu einer Erschöpfung und krisenhaften Zuspitzung.

Bedingungslose Akzeptanz und absolute Wahrhaftigkeit

Wenn wir uns auf einer (inneren) Baustelle, in unserem Projekt bzw. bei einem Problem, umsehen, verschaffen wir uns als Erstes einen Überblick über das, was vorliegt. Es ist, als ob wir einen unbekannten Raum betreten und uns zunächst umsehen. **In der präsenten Haltung nicht bewertender Achtsamkeit nehmen wir dabei mit bedingungs-**

loser Akzeptanz alles wahr, was sich uns zeigt. Wir können die zugehörige Einstellung auch als absolute Wahrhaftigkeit bezeichnen. Es geht dabei aber nicht um Moral und Ethik, denn das sind Aspekte unseres Verhaltens anderen Menschen gegenüber. Hier geht es einzig und allein darum, nichts in uns zu übersehen und zu übergehen, weil uns das zwangsläufig auf eine falsche Fährte bringen würde.

Zum Glück sind die Gedanken frei, und wenn wir uns unserer Außengrenzen klar bewusst sind, können wir alles und jedes in unserer Innenwelt zunächst einmal zulassen, ihm Raum geben und es damit also nicht vorschnell an den Rand unseres Bewusstseins drängen, um es möglichst auszublenden. So können wir auch vielleicht aufkommende Vorstellungen zulassen, die sofort zu massiven Konflikten mit unserem Beziehungs-Partner oder anderen Menschen führen würden, wenn wir sie ausleben würden.

Wenn wir solche Anteile unterdrücken, könnte es passieren, dass sie irgendwann auf irgendeine Weise zu unkontrollierten und unpassenden Handlungen führen, die uns mit ihren Konsequenzen überhaupt nicht recht wären. **Alles Mögliche und Unmögliche, alles Denkbare und scheinbar Undenkbare, alles Tugendhafte und Unmoralische auf der Bühne unserer kleinen Innenwelt zuzulassen, ermöglicht ein inneres „Probe-Handeln", ein Ausprobieren von theoretisch denkbaren Möglichkeiten.** Das hat den unschätzbaren Vorteil, dass es ohne jede reale Konsequenz bleibt und damit auch ohne irgendwelche Kosten. Wenn wir etwas davon in Handlung umsetzen, erzeugt dies dagegen natürlich sofort unumkehrbare Tatsachen. Worte können sein wie Balsam, aber auch wie Skalpelle. Ein falsches Wort, ein falscher Ton können in Sekundenbruchteilen vieles kaputtmachen.

Unsere wunschgetriebenen Anteile brauchen vor allem eins: den Raum, um sich zu entfalten, sich auszudrücken, gesehen zu werden, gefühlt zu werden, und sei es eben nur in der virtuellen Welt unserer Vorstellungen. Allein durch den Vorgang des bedingungslosen Zulassens wird vieles entschärft, relativiert sich und erscheint dann möglicherweise schon in einem anderen Licht. An vielem, von dem wir meinen, dass wir es unbedingt haben wollen oder ausleben müssen, verlieren wir das Interesse, wenn wir es wirklich in allen Konsequenzen zulassen und damit durchdenken und durchfühlen. Unterdrückte Anteile kämpfen oft mit allen Mitteln um ihr Überleben und wehren sich gegen ihre Existenz im Exil oder ihren „Tod". Verzerrte Wahrnehmung, Halbwahrheiten und auch Lügen können zu dem Arsenal ihrer Waffen gehören. Absolute Wahrhaftigkeit ist deshalb wie eine Entwaffnung solcher schwierigen Teile von uns. Wenn alles sein darf, werden Lüge und (Selbst-)Betrug überflüssig. Und oft besteht vieles, was sich als Blockade über Jahre und Jahrzehnte in uns aufgebaut hat, aus der Verleugnung von bestimmten Anteilen, die von anderen Anteilen in uns als zu schmerzhaft, böse oder beschämend abgewehrt worden sind.

> *In den Erinnerungen jedes Menschen gibt es Dinge, die er nicht allen mitteilt, höchstens seinen Freunden. Aber es gibt auch Dinge, die er nicht einmal den Freunden gesteht, sondern höchstens sich selbst und das auch nur unter dem Siegel der Verschwiegenheit. Schließlich gibt es auch solche Dinge, die der Mensch sogar sich selbst zu gestehen fürchtet, und solche Dinge sammeln sich bei jedem anständigen Menschen in ziemlicher Menge an.* [Fjodor Dostojewskij | 1864]*

Gesprächspartner

Einen möglichst neutralen, offenen, aufmerksamen, kompetenten Gesprächspartner für die weitere Klärung zu haben, hat jede Menge Vorteile. Allzu schnell dreht man sich, allein mit sich, um sich selbst, bewegt sich im Kreis, grübelt und findet sich in Denkabläufen wieder,

* *Aufzeichnungen aus dem Kellerloch; zitiert nach Annegret Boll-Klatt und Matthias Kohrs: Praxis der psychodynamischen Psychotherapie, Schattauer, Stuttgart 2013)*

bei denen man immer wieder zum Ausgangspunkt zurückkommt. Nur Münchhausen konnte sich angeblich selbst an seinem Haarschopf aus dem Sumpf ziehen. Normale Sterbliche brauchen dafür jemanden, der auf festem Grund steht und einem die Hand reicht. Allein der Vorgang, Schwierigkeiten und Probleme auszusprechen, in Worte zu fassen, hat oft etwas Klärendes und bringt einen Schritt weiter.

Leider ist es nicht so einfach, so einen hilfreichen Gesprächspartner zu finden. Manche Freunde oder Bekannte sind gar nicht oder nur bedingt in der Lage und bereit, überhaupt offen und mit ganzer Aufmerksamkeit zuzuhören und die eigenen Voreingenommenheiten ganz zurückzustellen. Viele Menschen aus dem persönlichen Umfeld wollen einem hilfreiche Ratschläge geben. Das ist gut gemeint, aber oft nicht wirklich hilfreich, weil die jeweiligen Vorschläge für den Berater genau richtig sein mögen, aber eben nicht für den Ratsuchenden. Und wenn der nicht darin unterstützt wird, das und nur das zu tun, was für ihn wirklich stimmig und passend ist, sondern sich zu irgendetwas überreden lässt, kann das Ergebnis sogar zusätzliche Schwierigkeiten erzeugen und schädlich sein.

7. SICH KENNENLERNEN

Wünsche, Bedürfnisse und die Anwendung des Teile-Modells

Wenn wir einigermaßen ruhig und achtsam sind, können wir beginnen, uns **über unser Innenleben klarer zu werden.** Die allermeisten Menschen haben das Bedürfnis, um sich herum eine gewisse Ordnung zu schaffen und aufrechtzuerhalten. Klare Strukturen in unserer Umgebung helfen dabei, möglichst gut und ohne Störungen leben zu können. Ordnung bedeutet, dass alle Dinge einen bestimmten Platz haben, sodass man sie immer sofort finden kann, ohne suchen zu müssen, wenn man sie braucht. Wenn man kochen will, befinden sich alle Zutaten und Gerätschaften übersichtlich in der Küche, und man muss sie sich nicht erst aus verschiedenen Ecken und Winkeln der Wohnung zusammensuchen.

Es wäre schön, wenn wir innerlich auch immer so aufgeräumt sein könnten. Aber in unserer Innenwelt gibt es eben keine materiellen Sachen, keine definierten Behälter, in die man etwas einfüllen und woraus man wieder etwas entnehmen könnte. Es gibt da keine klar getrennten Räume. Alles ist im Fluss, erscheint vorübergehend und verschwindet wieder. Umso mehr kann man da das Bedürfnis vieler Menschen nach äußerer Ordnung verstehen, wenn unsere Innenwelt so schwer oder gar nicht fassbar ist.

Immerhin können wir wenigstens die Phänomene, die uns innerlich begegnen, in verschiedene Kategorien einteilen und ihnen auch einen ungefähren Ort zuordnen. Darauf werde ich im Weiteren näher eingehen. Es reicht dabei völlig aus, einfach beschreibend von verschiedenen Anteilen in uns auszugehen, die wir auch schlicht „Teile" nennen können. „Teilearbeit" ist ein Ansatz in der Psychotherapie von Kindern und Jugendlichen, funktioniert aber genauso gut bei Erwachsenen. Als Wurzel jedes Anteils finden wir irgendeinen wichtigen Wunsch bzw. ein körperliches Bedürfnis. Jeder Mensch ist übervoll davon. **In diesem sehr einfachen, aber völlig ausreichenden Modell können wir uns vorstellen, dass jeder Wunsch, jedes Bedürfnis in uns so etwas wie ein Eigenleben hat.** Immer will sich da etwas entfalten, sich ausdrücken, verwirklicht werden, zur Geltung kommen und am Leben teilhaben. Wenn ein Teil unterdrückt wird, versucht er sich dagegen zu wehren und wird zu einem heimlichen Saboteur anderer Teile, die mit ihm konkurrieren. Jeder Anteil will leben und wehrt sich gegen Unterdrückung und Tod.

In komplexerer Form kann man auch von Teil-Persönlichkeiten mit eigenen Gedanken, Gefühlen und Körperempfindungen ausgehen. Sprachlich können sich alle Teile in der Ich-Form ausdrücken. Ich, der Hungrige und Durstige, ich, der Kränkbare, ich, der Liebesbedürftige, ich, der sexuell Gierige, ich, der Friedfertige, ich, der Rächer, ich, der allseits Beliebte, ich, der Bescheidene, ich, der Feigling … Diese Liste ließe sich endlos fortführen.

Diese (fiktiven) Teil-Persönlichkeiten können an einzelnen Projekten zusammenarbeiten, aber auch im erbitterten Streit um die Führung miteinander stehen. In einem bildlichen Vergleich kann man sich einen ganzen Bus voll interagierender Anteile vorstellen, die darum streiten, wer am Steuer sitzen darf und damit bestimmt, wohin die Reise tatsächlich geht.

Der Vorteil dieses sehr einfachen Modells ist die Offenheit für alles Mögliche und Unmögliche, dem man zunächst einmal den Raum gibt, vorurteilsfrei und frisch betrachtet zu werden. Es könnte eben alles ganz anders sein, als unsere vorgefassten Meinungen es uns vorgeben. Vielen Menschen ist ein Modell von Freud bekannt. Danach gibt es ein unbewusstes „Es“, von dem unter anderem auch (biologisch determinierte) „Triebe“, wie vor allem der Sexualtrieb, ausgehen. Ein „Über-Ich“ steht für die kontrollierende, moralisch überwachende Instanz unseres Gewissens. Und das berühmte „Ego“ oder einfach „Ich“ wird als Instanz definiert, die die äußere Realität, das „Es“ und die Anforderungen des „Über-Ich“ nach Möglichkeit integriert.

Es ist hier nicht der Raum, um darauf ausführlich einzugehen, aber mit allem Respekt weise ich darauf hin, dass es sich bei diesem Modell auch nur um eine Denkschablone handelt, anhand derer „Erklärungen“ gefunden werden können. Mit solchen Konzepten kann man beobachtbare Abläufe theoretisch zu fassen versuchen, aber es bleiben Konstrukte, letztlich beliebig erzeugte, abstrakte Vorstellungen, ohne einen wirklich beweisbaren Bezug zur Realität. Man kann die Dinge durch die Brille solcher Vorstellungen so betrachten, als ob man über die Realität eine Folie mit bestimmten Strukturen legt, aber mit dem gleichen Recht könnte man alles auch ganz anders sehen. Das gilt übrigens auch für einen Großteil der etablierten psychiatrischen Krankheitsbilder, die heutzutage anhand von Kriterien „definiert“ werden.

Geht man zurück zu dem Teile-Modell, macht man das, was ein Wissenschaftler als Allererstes tut: Er betrachtet das sinnlich Vorgegebene und Erfassbare und beschreibt es sehr genau, anstatt voreilig die Dinge voreingenommen, verzerrt und einseitig durch die Brille eines Konzepts mit einer bestimmten Tönung wahrzunehmen. Insbesondere schlage ich vor, die Existenz oder auch Nicht-Existenz eines „Ego“ für sich selber genau zu untersuchen und zu hinterfragen.

Darüber später mehr.

Gedankenwelt

Das, was uns unser Leben lang maßgeblich begleitet und bestimmt, unsere Gedanken, sind am flüchtigsten von allem. Sie können blitzartig auftreten, aber genauso schnell wieder verschwinden. Wir haben Gedanken an etwas (z. B. eine Erinnerung, eine Idee, einen Plan für die Zukunft) und denken über etwas nach. **Das heißt, die Gedanken selber haben keine eigene Substanz.** Sie beziehen sich nur immer auf etwas anderes, ohne das es sie nicht geben könnte. Über ein Nichts kann man nicht nachdenken.

Intuitiv lokalisieren wohl alle Menschen ihre Gedanken im Kopf. Jedenfalls ist mir noch niemand begegnet, bei dem das nicht so gewesen wäre. Das ist insofern interessant, als die Gedanken selber nur geistig, also ohne materielle Manifestation, existieren. Und wenn das so ist, woher wissen wir dann eigentlich, an welchem Ort sie erscheinen? Offenbar zeigt uns unsere Intuition das Richtige an, da wir natürlich heute wissen, dass unsere geistigen Vorgänge sich in unseren Gehirnen, also im Kopf, abspielen.

Genauer gesagt, ist ein gesund funktionierendes Gehirn die Voraussetzung für unsere geistige Welt, aber es ist zumindest theoretisch denkbar, dass höhere Bewusstseinsfunktionen außerhalb unseres Gehirns bzw. Körpers angesiedelt sein könnten, wir dieses aber (noch) nicht verstehen oder erkennen können. Vergleichsweise wäre dann das Gehirn wie ein Radiogerät, das etwas wiedergibt, was ganz woanders entstanden ist. Die meisten Menschen haben verlernt, sich über diesen Vorgang noch wundern zu können. Wenn man einen Steinzeitmenschen in unsere Zeit verpflanzen würde, würde er naheliegenderweise vermuten, dass die Musik in dem Radio-Kasten erzeugt werden muss, aus dem sie kommt. Alles andere wäre für ihn schlichtweg unvorstellbar.

Im Zen-Buddhismus wird recht drastisch vom „Affengeist“ gesprochen. Damit ist gemeint, dass unser Verstand wild und ungeordnet hin und her springt wie eine Horde wilder Affen. Wenn diese Affen etwas finden, was ihr Interesse erweckt, fangen sie an, es zu untersuchen und alles Mögliche und Unmögliche damit anzustellen. Anders ausgedrückt: Sie spielen mit dem Gegenstand herum. Als Kleinkinder haben wir das alle auch einmal so gemacht. Neben vielen anderen Funktionen ist unser Verstand auch eine Problemlösungsmaschine, die für neue, unbekannte Aufgaben alles Mögliche durchprobiert, um zu einer Lösung zu kommen.

Für zahlreiche Situationen ist das auch das Bestmögliche und führt zu neuen Erkenntnissen und zu wissenschaftlichem Fortschritt. **Nicht so wenige Menschen haben aber das Problem, dass sie viel zu viel denken und unnötigerweise „Probleme“ sehen, die eigentlich keine sein müssten. In solchen Situationen ist es immer gut, nach den Gefühlen und Körperempfindungen zu suchen, die zu diesem Verhalten gehören.** Häufig wird man da zugrunde liegende Ängste finden, die nicht auf der Ebene des Verstandes gelöst bzw. aufgelöst werden können.

Insbesondere, wenn man viel auf etwas herumdenkt, ist also eine Skepsis gegenüber den eigenen Gedanken angesagt. Die Idee, jeder Gedanke müsse irgendetwas Sinnvolles enthalten, ist abwegig. Jemand, der die Gedanken auf ein Podest stellt und für das Wichtigste hält, beschließt damit, (nur) ein Intellektueller zu sein und entfernt sich von seiner wahren Natur. Je mehr wir ganzheitlich wahrnehmen und dabei unsere natürliche Intuition, unser „Bauchwissen", einbeziehen, umso mehr rückt sich alles zurecht und unser Verstand nimmt im Konzert unseres Körper-Geist-Seele-Systems die ihm angemessene Rolle ein – eine höchst wertvolle, wunderbarer Ressource, aber nicht die Lösung für alles und jedes. Unter anderem Eckhart Tolle hat deshalb die schöne Formel geprägt: **„Glaube nicht alles, was du denkst!"**

Gefühlswelt

Freude, Trauer, Ärger, Wut, Neid, Missgunst, Eifersucht, Liebe sind als Zustände in uns, die mit unserem Beziehungsleben zu tun haben, mit der Beziehung zu anderen wie auch der zu uns selbst. Diese Gefühle drücken aus, wie wir zu anderen Menschen, zu uns selbst oder zu Dingen oder Situationen stehen. Man kann hier die zwei Grunddimensionen zwischen den Polen von Nähe und Distanz wie auch von liebevoller Bejahung und feindlicher Verneinung finden, die sich frei kombinieren können.

Eine „Stimmung" oder unsere „Gestimmtheit" sind sozusagen Gefühle, die sich in uns ganz breitgemacht haben und unser ganzes Erleben für einen längeren Zeitraum in einer bestimmten Weise einfärben, zum Beispiel als gute oder schlechte, gehobene oder gedrückte Laune.

Gefühle sind natürlich etwas ganz anderes als Gedanken. Sie sind nicht im Kopf, sondern haben immer eine enge Beziehung zum Körper bzw. haben auch spürbare Auswirkungen im Körper. Zum Beispiel wird Freude vielleicht als ein helles, energiereiches, unscharf abgegrenztes Feld im Brustkorb erlebt, und es kann einem vor Freude

„das Herz in der Brust hüpfen", also schneller und intensiver schlagen. Starke Wut wird oft im Bauch empfunden und kann zu Verkrampfungen im Magen führen. Dementsprechend sind die körperlichen (Mit-)Reaktionen – anders als die Gefühle selbst – objektiv im Körper messbar.

Während Gedanken sehr schnell kommen und gehen können, haben aufgekommene Gefühle eine je nach Intensität mehr oder weniger lange Abklingzeit. Das können bei flüchtigen Gefühlen wenige Sekunden sein, wenn man sich sehr aufgeregt hat und so richtig in Wallung gekommen ist, aber auch 15 bis 30 Minuten oder länger dauern. Es gibt keine Möglichkeit, das Nachlassen des Gefühls mit seinen Körperreaktionen willkürlich zu erzwingen. Natürlich kann man, wenn man es will, seinen Fokus innerlich auf etwas anderes richten und versuchen, das Gefühl zu ignorieren oder zu verdrängen, aber das ist eine andere Sache.

Echte Gefühle können wir nicht willkürlich erzeugen, sondern sie treten spontan auf und sind dann einfach da, sind uns vorgegeben. So gesehen haben sie den Charakter einer inneren Tatsache. Vorübergehend sind sie ein Fakt unseres Lebens und werden bei starker Intensität über die (Mit-)Reaktionen des Körpers auch für andere sichtbar. Wie mit allem in uns können wir unsere Gefühle achtsam wahrnehmen oder auch nicht.

Viele Menschen beachten ihre eigenen Gefühle wenig, obwohl sie so maßgeblich und für unser ganzes Leben bestimmend sind. Keinen Kontakt zu seinen Gefühlen zu haben, führt deshalb immer in Sackgassen. Wir nehmen uns und andere dann unvollständig und verzerrt wahr.

Eine andere, eher seltene Situation liegt vor, wenn Gefühle einen Menschen überwältigen. Das kann bei sehr heftigen Einwirkungen von außen positiver (z. B. Geburt eines Kindes) oder negativer Art (Traumen) der Fall sein oder auch bei Schwierigkeiten im Umgang mit Gefühlen bei mangelnder Übung, sie zu regulieren. Das Körper-Geist-Seele-System wird dann zum Beispiel von Trauer und Tränen „überschwemmt" und teilweise oder ganz lahmgelegt, sodass die

Betroffenen in dieser Verfassung zusammenbrechen und nicht mehr ihre gewöhnlichen Alltagsangelegenheiten verrichten oder arbeiten können. Tränen können dann unstillbar sein, und das Weinen wirkt nicht – wie in der großen Mehrzahl der Fälle – erleichternd und reinigend. So etwas ist immer ein Hinweis auf erhebliche Störungen, und professionelle Hilfe ist dann unbedingt zu empfehlen.

Gefühle ohne Geschichten

Es ist sinnvoll, genau zu unterscheiden zwischen dem eigentlichen Gefühl, das bei entsprechender Aufmerksamkeit im Körper in seiner Qualität genau wahrgenommen und verortet werden kann, und den davon ausgelösten Reaktionen in unserer Gedankenwelt. Unsere Sprache ist hier genauso ungenau wie unser Denken, und es gibt keine Begriffe, die diesen Unterschied beschreiben würden. Manche Autoren sprechen von „Gefühl", wenn sie die wahrgenommene Qualität meinen, und von „Emotion", wenn der ganze Komplex aus dem Gefühl und den damit verbundenen Gedanken, Erinnerungen, Geschichten gemeint ist.

Angenommen, ein guter Freund macht im Gespräch eine Bemerkung, die uns kränkt. Wenn wir achtsam sind, nehmen wir vielleicht eine vorübergehende schmerzhafte Kontraktion irgendwo tief im Bauch wahr. In diesem Moment ist das Auftauchen dieses Gefühls und der damit verbundenen Körperreaktion unsere momentane Realität. Wir könnten es dabei belassen, so als ob uns der Freund einmal kurz gekniffen hätte. Das geht, wenn unsere Beziehung eigentlich gut ist und die Bemerkung von ihm vielleicht achtlos und ohne Einfühlung, aber ohne bösen Willen erfolgt ist. Das Gefühl wird abklingen, genauso wie der Schmerz, wenn er uns gekniffen hätte.

Wir könnten aber auch „etwas daraus machen", weil wir uns angegriffen fühlen. Unsere Verteidigungsmechanismen kommen auf den Plan und ein innerer Prozess kommt in Gang, sodass wir uns irgendwie wehren wollen. Alle möglichen Gedanken und Vorstellungen können dabei auftauchen, verbunden mit weiteren Gefühlen wie Ärger, Wut, Traurigkeit.

Vielleicht ist es auch ein wichtiges Lebensthema von uns, besonders empfindlich und kränkbar zu sein, das sich schon seit der Kindheit durchzieht. In uns baut sich deshalb eine „emotionale Wolke" auf, und vielleicht produziert unser „Kopfkino" einen ganzen Film, in den alle möglichen Geschichten aus der Vergangenheit einfließen. Je mehr sich da in uns aufbaut, umso weniger wird es noch mit der Beziehung zu unserem Freund zu tun haben, sondern eher mit unserer ganz persönlichen Historie. Wenn wir nicht genau unterscheiden zwischen dem ursprünglichen Gefühl und dem, was wir daraus gemacht haben, verabschieden wir uns schnell von der realen Situation und fangen an, auf den anderen alles Mögliche zu projizieren, was mit ihm gar nichts zu tun hat und wofür er nichts kann. Wir vermischen dann die Realität des Hier und Jetzt und die eigene Fiktion. Deshalb kann es eine sehr nützliche Übung sein, die eigenen Gefühle in Reinkultur, ohne daran gehängte Geschichten, kennenzulernen.

Übung: Gefühle ohne Geschichten

(nach einer Idee von Arjuna Ardagh)

Stelle dir zur Vorbereitung eine Playlist von 30 bis 45 Minuten Dauer aus ganz verschiedenen Musikstücken zusammen, die jeweils ein ganz anderes Gefühl möglichst in Reinkultur ausdrücken. Traurige, rührende Musik, ekstatisch-freudige, rhythmisch-sinnliche, aggressive Stücke usw. Eine möglichst bunte, kontrastreiche Mischung.
Für die Übung spielst du deine Auswahl an Musikstücken ab, wenn du allein in ungestörter Umgebung bist. Versuche dabei das jeweils vorherrschende Gefühl mit ganzer Hingabe zu erleben - als gefühlte Emotion mit den zugehörigen Körperempfindungen, mit dem Ausdruck durch Körperhaltung, Gestik und Mimik, tänzerische Bewegungen, Singen und was dir sonst vielleicht noch so einfällt.

Sinneswahrnehmungen

Visuelle und akustische Wahrnehmungen und auch das Riechen und Schmecken finden bei gesunden Menschen permanent statt, ohne dass dafür irgendeine besondere Aktivität oder Mühe erforderlich wäre. Sie sind einfach da und schaffen das, was wir als äußere Realität wahrnehmen, die Grundtatsachen unseres Lebens.

Hören und Sehen werden auch als „Fernsinne" bezeichnet, weil sie unsere Hauptinformationsquelle über die Außenwelt sind, während der sogenannte Gefühlssinn auch in großem Umfang Daten aus unserem Körperinneren liefert und so gesehen ein „Nahsinn" ist.

Hören und Sehen sind uns so selbstverständlich, dass uns die Unterscheidung zwischen Wahrnehmung und Realität meist nicht bewusst ist. Es ist aber ein Unterschied, ob ich mir bewusst bin, dass die Wahrnehmung des Kaffeebechers vor meiner Nase eben eine Wahrnehmung über meine Sinnesorgane Augen ist oder ob ich das Bild von dem Gegenstand vor mir ungeprüft mit „Realität" gleichsetze.

„Ich sehe (oder höre) etwas" und „Da ist etwas" nehmen wir im Alltagsgeist als gleichbedeutend an. Im präsenten Modus ist dagegen das bewusste Sein aktiv und erzeugt eine kleine, aber wichtige Veränderung. Wir sind uns dann bewusst, dass wir unsere Umwelt in einer bestimmten Weise durch unseren Hör- und Sehsinn wahrnehmen, genauso wie wir uns selbst und Teile von uns in einer bestimmten Weise erfassen.

Andere Menschen, und erst recht Tiere mit ganz anderen Sinnesorganen, werden vielleicht etwas ganz anderes wahrnehmen, was in deren System genauso wahr und real ist wie unsere Wahrnehmung. Durch diese Bewusstwerdung distanzieren wir uns ein wenig, relativieren uns und unsere Außenwelt, sehen uns damit realistischer und werden damit etwas „klarer im Kopf".

Fühlen

Durch Sensoren, die sich überall im Körper befinden, liefert uns dieser ständig Informationen über seinen Zustand, zum Beispiel zur Position des Körpers und seiner Gliedmaßen und zu etwaigen Bewegungen im Raum, zur Körpertemperatur, zu dem Zustand der Haut und den momentanen Kontakten zur Außenwelt (Tastsinn). Wenn sich ein Fuß warm anfühlt, es an der Wade juckt, ein Zahn schmerzt, ein Zucken in einem Augenlid auftritt, eine Verspannung im Nacken zu bemerken ist, sind das offensichtliche Signale über den physischen Zustand unseres Körpers.

Alle diese Körperempfindungen werden sprachlich ungenau als „Fühlen" bezeichnet und damit auch mit unseren Gefühlen von Freude, Trauer, Wut usw. in einen Topf geworfen. Das ist zwar naheliegend, weil wir unsere Gefühle/Emotionen und die damit verbundenen Reaktionen immer im Körper erleben, also „fühlen". Trotzdem geht es natürlich hier um ganz verschiedene Qualitäten, die bei einer klaren Wahrnehmung zu unterscheiden sind.

Auch für unsere Körperempfindungen gilt, was ich oben für Gefühle und für das Hören und Sehen festgestellt habe. Es sind innere Fakten unseres Lebens. Sobald sie aufgetaucht sind, existieren sie vorübergehend in uns. Wir haben dann nur die Wahl, sie achtsam wahrzunehmen oder zu ignorieren. Und Letzteres bedeutet eben nicht, dass es sie nicht mehr gäbe. Es liegt in unserer Verantwortung, an eine Körperempfindung eine ganze (eigene) Geschichte „dranzuhängen" oder auch nicht.

Exkurs: Chakren und Meridiane

Im Zusammenhang mit dem Thema Körperempfindungen taucht die Frage auf, wie es sich mit den östlichen Lehren von Meridianen und Chakren verhält. Gibt es diese wirklich oder sind sie nur Fantasieprodukte ohne reale Entsprechung, wie man in der naturwissenschaftlich geprägten westlichen Welt zunächst annahm? Aus

Platzgründen muss ich es hier wieder bei einigen Anmerkungen belassen.

Die Lehre von den Meridianen, wie sie in der traditionellen chinesischen Medizin angenommen werden, ist die Grundlage für die Einflussnahme auf den Körper durch Akupunktur, Akupressur und Moxatherapie. Bestimmte, anatomisch definierte Punkte auf den angenommenen, zahlreichen Energiebahnen, von denen dabei ausgegangen wird, werden mit Nadeln, mechanischem Druck oder Hitzeein wirkung gereizt, um heilsame Effekte auf den Körper auszuüben.

Als junger Arzt habe ich mich einige Zeit damit näher beschäftigt. Mir ist sehr gut in Erinnerung geblieben, wie die Existenz von Meridianen direkt spürbar werden kann. Bei einem Freund probierte ich, mit noch sehr wenigen Kenntnissen ausgestattet und den Atlas mit den vielen Meridianen aufgeklappt neben uns, eine Akupressur bei ihm im Kniebereich. Er verspürte daraufhin ein Kribbeln im Nackenbereich. Das war gewissermaßen ein sogenannter „Doppelblindversuch", der zum Beispiel in der naturwissenschaftlichen Medikamenten-Forschung als ideales Design gilt. Dabei wissen dann weder die Behandler noch die Versuchspersonen, ob sie eine mutmaßlich wirksame Substanz erhalten oder ein Placebo. So können Verzerrungen der Ergebnisse durch suggestive bzw. autosuggestive Einflüsse ausgeschaltet werden.

Das kleine Experiment war für mich damals ein überraschender und überaus überzeugender Beweis, dass an der Lehre von den Meridianen etwas dran sein muss. Weder ich noch meine Versuchsperson hatten irgendeine klare Vorstellung von energetischen Bahnen im Körper im Allgemeinen und einem Zusammenhang zwischen der Einwirkung auf das Knie und dem Kribbeln im Nackenbereich im Besonderen. Dass es da eine bestimmte Verbindung im Körper gab, Meridian genannt, war für uns beide höchst beeindruckend.

Die heute weltweite Verbreitung der Akupunktur, die längst von der Schulmedizin übernommen worden ist, belegt die Wirksamkeit in vielen Fällen, auch wenn viele Zusammenhänge und Details noch nicht ausreichend erforscht sind. Vermutlich ist diese Art von medizinischer Einflussnahme auf den Körper vor sehr langer Zeit durch die Erfahrung im Ausprobieren und das geschilderte direkte Körpererleben von überraschenden Zusammenhängen entstanden. Die Theorie dazu, die gemachten Erfahrungen in sinnvolle Zusammenhänge bringen sollte, wurde dann später entwickelt.

Die Lehre von den Chakren kommt ebenfalls aus dem Osten. Ähnlich wie bei der Akupunktur gehe ich davon aus, dass dieses System mit seinen sieben miteinander verbundenen Hauptzentren aus der sehr genauen, unvoreingenommenen, offenen Wahrnehmung des Körper-Geist-Seele-Systems entstanden ist, also auch durch unmittelbare Erfahrung. Die bereits in den uralten hinduistischen und anderen Lehren beschriebenen Energiezentren sind von den Anatomen im Westen und anderen Wissenschaftlern nicht aufgefunden worden. Daraus zu schließen, dass es sie nicht gibt, wäre eine wenig intelligente Vereinfachung der Dinge. Jeder Mensch, der sein Körper-Geist-Seele-System intensiv, mit ganzer Aufmerksamkeit und unvoreingenommen untersucht, wird feststellen, dass da Energien und innere Bewegungen in den unterschiedlichen Regionen des Körpers sind oder eben auch nicht. Man kann dann „Zentren" postulieren und sie sich als Chakren (Räder) vorstellen, wie das Herz-Chakra, das Sakral-Chakra, das Kehl- und das Stirn-Chakra, aber das, was man wahrnimmt, wird dadurch nicht wahrer oder unwahrer. Hier wie auch sonst kommt es darauf an, die innere Wahrheit direkt zu erleben und zu untersuchen.

Es geht darum, die innere Landschaft zu erkunden, ganz genau so, wie sie ist, und nicht vorschnell die Zerrbrille einer vorgefassten Meinung aufzusetzen und Dinge voreilig zu interpretieren. Wer das tut, wird finden, dass das Chakren-System aus dem Osten im Kern wesentliche Erscheinungen unserer Innenwelt richtig wiedergibt, und vielleicht auch, dass vieles darum herum künstlich hinzugefügt und nicht essenziell ist.

Mein Vorschlag ist also, zunächst auf Erkundungstour zu gehen und dann gelegentlich einen Blick auf die Landkarte zu werfen, auch um zu überprüfen, ob die Karte eigentlich korrekt ist. Wer mit einem Buch über Chakren in der Hand die Reise beginnt, läuft Gefahr, gar nicht erst richtig hinzuschauen und gar nicht dazu zu kommen, direkt und unmittelbar selbst zu erfahren, was in ihm stattfindet. Auf diese Weise Meinungen und Vorteile anzuhäufen führt in die Enge und nicht in die Weite.

Felt Sense

Die Bestandsaufnahme dessen, was wir in uns vorfinden, hat also bislang folgende Elemente erbracht:

- Gedankenwelt
- Gefühle/Emotionen
- Sinneswahrnehmungen (nach außen gerichtet):
- Hören, Sehen, Riechen, Schmecken
- Körperempfindungen (nach innen gerichtet): Fühlen

Was fehlt noch? In dieser Auflistung fehlt noch etwas außerordentlich Wichtiges, das aber oft nur eine leise, kaum hörbare Stimme in uns hat, schwer wahrzunehmen und zu fühlen ist. Man kann für diese subtilen inneren Prozesse Begriffe wie Intuition oder Bauchgefühl benutzen. Etwas Ähnliches meinte der US-amerikanische Philosoph und Psychologe Eugene T. Gendlin (kurz Gene Gendlin genannt) mit dem von ihm neu geschaffenen Begriff „Felt Sense", in etwa zu übersetzen mit „gefühlter (Körper-)Sinn".

Die offene, unvoreingenommene, genaue Beobachtung innerer Phänomene nannte Gendlin „Focusing". Man kann damit ungeahnte Türen öffnen, stagnierende Entwicklungen wieder in Gang bringen, innere „Probleme" tatsächlich auflösen und die darin gebundene Energie wieder freisetzen. Deshalb ist es von entscheidender Bedeutung, die Vorgänge, um die es geht, ganz genau zu verstehen.

Was genau ist gemeint? Ich versuche es an einem zur Verdeutlichung bewusst banal gewählten Beispiel zu erklären, das aus dem 1978 erschienenen Buch von Gendlin über Focusing* stammt: Jemand hat ein Flugzeug bestiegen, um eine Reise anzutreten. Beim Starten nimmt dieser Mann in sich wahr, dass irgendetwas nicht stimmt. Er weiß aber nicht, was nicht stimmt, und spürt so etwas wie ein „mulmiges" Gefühl in sich, das ihm „sagt", dass irgendetwas nicht in Ordnung ist.

Die Wahrnehmung von diesem „Etwas" im Inneren ist kein Gedanke, spielt sich nicht im Verstand ab. Es ist auch kein Gefühl, keine Emotion, wie Freude, Trauer oder Ärger. Es handelt sich dabei um etwas, das im Körper spürbar ist, aber es ist auch keine Körperempfindung im Sinne einer üblichen Statusmeldung über den physischen Zustand. Mangels anderer Ausdrucksmöglichkeiten prägte Gene Gendlin hierfür den Begriff des Felt Sense. Das „mulmige Gefühl" enthält Informationen und ergibt einen Sinn, der erst entschlüsselt werden muss. Es ist damit sowohl körperlich als auch psychisch/geistig, hat aber keine Sprache, ist sprachlos.

In dem besagten Beispiel fragt sich der Mann mit dem mulmigen Gefühl eine Weile, was denn nicht stimme. Enthalten in dem Felt Sense, den er wahrnimmt und dem er sich zuwendet, ist ein Wissen, über das sein Körper schon verfügt, das aber zur Nutzbarmachung noch entfaltet werden muss, wozu auch meistens die Versprachlichung gehört. Nach einer Weile fällt ihm ein, dass er seinem Freund, zu dem er reist, unbedingt bestimmte Fotos mitbringen wollte. Das wird jetzt nicht mehr möglich sein.

Bei inneren Problemen mit Blockaden kann ein Felt Sense spürbar werden, der unbeweglich, leblos ist, wie eingefroren oder tot. Dieses „Etwas", das doch keine Sache ist und das man dann mit großer Achtsamkeit und ausreichender Ruhe in sich zu spüren vermag, kann als Folge einer gestörten Entwicklung oder von Schock/Traumatisierung entscheidend wichtiges Wissen enthalten, das (zunächst) ohne Sprache ist. Dabei geht es dann nicht um vergessene Fotos, sondern um

* *Eugene T. Gendlin: Focusing – Selbsthilfe bei der Lösung persönlicher Problem, Rowohlt*

grundlegende Weichenstellungen im Leben, während derer die natürlich fließende Entwicklung unter dem Einfluss starker Ängste ins Stocken geraten ist. Das Wunderbare und Heilsame ist, dass das bloße geduldige, aufmerksame Beobachten dieses Felt Sense eine Öffnung bewirken kann. Von irgendwoher kommen alte Erinnerungen hoch, wie es damals war und wie wir uns damals gefühlt haben, in Verbindung mit allen möglichen körperlichen Wahrnehmungen, Gedanken, Vorstellungen, Gefühlen und Stimmungen. Es findet damit eine Art Wiederbelebung einer früher schwer oder gar nicht zu bewältigenden Situation statt, die sich durch die Tätigkeit unseres Reptiliengehirns unauslöschlich in unser Gedächtnis eingebrannt hatte.

Das gilt besonders für ganz frühe Situationen in unserem Leben, als wir noch ziemlich „unfertig", verletzlich und unserer Umwelt mehr oder weniger hilflos ausgesetzt waren und noch nicht über die Möglichkeit sprachlicher Verarbeitung verfügten, sowie für traumatische Erlebnisse, in denen unser Notfallprogramm aktiviert wurde – blitzschnell, ehe wir überhaupt nur einen klaren Gedanken fassen konnten –, und in denen automatisch archaische Mechanismen, ebenfalls ohne Vermittlung durch Sprache, einsetzten. In beiden Fällen verarbeitet unser Gehirn die jeweils zugrunde liegenden massiven Ängste aus objektiv oder auch nur subjektiv erlebten Gefahrensituationen und deren Überleben zu Mustern des Erlebens und Verhaltens, die sich nahezu unauslöschlich einprägen.

Wenn dieses Notfallprogramm in uns sprechen könnte, würde es argumentieren: „Ich will und muss dich davor bewahren, dass dir XYZ (z. B. die Gewalteinwirkung durch einen Übergriff, das Verlassen-Werden als Kleinstkind, verbunden mit Todesangst) noch einmal geschieht! Es geht um dein Leben, deine Gesundheit, deine ganze Existenz!" Später im Leben werden diese alten Muster durch Auslöser (*Trigger*) wieder hervorgerufen. Das können zum Beispiel bestimmte Situationen sein, die einen an die Ursprungsangst erinnern, oder auch Sinneseindrücke wie Bilder oder Gerüche. Das Körper-Geist-Seele-System reagiert archaisch, „primitiv", mit der Aktivierung des Notfallprogramms. Die alten Ängste leben wieder auf und werden mit den wenigen zur Verfügung stehenden Varianten (Angriff, Flucht, ängstliches Erstarren) beantwortet.

Was ursprünglich ein sinnvoller Schutzmechanismus war, wird später zur Störung und möglicherweise auch zur Erkrankung, weil das automatische Erleben und Verhalten aus frühester Kindheit oder nach Schocksituationen für einen Erwachsenen unangemessen und nicht (mehr) passend ist, aber nicht „abgestellt" werden kann.

Nicht von ungefähr ist dabei die Wahrnehmung des Felt Sense, in dem die alten, verdrängten oder noch nie bewussten, im Körper gespeicherten Wahrheiten enthalten sind, der Kern des Ansatzes zur Behandlung von Traumafolgestörungen nach Peter A. Levine*. Es geht bei diesem Ansatz darum, die alten Abläufe aus der Position des Erwachsenen, der im Hier und Jetzt in einer sicheren Lebenssituation verankert ist, neu zu verarbeiten, neu zu bewerten, dabei zu entschärfen und ihren Störeinfluss zu reduzieren.

Es ist dabei entscheidend wichtig, dass dies kein verstandesmäßiger Vorgang ist, denn das wäre nur ein bloßes Erzeugen einer neuen Vorstellung. Vielmehr läuft die Besserung und Heilung im Körper-Geist-Seele-System ab, und dieses kann seine Selbstheilungskräfte (wieder) aktivieren, wo es zuvor überwältigt und „eingefroren" war. **Wo ursprünglich schiere Hilflosigkeit gegenüber einer Situation herrschte, stehen heute ganz andere Handlungsmöglichkeiten zur Verfügung und können eingesetzt werden.** Die archaischen Ängste sind nicht mehr angebracht.

Präsenter Modus und Felt Sense

Das *Focusing* wurde von Gene Gendlin entwickelt, um die Arbeit mit dem Felt Sense für möglichst viele Menschen nutzbar zu machen, sei es in der Selbsthilfe, in der gegenseitigen partnerschaftlichen Unterstützung oder im Rahmen einer Psychotherapie. Im Kern geht es

** Peter T. Levine: Vom Trauma befreien – Wie Sie seelische und körperliche Blockaden lösen, Kösel*

dabei zunächst darum, im Zusammenhang einer Fragestellung, einer zu fällenden schwierigen Entscheidung oder eines inneren Problems einen Felt Sense überhaupt zu spüren. Dann wird dieses innere „Etwas" in einer von äußeren Störungen abgeschirmten Umgebung sozusagen ins Scheinwerferlicht des möglichst reinen Bewusstseins (keine Bewertungen, pure Wahrnehmung) gebracht, um sich ganz entfalten zu können. Es wird dabei davon ausgegangen, dass sich ein Felt Sense „aufbaut". In diesem Kontext, also im Zusammenhang mit einem Problem, ist der Felt Sense eine Art innerer, „unverdauter" Brocken. Das ist für den Alltagsgeist auch eine zutreffende Beschreibung, denn in ihm herrscht häufig ein mehr oder weniger chaotisches Durcheinander von allen möglichen Gedanken, Vorstellungen, Erinnerungen, Gefühlen etc. vor. Das Subtile, das „Leise", das, was sich im Hintergrund befindet und nicht ohne Weiteres sichtbar ist, wird davon übertönt und geht oft unter.

Im präsenten Modus dagegen sind wir immer mit unserer Körperwahrnehmung und damit auch mit unserem Felt Sense verbunden, denn er ist tatsächlich immer präsent, also keineswegs an ein Problem gebunden. Wie Peter A. Levine feststellt, ist es möglich, einen ganzen Tag kein einziges Gefühl zu haben, aber schlichtweg unmöglich, ohne Felt Sense zu leben. Diesen auch wahrzunehmen ist, wie gesagt, noch eine andere Sache. Hier besteht also eine gewisse Doppeldeutigkeit, indem der Felt Sense im Focusing immer im Kontext eines Problems genannt wird, bei Levine aber ein grundsätzliches Phänomen unserer Wahrnehmung meint, das eigentlich immer präsent ist, wenn es auch oft nicht wahrgenommen wird.

Den Felt Sense erleben

Leider ist es sehr schwer, zu vermitteln, was genau ein Felt Sense ist und wie er sich anfühlt. Der Felt Sense im weiten Sinn, also nicht in seiner problembezogenen Bedeutung, ist laut Gendlin *„keine geistige, sondern eine physische Erfahrung, ein körperliches Wahrnehmen einer Situa-*

tion, einer Person oder eines Ereignisses. Eine innere Aura, die alles umfasst, was Sie zu einem bestimmten Gegenstand zu einer bestimmten Zeit fühlen und wissen". Im Gegensatz zu einzelnen Details einer konkreten Wahrnehmung im normalen Alltagsmodus enthält der Felt Sense also sehr viel Information, insbesondere auch aus unserem Körperwissen.

Wer im präsenten Modus ist, erlebt um sich herum Weite, Klarheit, Einfachheit bei aller Vielfalt. Um uns herum sehen wir, natürlich räumlich in 3-D, den weiten Raum mit seinen bunten Inhalten wie in einem Kaleidoskop. Konzentrieren wir uns auf einen bestimmten Gegenstand, tauchen – aus dem Moment und völlig mühelos – zugehörige Assoziationen mit den darin enthaltenen vielfältigen Informationen auf. Daran bleiben wir aber nicht kleben. Sobald wir uns einer anderen Sache oder auch uns selbst zuwenden, verschwinden die aufgerufenen Inhalte wieder komplett und eine neue Welt erscheint, es sei denn wir wollen bestimmte Aspekte in der Erinnerung behalten.

Die verschiedenen Sinne – Sehen, Hören, Riechen, Schmecken und unser Körpersinn mit seinen eigenen Welten der Wahrnehmungen – arbeiten ganz selbstverständlich zusammen, wie in einem Konzert, bei dem mal das eine, mal das andere Instrument im Vordergrund steht. Aber nur alle zusammen ergeben das ganze Kunstwerk. Kein Teil ist dabei allein bestimmend, aber es ist auch kein Teil entbehrlich. Mit zum Konzert gehören natürlich auch Gefühle/Emotionen, die dabei kommen und gehen können.

Der Felt Sense ist allerdings kein Gefühl, sondern etwas viel Umfassenderes, eben die Gesamtheit unseres Erlebens und Wissens im Körper-Geist-Seele-System. Diese Gesamtheit kann nie wirklich ganz mit Worten ausgedrückt werden. Unsere Sprache ist viel zu grob, um die unzähligen, subtilen Details und ihre jeweilige Kombination angemessen zu beschreiben. Wir können so viel mehr wahrnehmen und spüren, als das grobe Raster von Worten wiedergeben könnte. Und es macht das Leben spannend und bunt, immer wieder neue Varianten zu erleben.

Übung: Felt Sense erleben

Um eine Idee vom Felt Sense zu bekommen, schlage ich in Anlehnung an Peter A. Levine eine kleine Übung vor. Im Stil einer meditativen Praxis sollte man sich zur Vorbereitung zurückziehen, von äußeren Störungen abschirmen und weitgehend zur Ruhe kommen. Wenn sich „der Sand im Aquarium gesetzt hat" und „der See" des Bewusstseins spiegelglatt geworden ist, kann sich die Wahrnehmung öffnen und man kann folgende Sätze lesen und versuchen, sich jeweils voll und ganz, mit dem ganzen Körper, mit Haut und Haaren, in die angesprochenen Vorstellungen hineinzuversetzen:

- Einen Sonnenuntergang am Meer betrachten mit den Reflexionen der rot-gelben Sonne auf unzähligen Wellen.
- Auf einen ruhigen See mitten in einem schönen, grünen Wald schauen, in dem sich der blaue Himmel mit Schäfchenwolken spiegelt.
- Barfuß in einem kühlen Gebirgsbach stehen, der rauschend einen Hang hinabfließt.
- Vor Freude Sprünge in die Luft machen.
- Bei einem Rockkonzert schwitzend in einer dicht gedrängten Menschenmenge stehen.
- Hören, wie jemand laut quietschend über eine Tafel kratzt.
- Gleichzeitig unterschiedliche Musik aus einem Radio und einem Fernseher und zusätzlich drei Menschen durcheinanderreden hören.
- Sich völlig erschöpft und müde ins Bett sinken lassen.
- Sich eine halbe Stunde den Rücken massieren lassen.

Die Gesamtheit dessen, was man dabei jeweils wahrnimmt, ergibt so etwas wie eine übergeordnete Gestalt, die alles Erlebte beinhaltet, nicht zuletzt die zahlreichen subtilen Wahrnehmungen in unseren Gefühlen und Körperempfindungen. Dieses namenlose „Etwas", das kein Ding ist, keine Sache, ist ein komplexes Erlebnis, das jeweils einem Felt Sense entspricht, wenn unsere Wahrnehmung wirklich vollständig geöffnet ist, ohne jede Bewertung, ohne jedes Vorurteil.

Unklare Zustände

Zur Komplettierung der Bestandsaufnahme dessen, was wir in uns vorfinden und konkret erfassen können, gehören zum Schluss noch Zustände unklarer Zuordnung. Wenn man etwas erlebt wie Bauchschmerz, Magendruck, einen „Kloß im Hals", ein Spannungsgefühl im Kopf, ist oft zunächst unklar, ob es sich nur um körperlich bedingte Statusmeldungen handelt, wie zum Beispiel bei einer beginnenden Magen-Darm-Erkrankung, einem Infekt der Luftwege oder einer einsetzenden Migräne. Dann hätte man es mit Symptomen einer beginnenden körperlichen Erkrankung zu tun.

Es könnte sich dabei aber auch um den verstärkten oder auch indirekten Ausdruck von Gefühlen handeln, wenn einem zum Beispiel etwas „auf den Magen schlägt" (Ärger, Wut), „die Luft nimmt" (Angst), „die Kehle zuschnürt" (Angst), „bedrückt" (Trauer) oder man sich „den Kopf zermartert" (unauflösbare Anspannung) usw. Zu bemerken ist an dieser Stelle, dass die meisten Ausdrucksweisen zu körperlich besonders spürbaren Gefühlszuständen zunächst einmal eine ganz konkrete körperliche Bedeutung haben, wie zum Beispiel die Begriffe „angespannt" (Muskulatur), „niederdrückend" (Körpergewicht spürbar), „flatterig" (zitternde Muskeln), „zugeschnürte Kehle" (würgender Griff um den Hals).

Nicht selten gibt es psychosomatische Symptome, bei denen es den Betroffenen selbst über lange Zeit unklar bleibt, was eigentlich mit ihnen los ist. In solchen Fällen haben alle möglichen körperlichen Untersuchungen – oft wiederholt – zum Ausschluss organischer Erkrankungen geführt. Das psychosomatische Symptom kann wie ein erstarrtes, zum Dauerzustand geronnenes Gefühl sein oder auch wie eine zugehörige Körperreaktion, ohne dass das auslösende Gefühl überhaupt bewusst wahrgenommen wird.

Solche Symptome sind Ausdruck einer verborgenen inneren Störung, die unbewusst und unaufgelöst fortbesteht, bis vielleicht durch eine psychotherapeutische Behandlung wieder Bewegung ins System kommt.

Im weitesten Sinn kann man es so sehen, dass die wahrgenommenen körperlichen Störungen dem Felt Sense des Betroffenen entsprechen. Allerdings besteht hier in der Regel ein massiver Widerstand gegen die Öffnung durch Bewusstwerdung, als seien die Abwehrmaßnahmen dagegen geradezu zementiert. Bestimmte Wahrheiten im Körper-Geist-Seele-System sollen auf keinen Fall ans Licht kommen. So gesehen sind diese psychosomatischen Störungen meist ziemlich „harte Nüsse“.

Übrigens gibt es bei vielen Menschen verbunden mit dieser Metapher die Vorstellung, man müsse „das Problem knacken“ o. Ä. Aber das wäre Gewaltanwendung, gegen die sich unser Körper-Geist-Seele-System mit allen Mitteln wehren würde. Vielmehr ist oft schier endlose Geduld erforderlich, bis sich die harte Schale etwas öffnet, vielleicht Poren bekommt, durchlässiger wird. Und das kann manchmal Jahre dauern.

Intuition und Seele sind nicht fassbar

Bis hierhin habe ich das beschrieben, was in uns konkret wahrnehmbar erfasst werden kann, auch wenn dies oft nicht einfach ist und besondere Mühe erfordert. Aber was ist mit unserer Intuition, mit „Eingebungen“ und mit unserem Kern, unserer Seele? Statt weitschweifige Herleitungen voranzustellen, springe ich gleich zum Fazit: Wir wissen nicht, aus welcher Quelle tiefere und höhere Wahrheiten entspringen, von wo und wie sie in uns auftauchen.

Kreative Eingebungen, zündende neue Ideen für Kunst, bahnbrechende technische oder wissenschaftliche Projekte kommen von irgendwoher und sind plötzlich einfach da. Sie sind nicht (nur) das Produkt von Denkprozessen, denn dann wären sie berechen- und damit auch errechenbar, also durch mechanische Vorgänge zu erzeugen. Für wirkliche Kreativität und wirkliche Kunst gilt das nicht.

Am passendsten finde ich die Auffassung, dass der kreative Mensch zum Medium wird, durch den sich etwas Neues manifestiert, das aus einer unbekannten Quelle stammt, wo es vielleicht schon in irgendeiner Form existiert hat. Man kann diese Quelle im Unbewussten vermuten, womit die Vorstellung verbunden ist, dass der Ursprung im Inneren eines Menschen liegt – aber wer kann das wissen? Auch dabei handelt es sich um eine Spekulation.

Selbst wenn man „ganz tief in sich geht“, „seinen Bauch befragt“, um in einer wichtigen Sache die richtige (Lebens-)Entscheidung zu finden, die für einen stimmig ist, bleibt einem doch nichts anderes übrig, als geduldig und demütig auf eine „Eingebung“ von irgendwoher zu warten.

Wir haben über unseren Willen keinen direkten Zugang zum Allerheiligsten in und außerhalb von uns und können unsere wahre Natur nicht direkt untersuchen. Wir können aber mit Glück und Gnade „Botschaften“ empfangen, bei denen wir spüren – und nicht (nur) denken –, dass sie für uns richtig und wirklich stimmig sind.

8. VERANWORTUNG FÜR SICH ÜBERNEHMEN

Erwachsen werden und auch die „schlechten" Seiten wahrnehmen

In der Offenheit des präsenten Modus erkennen wir mehr und mehr, dass alles, was wir in uns haben, ein Teil von uns ist. Und all diese Teile sind uns letztlich wohlgesonnen, auch wenn das oft nicht offensichtlich ist. „Schlechte", „negative" Gefühle will unser Alltagsgeist, der in Konzepten der Polarität bzw. Dualität funktioniert, weghaben. Sie sollen uns in Ruhe lassen, am besten uns ganz verlassen, und zwar so schnell wie möglich. Die radikale Akzeptanz von Anteilen, die uns angenehm sind und die uns Lust bereiten, ist einfach. Die „schlechten" Seiten ebenso bedingungslos anzunehmen ist dagegen für den Normal-Modus widersinnig und kontraintuitiv. Warum sollte man das tun?

Nehmen wir als konkretes Beispiel den berühmten „inneren Kritiker", eine fiktive Teil-Persönlichkeit unserer selbst, wenn man so will. Sehr viele Menschen spüren Aktivitäten in sich, die von so einer virtuellen Instanz auszugehen scheinen, und leiden mehr oder weniger darunter. Immer geht es angeblich noch besser, hätte man besser dieses oder jenes nicht getan, wäre man doch viel besser den anderen Weg gegangen und hätte all die unnötigen Fehler nicht gemacht. Diese Art von lästigen inneren Kommentaren kennt wohl jeder zur Genüge von sich selbst.

Der innere Kritiker führt sich auf wie ein unfreundlicher Besserwisser, ein nervenraubender Nörgler in uns, anstatt uns zu helfen wie ein wirklich guter Freund. Dieser Freund würde sich zurückhalten mit Kritik, jede nur abwertende und damit destruktive Bemerkung vermeiden und umgekehrt selbstverständlich eher konstruktiv kritisieren, also immer Vorschläge machen, wie es jetzt besser weitergehen könnte. Und er würde das immer so dosieren, wie wir es momentan aufnehmen und umsetzen können.

Solange wir diese Quelle in uns, von der so viel Unangenehmes ausgeht, nur weghaben wollen, meiden wir sie, bekämpfen sie und ihre Auswirkungen und lernen sie deshalb nicht näher kennen. Wenn wir uns ihr aber offen, ohne Vorurteile zuwenden und sie untersuchen und ihr Fragen stellen, verändert sich unsere Sicht und dieser scheinbar unerwünschte Anteil erscheint uns in neuem Licht.

Vermutlich erkennen wir dann, dass der innere Kritiker uns nichts Böses will. Ganz im Gegenteil: Er meint es gut, will unser Bestes, allerdings in der Form, die er sich darunter vorstellt. Vielleicht spüren wir die Wurzeln seiner Entstehung in den Ermahnungen unserer Eltern. „Schau dich dreimal um, ehe du über die Straße läufst! Pass auf, fass nicht auf die heiße Herdplatte! Lass die Finger von der Steckdose!“ Die Spuren solcher Angst machenden Aufforderungen sind in uns allen. Keine Mutter, kein Vater kommen umhin, ihrem Kind solche und ähnliche Dinge immer wieder zu sagen. Sie sind als sprachliche Erinnerungsspuren – gekoppelt an starke Ängste und deshalb auch so wirksam – in jedem Menschen gespeichert.

Das unwissende, unvernünftige kleine Kind, das wir alle einmal waren, nimmt solche Ermahnungen nur widerwillig an, denn es kann ihren Sinn, der Gesundheit und Leben erhalten soll, noch nicht verstehen. Sie werden zum Kern des inneren Kritikers, der es letztlich wirklich gut mit uns meint, auch wenn es sich nicht so anfühlt. Eher bleibt diese Instanz, die wir von außen in uns aufgenommen, „verinnerlicht“ haben, unangenehm und latent bedrohlich, als ob sie nicht zu uns gehört. Später im Leben geht es in der Kindheit und Jugend so weiter. Die Empfehlungen und Ratschläge, Befehle und Verbote unserer Erziehungspersonen werden komplexer, aber das Prinzip bleibt dasselbe.

Wirklich erwachsen zu werden heißt nicht zuletzt, sich innerlich ganz von dem Modus des noch lebensuntüchtigen, von Führung und Anleitung abhängigen Kindes/Jugendlichen zu verabschieden und selbst der voll verantwortliche Kapitän auf dem eigenen Schiff zu werden. Der wird sich, wenn er klug ist, kompetenten Rat holen, wenn er ihn braucht, aber das Kommando bleibt immer bei ihm.

Nach und nach verabschiedet man sich dann von den vermeintlich feindlichen, selbst-sabotierenden Aktivitäten, die man als „innerer Kritiker" bezeichnen kann. Auf dem Weg dahin kann man sich noch für seine Bemühungen bedanken, einem zu helfen, und entwickelt Nachsicht mit seiner ungeschickten Art, einen (immer noch) wie ein unwissendes Kind zu behandeln und bevormunden zu wollen. Und – paradoxerweise – wird er immer stiller, je mehr man ihn mit seinem Beitrag als wohlwollend akzeptiert hat, sich mit ihm angefreundet und quasi als Teil der (inneren) Familie schätzen gelernt hat.

Die volle Verantwortung für das eigene System

Um zu illustrieren, was es bedeutet, die volle Verantwortung für das eigene System zu übernehmen, wähle ich hier ein fiktives Beispiel. Nehmen wir an, dass in einer Zeit vor der Erfindung von Funkverbindungen ein Schiff mitten auf dem Meer unterwegs ist, Tage vom Festland entfernt. Der Kapitän erfährt zufällig, dass „blinde Passagiere" an Bord sind, wofür er keinerlei Schuld hat. In dem Moment, in dem er davon erfährt, hat er nur die Alternative, diese Tatsache als zwar völlig unerwünscht und ärgerlich, aber letztlich doch unumgehbar zu akzeptieren oder sie ausblenden, verdrängen, vergessen zu wollen.

In jedem Fall fällt ihm als oberster Befehlshaber auf dem Schiff die Verantwortung unabweislich zu. Sich ver-antwort-en bedeutet ja, später eine Antwort auf die Frage nach dem Warum und Wieso geben zu können. Verantwortlich zu sein bedeutet also keineswegs immer, als Verursacher von etwas schuldig zu sein, sondern nur wahrheitsgemäße und nachvollziehbare Antworten zu geben. Der Kapitän muss später gegebenenfalls zu der Situation Stellung beziehen und sein Verhalten rechtfertigen. Lehnt er sich gegen die Fakten auf und weigert er sich, die Störung zu akzeptieren, die an Bord eingetreten ist, könnte er sich grollend den Rest der Fahrt darüber ärgern, ohne dass das irgendetwas ändern würde. Immer wieder würde er wütend an die Verursacher der Störung denken, sie sich wegwünschen usw.

Er könnte aber auch versuchen, das Beste aus der Situation zu machen. Zum Beispiel könnte er anordnen, dass die blinden Passagiere für die Verpflegung, die sie bekommen, Reinigungsarbeiten als Gegenleistung erbringen müssen. Vielleicht sind auch kluge Leute darunter, die Hinweise zur Navigation geben oder Krankheiten erkennen und behandeln können. Indem sich der Kapitän der Situation stellt, würde er so am Ende vielleicht sogar einen Zugewinn für alle, eine Win-win-Situation, erzeugen.

Würde er die ungebetenen Mitfahrer dagegen ignorieren, könnte das je nach deren Verhalten zu allen möglichen schädlichen Auswirkungen für das Schiff und für alle an Bord führen, einer Situation, bei der am Ende im Extrem möglicherweise alle Verlierer wären. Innerlich würde ihn sein schlechtes Gewissen quälen. Er hätte einen dunklen Schattenbereich in sich geschaffen.

In unserem Beispiel steht der Kapitän für einen Menschen, der versucht, seinen Alltag zu bewältigen, und das Schiff auf hoher See steht für die Navigation dieses Menschen durch sein Leben. Die blinden Passagiere stehen für irgendwelche unerwünschten Einwirkungen von außen oder auch für von innen aufkommende „Störungen". Wie wir alles wissen, ist das Leben voll davon, und wie der Kapitän haben wir nur die Wahl, das, was tatsächlich ist, zu akzeptieren und das Beste daraus zu machen oder in unserer Psyche einen konfliktbelasteten, dunklen inneren Herd zu schaffen, der uns belastet und uns nicht wirklich zur Ruhe kommen lässt.

Dementsprechend lautet das Prinzip für Heilung und seelische Gesundheit, um das es hier geht, dass wir für unser Leben, für alles, was in uns ist und was wir tun, die volle, uneingeschränkte Verantwortung übernehmen oder mit den negativen Konsequenzen leben müssen. Dabei kommen wir nicht umhin, uns immer wieder neu den von außen auf unser Leben einwirkenden Störungen zu stellen. Und das bleibt eine schwierige und andauernde Herausforderung.

Für alles, was wir in uns vorfinden, sind wir zuständig und verantwortlich, eben auch dann, wenn es auf unerwünschte Aktivitäten von außen zurückzuführen ist. Wer sonst sollte für das, was in uns ist und was wir erleben, zuständig sein? Andere Menschen, die das verschuldet haben? Unsere Eltern, deren Opfer wir als Kind gewesen sind? Die Natur, wenn es um die Auswirkungen von Katastrophen geht?

Es ist eine Sackgasse, in die uns unser normaler Alltagsgeist führt, einen Schattenbereich in uns zu bilden, für den wir uns nicht verantwortlich fühlen. Wir können dann argumentieren, dass wir schließlich ohne unser Zutun Opfer von Übergriffen oder Angriffen geworden sind. Es gibt nicht so wenige Menschen, die ihr gesamtes Leben damit verbringen, im Opfer-Modus zu bleiben und anderen die Schuld dafür zuzuweisen. Das mag moralisch im Einzelfall auch durchaus gerechtfertigt sein, wenn man tatsächlich körperlich oder seelisch zum Opfer geworden ist.

In jedem Fall bleibt aber der Schaden in uns größer als er sein müsste, wenn wir nicht alles tun, um in unserer Innenwelt so gut es geht aufzuräumen, Vergangenes zu verarbeiten, nach Möglichkeit wirklich hinter uns zu lassen und damit wieder frei und unbelastet zu werden. Alles Mögliche in dieser Richtung zu unternehmen, kann nur durch uns selbst geschehen und liegt deshalb in unserer Verantwortung.

Innen und außen

Wenn wir beschließen, die volle Verantwortung für unser eigenes Körper-Geist-Seele-System zu übernehmen, stellt sich die Frage, wo unser System endet und was wir selbst vielleicht noch oder eben nicht mehr sind.

Körperlich ist die Grenze anscheinend klar genug. Da, wo uns unsere Haut begrenzt, beginnt „außen“. Mit unseren Atemwegen ist es schon weniger übersichtlich. Beim Atmen wird die Luft von außen ins „Körperinnere“ befördert, in unsere Lungen, die in unserer Brust und damit „innen“ sind. Das gilt entsprechend auch für unsere Nahrung und Getränke, die beim Essen und Trinken in die Verdauungswege gelangen. Aber nicht zufällig kann man aus biologischer Sicht die Hohlräume in Atem- und Verdauungsorganen auch als „außen" betrachten, weil (zunächst) weder die Atemluft noch Nahrung Teile unseres Körpers sind und zum Beispiel möglicherweise giftige Schadstoffe enthalten. Luft und Nahrung werden erst durch Atmung und Aufnahme im Darm zu Teilen unserer selbst.

Nimmt man psychologische Gesichtspunkte hinzu, ist die scheinbar einfache Abgrenzung auch nicht so klar. Eine Grunderkenntnis der Kommunikationswissenschaft ist, dass man nicht nicht kommunizieren kann. Sobald sich zwei Menschen begegnen, tauschen sie bereits nach Sekundenbruchteilen Informationen aus, auch wenn sie das bewusst definitiv nicht wollen. Jeder von beiden strahlt sozusagen durch die Körperhaltung, Gestik und Mimik, die Augen wortlose Mitteilungen aus, wie er zu dem anderen steht, was er von ihm (nicht) will. Auch eine Weigerung, mit dem anderen Kontakt aufnehmen zu wollen, wird unvermeidlich kommuniziert. Das vermeintlich in unserer Psyche sauber abgegrenzte „Innen", nämlich wie wir zu diesem anderen Menschen stehen, ist ohne unser Zutun von selbst nach außen gedrungen.

Als weiterer Gesichtspunkt kommt hier die Bedeutung, die Menschen wichtigen Personen oder Dingen in ihrem Leben geben, hinzu. Für eine Mutter ist ihr Kind zwar körperlich eindeutig außerhalb von ihr, sie kann aber alles, was dem Kind geschieht, so erleben, als beträfe es sie selbst. Entsprechendes gilt gegebenenfalls für Haustiere oder auch bestimmte Objekte, an denen Menschen hängen, wie Häuser, Autos, teure Fahrräder usw. Solche Dinge, die eindeutig physisch außen sind, werden wie etwas Inneres erlebt, mit entsprechenden Reaktionen zum Beispiel bei Gefährdungen und Verletzungen.

Umgekehrt können Menschen Teile von sich selbst wie etwas Fremdes erleben. Ein Mensch, der zu seinem Körper eine schwer gestörte Beziehung hat und mit ihm scheinbar (psychologisch) nicht verbunden ist, kann die Wahrnehmung haben, der eigene Körper mache mit ihm etwas Unerwünschtes, Übles, belästige ihn zum Beispiel mit Symptomen. Es zeigt sich also, dass innen und außen psychologisch oft nur unscharf getrennt sind.

Ein weiterer wichtiger Punkt ist unser Umgang mit Einwirkungen von außen. Nehmen wir an, jemand stößt uns in der U-Bahn beim Aussteigen mit seinem Ellenbogen an. Eine klare Einwirkung von außen auf unseren Körper. Unser Körper nimmt die Berührung und einen geringfügigen Schmerz wahr und mobilisiert blitzschnell Vorbereitungen für eine eventuell nötige Verteidigung gegen diesen „Angriff". Damit verbunden ist zwangsläufig, dass etwas, was eindeutig von außen kam, Teil meines Körper-Geist-Seele-Systems geworden ist. Die Erinnerung an diese kleine Grenzüberschreitung, mögliche körperliche Spuren wie ein minimaler Bluterguss und die in uns ausgelösten körperlichen, emotionalen und gedanklichen Reaktionen gehören jetzt zu unserer Welt, auch wenn wir all dies definitiv nicht eingeladen haben.

Die Betrachtung dieses bewusst geringfügig gewählten Beispiels eines „Übergriffs auf unseren Innenraum" lässt uns eine Ahnung davon bekommen, was in uns abläuft, wenn wirklich gravierende Grenzüberschreitungen passieren. Der Punkt ist hier, dass wir massive Widerstände dagegen haben, Übergriffe von außen als Teil unserer Welt zu akzeptieren. Und wie immer bringt uns jede Form von Widerstand dieser Art und die Nicht-Akzeptanz dessen, was nun einmal da ist, aus dem präsenten Modus in den konfliktbelasteten Alltagsgeist und damit in eine ausweglose Sackgasse.

Wir leben in einem Haus aus Spiegeln und meinen, wir schauten aus den Fenstern. [Eugene T. Gendlin]

Übung: Die eigenen Körpergrenzen spüren

Um sich die eigenen körperlichen Grenzen bewusst zu machen und sie möglichst klar zu spüren, können einige einfache Übungen nützlich sein. Um seine eigene Haut zu spüren, kann man sich von oben bis unten mit den Händen abklopfen. Oder man braust sich mit einer (Massage-)Dusche am ganzen Körper intensiv ab. Menschen, die Probleme haben, die eigenen Körpergrenzen klar zu spüren, sollten diese

Übungen intensiv, das heißt (mehrfach) täglich, über einen längeren Zeitraum durchführen. Auch wenn man nicht dieses Problem hat, kann es sehr zur Sammlung und Erholung beitragen, durch solche Übungen seine Außengrenzen zu spüren.

Alles in uns will uns helfen

So, wie ich es mit dem Beispiel des inneren Kritikers beschrieben habe, sind uns letztlich alle Anteile in uns freundlich gesonnen. Alles andere würde gar keinen Sinn ergeben. Wir haben nichts „Fremdes" in uns, wie ich es am Beispiel geschildert habe, in der U-Bahn von jemand angestoßen worden zu sein. Da ist kein Alien, der in uns lauert, es sei denn, wir erschaffen ihn in unserer Schattenwelt. Alles, was in uns ist, gehört zu uns, auch wenn das nicht zu den Konzepten passt, die wir von uns selbst haben.

Es erfordert aber eine innere Arbeit, sich selbst mit seinen vielen verschiedenen Anteilen wirklich gründlich kennenzulernen. Das geschieht nicht dadurch, dass wir uns immer wieder neue Konzepte über uns selbst anlesen oder diese selbst entwickeln, an sie glauben und unsere Theorien bestätigt sehen oder auch nicht. Und es geschieht auch nicht, solange wir das jeweils Unpassende, das nicht zu unseren Vorstellungen Passende, auszublenden versuchen, damit alles doch noch ein stimmiges Bild von uns ergibt.

Die Wahrheit über uns finden wir nicht in Konzepten, auch wenn sie mehr oder weniger passend sein mögen, sondern in der unvoreingenommenen Untersuchung dessen, was wirklich spürbar ist in unseren Gefühlen, unseren Körperempfindungen, unserem Felt Sense. Es ist wie die Befunderhebung durch einen Arzt oder einen Wissenschaftler. Was ist tatsächlich da? Womit hängt es offensichtlich und spürbar zusammen? Was ist unsere innere Wahrheit?

Alles „Negative" in uns kann dabei zu einer tieferen Einsicht in die eigene Wahrheit führen. Zum Beispiel lieben wir natürlich nicht wirklich alle Menschen, auch wenn wir das vielleicht als positives

Selbstbild gerne so hätten. Missgunst, Neid, Aggression gegenüber Rivalen oder Mitbewerbern sind in uns. Ablehnung, Abneigung, Ekel, Hass und vielleicht sogar Mordfantasien sind in uns. Wer würde so etwas nicht gegenüber einem Kinderschänder, Vergewaltiger, Kriegstreiber empfinden? Dadurch, dass wir diese Anteile in uns verneinen, erzeugen wir erst das eigentliche Problem. Denn etwas zu fühlen heißt eben noch lange nicht, es ausleben. Doch werden Menschen, die in wohlmeinender Absicht und mit der Ausrichtung auf scheinbar höhere Werte zölibatär leben (wollen), nicht selten zum Opfer des Selbstbetrugs, wenn sie anfangen, unter großem inneren Druck ihre unterdrückte Sexualität in unmoralischer, krimineller Weise auszuleben. Wer in sich alles zulassen kann, wird nicht in dieser Weise Opfer seiner verdrängten Anteile.

„*What you resist, persists* – Wogegen du dich wehrst, bleibt bestehen." Der bereits erwähnte Ausspruch von C. G. Jung gilt auch hier. Es ist eine simple Wahrheit: Wenn wir Anteile in uns als unerwünscht nicht wahrhaben wollen, führt das zu innerer Stagnation und dem Fortbestand einer Schattenwelt. Und wir erkennen nicht, dass scheinbar negative Gefühle eine wichtige Botschaft für uns haben.

Dass wir von außen „angestoßen", vielleicht auch verletzt werden, wie in dem genannten Alltagsbeispiel, geschieht in jedem Leben permanent. Die Verletzung kann körperlich sein, aber auch emotional und geistig. In jedem Fall gibt es eine ungewollte, unerwünschte Einwirkung von außen, von einem Nicht-Selbst, auf uns und wir können gar nicht anders, als darauf zu reagieren. Der charmante Vorsatz von Wienern, „des tun wir nit a'mal ignorieren", ist der Versuch, jede Reaktion auf etwas Unerwünschtes zu vermeiden. Aber unser empfindliches, mit zahlreichen Sinneswahrnehmungen ausgestattetes Körper-Geist-Seele-System kann eben nicht nicht reagieren.

Der Versuch, aus dieser Situation unverletzt und ungeschoren hervorzugehen, äußert sich in innerem Ignorieren, Verleugnen, Nicht-wahr-haben-Wollen, Verdrängen. Der Punkt dabei ist, dass das nicht wirklich funktioniert, jedenfalls nicht auf Dauer. Wenn wir etwas, was in unserem System ist, als etwas Fremdes, Unerwünschtes bewerten und es verdammen, schaffen wir damit einen Schattenbereich in uns. In diesem im Dunkeln gehaltenen Bereich sammelt sich sozusagen unser psychischer Müll an. Und ebenso wie bei materiellem Abfall verschwindet der nicht einfach so, sondern bleibt oft für eine lange Zeit, wird dabei immer unangenehmer und fängt zum Beispiel an furchtbar zu stinken.

Wenn wir einen Schattenbereich in uns bilden, schaffen wir damit einen inneren Konflikt zwischen unserem „eigentlichen Selbst" und etwas scheinbar Fremden, das „eigentlich" nicht zu uns gehören soll, tatsächlich aber nun einmal Teil von uns ist. Dies ist die Art und Weise, in der unser Alltagsgeist funktioniert, denn er kann, wie bereits erwähnt, nicht anders, als mit Gegensätzen zu operieren, zu bewerten und die inneren Phänomene, die ja keine „Dinge" sind, mit Etiketten von Gut und Böse, erwünscht und unerwünscht zu versehen.

Es ist dann so, als ob wir selbst einen *Alien* in uns erschaffen, den wir dann beobachten müssen, um ihn unter Kontrolle zu halten. Das kostet unsere Energie und verbraucht einen Teil unseres inneren Raums. Wirkliche psychische Hygiene sieht anders aus.

Im präsenten Modus weisen wir nichts ab, was da ist, sei es innen oder außen. Wir akzeptieren alles, was nicht bedeutet, mit allem einverstanden zu sein. Aber das in uns, mit dem wir nicht einverstanden sind, wird auch zu einem hellen Raum, wenn wir bewusst damit umgehen. So nutzen wir die integrierende Kraft unserer Intelligenz, die sich nur in voller Bewusstheit voll entfalten kann. Das schafft Transparenz und wirkliche Klarheit.

9. WÜNSCHE UND DAMIT VERBUNDENE PROBLEME ERKENNEN

Wünsche und das Entstehen von Störungsmustern

Betrachtet man immer wiederkehrende Probleme näher, kristallisieren sich meist bestimmte Störungsmuster heraus, also gedankliche Konstruktionen und Vorstellungen. Bei der Formulierung dieser Probleme tauchen grundsätzlich die Worte „immer" oder „immer wieder" auf, in Sätzen wie: *„Immer wieder passiert es mir, dass ich …"*, *„Immer wieder werde ich das Opfer von …"*, *„Immer wieder falle ich auf … herein."*, *„Immer ist diese Anspannung in mir, nie kann ich richtig loslassen."*, *„Immer wieder taucht diese Angst in mir auf."*, *„Immer wieder gerate ich mit meiner Partnerin in Streit über …"*, *„Immer wieder treten diese depressiven Verstimmungen auf."*

Wer so über sich nachdenkt oder spricht, kann leicht in den Modus kommen, sich selbst eher in einer Außenperspektive wahrzunehmen und dann Geschichten über sich zu erzählen. Diese Geschichten können dann viel Wahrheit enthalten, sind aber einseitig und unvollständig, solange nicht die damit verbundenen Gefühle und Körperreaktionen auch erfasst sind. Erst damit werden dann die entscheidenden Wurzeln und Hintergründe als wesentliche, bestimmende Teile wahrgenommen.

Unsere Lebensgeschichte lässt sich beschreiben als eine endlose Abfolge von Wünschen und deren Schicksal zwischen Erfüllung und Scheitern im Zusammenspiel mit den Wünschen anderer Menschen, seien es unsere Bezugspersonen oder wer auch immer. Welche Wünsche sind aufgetreten? Gingen sie in Erfüllung oder mussten wir sie aufgeben, und unter welchen Bedingungen? Welche Wünsche wurden ausgelebt und welche unterdrückt? Welche Konsequenzen zog das nach sich? Wie sind wir damit umgegangen? An wen richten sich die Wünsche? Welche Muster der Interaktion haben sich dabei herausgebildet?

Der Einfachheit halber können wir hier von „Wünschen“ sprechen, auch wenn „Bedürfnisse“ gemeint sind. Der letztere Begriff wird vorrangig benutzt, wenn körperliche Notwendigkeiten gemeint sind wie etwa die Entleerung von Blase und Darm, das Stillen von Hunger und Durst oder im Bereich der Sexualität. Man kann aber auch dem Körper „Wünsche“ unterstellen, wie eben auch den Wunsch nach einer gesunden physischen Umgebung, nach Sicherheit und Unversehrtheit des Körpers usw., denn es wäre unnatürlich, das, was der Körper unbedingt braucht, nicht auch bewusst zu wollen.

Ganz am Anfang unseres Lebens geht es dabei sozusagen um eine Grundausstattung, um sich ausreichend gut entwickeln zu können. Man spricht da entsprechend auch von Grundbedürfnissen. Je nachdem, ob und wie diese grundlegenden Wünsche befriedigt werden konnten oder auch nicht, bildet sich sozusagen das psychologische Fundament unseres Charakters heraus. Natürlich gibt es dabei ganz zu Beginn schon große Unterschiede bei Neugeborenen im Temperament, was den weiteren Verlauf maßgeblich beeinflusst. Ein ruhiges Baby, das wenig Ansprüche an die Umgebung stellt, wird ganz andere Erfahrungen machen und sich anders entwickeln, als ein unruhiges, kaum zufriedenzustellendes, das die Eltern sehr fordert und vielleicht zur Verzweiflung treibt.

Die Erfahrungen, die der sich entwickelnde Mensch mit seinen Wünschen und ihrer Erfüllung oder Nicht-Erfüllung in seinem Leben macht, führen zu Lernprozessen. Man erlernt, dass und auf welche Weise ein Wunsch befriedigt werden kann oder auch nicht, und dies wird als Ablauf, als Prozedur mit bestimmten Schritten, im Gehirn gespeichert. Wenn die Erfahrung gemacht worden ist, dass ein Wunsch nie in Erfüllung geht, kann auch die irgendwann eintretende Resignation erlernt werden.

Bekanntlich sind wir alle mehr oder weniger Gewohnheitsstiere. So funktioniert unser Alltagsgeist. Ein Großteil unseres Lebens basiert auf Abläufen, die wir irgendwann einmal erlernt haben und die dabei automatisiert wurden. Jeder neue Durchgang, der zum Erfolg führt, verfestigt im Gehirn eine entsprechende zugehörige Prozedur, die dann sozusagen im Netzwerk der Nervenzellen als Verbindung der beteiligten Zellen fest verdrahtet wird. Wir haben ein Muster etabliert, wie ein Wunsch befriedigt werden kann, und dieses Muster verfestigt sich durch Wiederholungen immer weiter.

Das gilt für die motorische Entwicklung, aber genauso für die noch viel komplexere psychische und soziale Entwicklung. Alles, was als automatischer Ablauf gespeichert ist, erscheint uns irgendwann als „selbstverständlich" oder „normal", weil wir vergessen haben wie es zustande gekommen ist. Die vielen Stunden, die wir in der ersten Klasse damit verbracht haben, mühsam das Schreiben zu erlernen, sind kaum noch zu erinnern. Doch wir müssen nur den Versuch machen, mit der anderen als der gewohnten Hand zu schreiben, um wieder eine Vorstellung davon zu bekommen, wie schwer das zu Beginn ist.

Jeder Wunsch ist zwangsläufig mit einer Angst verbunden, nämlich der Angst, dieser Wunsch könnte nicht in Erfüllung gehen. Diese Angst ist im Alltag mehr oder weniger spürbar. Sie kann lange Zeit ganz unbewusst bleiben, dann aber im Bewusstsein auftauchen, wenn die Erfüllung eines bestimmten Wunsches in Gefahr ist. Umgekehrt lässt sich jede Angst letztlich auf einen bestimmten Wunsch zurückführen. Wer zum Beispiel sehr starke Wünsche in sich hat, von anderen Menschen gesehen, wertgeschätzt und vielleicht auch bewundert zu werden, könnte mit der Kehrseite der Medaille zu tun haben, die sich in der Angst äußert, vor anderen Menschen zu sprechen oder aufzutreten, weil dabei das Gegenteil von Wertschätzung erlebt werden könnte.

Alle Ängste haben die Funktion, das Leben in seinen unzähligen Erscheinungsformen und Variationen zu erhalten. Angemessene Ängste, zum Beispiel beim Überqueren einer Straße, zu haben, führen dazu, sich entsprechend vorsichtig zu verhalten und bewahrt einen vor Verletzungen oder dem Tod. Übermäßig starke und scheinbar unsinnige, irrationale, „dysfunktionale" Ängste dagegen können zum Problem werden und krankhafte Ausmaße annehmen. Der Entstehungshintergrund in diesen Fällen ist oft sehr kompliziert, liegt unter vielen Schichten verborgen und muss dann erst mühsam im Rahmen einer Psychotherapie freigelegt werden.

Dysfunktionale Muster

Alle in uns einprogrammierten Muster des Erlebens und Verhaltens haben also eine bestimmte Lerngeschichte, wie sie zustande gekommen sind. Zu Beginn ergaben sie in einer bestimmten inneren und äußeren Konstellation Sinn und waren damit „funktional", erfüllten also ihren Zweck. Das kann sich aber im Lauf des Lebens ändern, und ein langjährig etabliertes Schema passt dann nicht mehr zu der aktuellen Lebenssituation. Damit wird das Muster durch die veränderten Lebensumstände und die eingetretene psychische Weiterentwicklung „dysfunktional". Es wird zur Störung. Motorische Muster wie das Stehen, Gehen, Radfahren, Benutzen von Werkzeugen usw. bleiben überwiegend für immer funktional.

In Bezug auf dysfunktionale Muster ist es beispielsweise verständlich, dass das kleine Kind einer alleinerziehenden, schwer alkoholkranken Mutter auf die Mutter aufpasst, wenn diese mit einer Zigarette im Bett liegt und die Gefahr besteht, dass sie einschläft und ein Brand entsteht. Ein Kind, das in solchen Verhältnissen aufwächst, lernt alle eigenen Bedürfnisse immer wieder zurückzustellen, und hat aufgrund starker Ängste, die Mutter zu verlieren, permanent den Fokus auf dem, was mit der Mutter gerade ist. Diese Grundhaltung, die eigenen Wünsche zu unterdrücken zugunsten des Gegenübers, wird aber später im Leben zu einem krank machenden Faktor.

Der Wunsch eines kleinen, von der Mutter völlig abhängigen Kindes, dass es der Mutter gut gehen soll, ist sehr stark und löst damit verbunden auch massive Ängste aus, die Mutter vielleicht zu verlieren. Solche Prägungen in der frühen Kindheit werden dann Teil des Fundaments, auf dem sich das spätere Leben aufbaut. Zu einem Zeitpunkt, als das Kind noch keine bewussten Entscheidungen treffen konnte und spontan aus der Not heraus mit noch unausgereifte

Bordmitteln zurechtkommen musste, brannte sich eine Grundtendenz ein, sich in allen Beziehungen ähnlich zu verhalten.

Zu einem späteren Zeitpunkt ist so eine Prägung nur schwer zu verändern und kann nicht einfach so fallen gelassen werden. Das Muster sitzt zu tief in den Knochen und schlägt immer wieder durch, auch wenn es inzwischen unpassend und unerwünscht ist. Das liegt zum einen an den massiven Ängsten, die wir als kleinere Kinder aufgrund der vollständigen Abhängigkeit von unseren Eltern oder anderen Pflegepersonen hatten. Zum anderen ist es so, dass solche Prägungen als Fundament eines Lebens andere Lebensmöglichkeiten behindert oder verhindert haben. Das ganze psychische Bauwerk muss dann sozusagen in umfangreicher und komplizierter Weise umgebaut werden, was zu erheblichen zusätzlichen Schwierigkeiten führt.

Die detaillierte bzw. ganzheitliche Wahrnehmung von Problemen

Es ist durchaus sinnvoll, die begriffliche Dreiteilung unseres sehr komplexen Daseins als Menschen in Körper, Geist und Seele als Konzept zu nutzen, da wir intuitiv deutlich spüren können, dass es eine gewisse Berechtigung hat. Und doch ist eine grundsätzliche Skepsis angesagt, diese drei Bereiche als unabhängig voneinander existierende Instanzen zu sehen. Denn es ist kein Teil ohne die beiden anderen tatsächlich vorstellbar. Der Geist kann nicht ohne Körper, wie in einem „luftleeren Raum“, existieren. Ein Körper ohne Geist wäre ziemlich dumm. Ein Körper-Geist ohne Herz und Gefühle wäre nicht viel mehr als ein Roboter.

Wenn wir uns selbst erforschen wollen, was uns wirklich in allen Aspekten ausmacht und wie von Moment zu Moment unsere etablierten Muster beschaffen sind, und wir nicht bloß eine Meinung über uns haben wollen, bietet sich an, das Konzept dieser drei Instanzen als Arbeitshypothese zu nehmen, die bei der Wahrheitsfindung hilft. Wenn diese uns dazu verhilft, eine sorgfältige, genaue, wahrheitsgemäße Selbsterkundung durchzuführen und wir innere Eigenschaften und Aktivitäten direkt beobachten können, hat sie uns einen guten Dienst getan, wird aber dann nicht mehr benötigt.

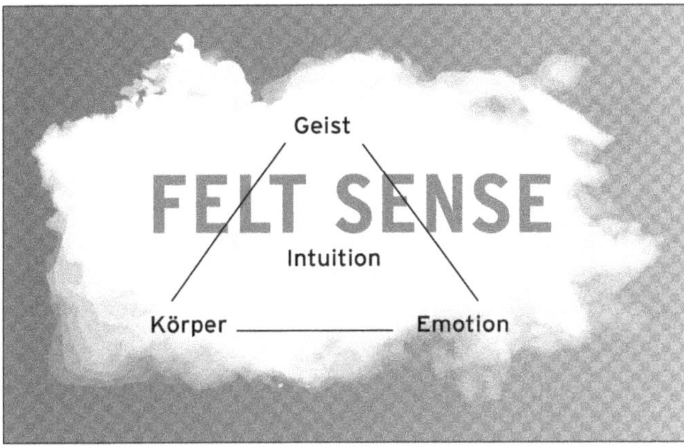

Als Ausgangspunkt für die Selbsterkundung in Bezug auf ein Problem können wir die Beachtung aller drei Bereiche anstreben und uns jeweils fragen, wie sie konkret in diesem Moment zusammenwirken. Es geht bei diesem zirkulären Befragen, das ich hier vorschlage, nicht um ein einseitig intellektuelles Nachdenken, sondern um die Öffnung unserer Wahrnehmung für den gegenwärtigen Augenblick. Alles frühere Wissen, all unsere Vorurteile treten zurück und spielen da keine Rolle mehr. Stattdessen üben wir uns in einer beständigen Verfeinerung und Präzisierung unserer natürlichen Wahrnehmungsfähigkeit.

Der Einfachheit halber führe ich im Folgenden einfach Fragen auf, die man sich jederzeit zur Klärung stellen kann und nenne zur Veranschaulichung jeweils ein beliebiges Beispiel. „Seele", „Gefühle" und „Emotion" nehme ich hier als gleichbedeutend an, auch wenn das natürlich der tieferen Bedeutung von „Seele" nicht ganz gerecht wird.

Fragen zur detaillierten Wahrnehmung eines Problems

Geist fragt Körper:
Welche körperliche Empfindung gehört zu dem Gedanken (Vorstellung, Idee, Erinnerung, Zukunftsfantasie usw.), den ich gerade habe, oder wird durch diesen Gedanken ausgelöst?
Ich denke gerade an mein Lieblingsessen und das löst Appetit und Speichelfluss in meinem Mund aus.

Geist fragt Emotion:
Welches Gefühl, welche Emotion gehört zu dem Gedanken (Vorstellung, Idee, Erinnerung, Zukunftsfantasie usw.), den ich gerade habe, oder wird durch diesen Gedanken ausgelöst?
Ich denke gerade an glückliche frühere Zeiten - das macht mich froh.

Körper fragt Geist:
Welche Gedanken werden durch diese Körperempfindung ausgelöst oder gehören zu ihr?
Ich spüre ein Zusammenziehen im Magenbereich. Ich frage mich, womit das zusammenhängt, und mir fällt die kränkende Bemerkung meines Freundes ein.

Körper fragt Emotion:
Welche Gefühle werden durch diese Körperempfindung ausgelöst oder sind mit ihr verbunden?
Ich spüre eine Einengung in meiner Kehle. Die Kehle fühlt sich wie zugeschnürt an. Vielleicht gehört die Wut in meinem Bauch über diese Ungerechtigkeit irgendwie dazu.

Emotion fragt Geist:
Welche Gedanken löst diese Emotion aus oder sind mit ihr verbunden?
Ich fühle Schmerz und Wut und muss an die miesen Typen denken, die mein Fahrrad gestohlen haben.

Emotion fragt Körper:
Welche Körperempfindungen löst diese Emotion aus oder sind mit ihr verbunden?
Ich fühle Schmerz und Wut und merke, wie sich meine Arme anspannen und die Fäuste sich ballen.

Wenn wir ein Problem ganzheitlich wahrnehmen wollen, muss es auch um eine ausreichende Ausbalancierung der drei Bereiche gehen. Wir sollen dann nicht nur der intellektuelle Kopf-Mensch sein, wollen nicht nur von Gefühlen bestimmt sein und auch nicht nur körperlich sein, sondern wollen alles zusammen in einer natürlichen, fließenden Interaktion erfahren. Deshalb folgen hier noch Fragen zur ganzheitlichen Wahrnehmung

Fragen zur ganzheitlichen Wahrnehmung eines Problems

Welcher Felt Sense zu dem Problem wird spürbar?
Was sagt mir meine Intuition?

Frühe Wünsche

Beim Auffinden unserer geschichtlichen Wahrheit spielen unsere als erstes im Leben auftretenden frühen Wünsche eine besonders große Rolle. Sie bilden die Grundlage für alles Weitere in uns. Für unsere ganz frühe Entwicklung als Baby und Kleinkind, die uns nicht bewusst sein kann, weil zu diesem Zeitpunkt Wahrnehmungs- und Gedächtnisfunktion noch nicht ausreichend ausgebildet waren, nimmt man in der Entwicklungspsychologie eine Reihe von solchen Wünschen bzw. Grundbedürfnissen an.

Wie die Bezeichnung nahelegt, stellt man sich hier die Basis, das Fundament, für die gesamte spätere Entwicklung vor. Es gibt in Bezug auf diese Bedürfnisse verschiedene Einteilungen, die jeweils – wie alle psychologischen Konstrukte – grundsätzlich nicht beweisbar sind. Pragmatisch kann man aber gut mit ihnen arbeiten, da sich aus diesen Grundannahmen sinnvolle Schlüsse und Handlungskonsequenzen ableiten lassen. Zwar kann man Babys und Kleinkinder genau beobachten, aber es ist eben noch nicht möglich, mit ihnen zu sprechen, und man wird deshalb nie erfahren, was in ihnen wirklich vor sich geht. Ich habe mich an der Einteilung nach Heller/ LaPierre* orientiert (und diese etwas abgewandelt), da die Autoren eine aktuelle, moderne Sicht auf die Dinge haben, die auch spirituelle Gesichtspunkte integriert.

Ich bleibe hier bei meiner Definition von „Wünschen" und erwähne nur kurz wesentliche frühe – hypothetische, aber plausible – Wünsche, zu denen dann jeweils eine entsprechende Angst dazugehört. Da diese basalen Wünsche und Ängste in frühester Lebenszeit entstanden sind, sind sie (zunächst) mehr oder weniger unbewusst, können aber später spontan oder im Rahmen einer Psychotherapie bewusst werden.

Es sind diese fünf elementaren Wünsche, die wir schon sehr früh in uns tragen und zu befriedigen suchen:

- den Wunsch nach körperlichem und emotionalem **Kontakt/Verbindung** mit dem Leben und Menschen (nicht unbedingt die Mutter), die das eigene (Über-)Leben absichern,
- den Wunsch nach **Einstimmung** (engl. *attunement*): unsere Bedürfnisse und Emotionen zu erfassen und körperliche und emotionale Nahrung zu erkennen, um uns dafür zu öffnen und sie aufzunehmen,
- den Wunsch nach vertrauensvoller, gesunder **Bindung/Abhängigkeit** und Wechselbeziehung,
- den Wunsch, angemessene **Grenzen zu setzen** (Nein zu sagen, Schranken zu setzen) und **Kontrolle auszuüben,**

* *Heller, Laurence/LaPierre, Aline: Entwicklungstrauma heilen: Alte Überlebensstrategien lösen – Selbstregulierung und Beziehungsfähigkeit stärken, Kösel, München 2013*

- den Wunsch, mit einem offenen Herzen zu leben (und später **Liebe und Sexualität** zu integrieren).

Wenn diese frühen Wünsche nicht ausreichend befriedigt werden, führt das zu massiven Ängsten, letztlich der Angst vor bleibenden Schäden oder dem Tod. Die massiven Ängste lösen in diesem frühen Stadium archaische Mechanismen aus. Das Reptiliengehirn springt an und reagiert mit seinem begrenzten Repertoire, also mit Angriff, Flucht oder ängstlicher Erstarrung. Dieses ursprüngliche, „primitive" Zentrum in unserem Gehirn kann durch höhere Zentren gar nicht oder nur sehr schwer beeinflusst werden und es hat leider ein „Elefantengedächtnis". Als gefährlich erkannte und überlebte Situationen und das, was uns daraus gerettet hat, brennen sich sozusagen unauslöschlich ins Gedächtnis ein. Das ist einerseits ein Schutz gegen erneut auftretende ähnliche oder gleiche Gefährdungen, ist aber auf der anderen Seite auch eine mögliche Quelle von ängstlicher Einengung und Daueranspannung.

Anmerkungen zu den frühen Wünschen

Wegen der buchstäblich fundamentalen Bedeutung der frühen Wünsche führe ich im Folgenden noch einige Erläuterungen an, die allerdings wegen des begrenzten Raums in diesem Buch sehr bruchstückhaft bleiben müssen. Es würde den Rahmen sprengen, detailliert auf die äußerst komplexe Entwicklung von Menschen in der Motorik, Gestik und Mimik, Sprache, dem Sozialverhalten usw. in diesem Zusammenhang einzugehen. Unter anderem ist dies der Gegenstand der Entwicklungspsychologie und einiger anderer Forschungsgebiete.

Kontakt/Verbindung

Für eine gesunde Entwicklung brauchen Neugeborene und (Kleinst)Kinder zunächst sehr viel aufmunternden Kontakt und „Streicheleinheiten". Sie brauchen dies nicht nur, um die Welt als freundliche, liebevolle Umgebung wahrnehmen zu können, in der man willkommen ist, und damit „Urvertrauen“ in diese Welt aufzubauen, sondern auch, um selbst gut mit ihrem eigenen Körper in Kontakt zu kommen. Die Öffnung nach außen und nach innen gehen Hand in Hand.

In entsprechender Weise muss dann der emotionale Austausch mit der Mutter oder anderen Pflegepersonen hinzukommen, um den Grundstein zu legen für gute Beziehungen zu anderen Menschen und auch, damit das Kind mit seinen eigenen Emotionen Verbindung aufnehmen kann.

Wie schon in den Abschnitten in diesem Buch über Verkörperung und Wahrnehmung der Gefühle beschrieben, ist diese Fähigkeit, in Verbindung zu sein, bei vielen Menschen unzureichend oder sogar gar nicht vorhanden. Mütter oder Väter, die diese Fähigkeit selbst kaum oder gar nicht ausgeprägt haben, können die Entwicklung dieser Fähigkeit bei ihren Kindern dementsprechend nicht fördern. Leider ist vielmehr zu erwarten, dass deren Kinder unter dem Einfluss solcher Eltern diese Fähigkeit ebenfalls kaum entwickeln können.

Was bereits für Kinder gilt, deren Eltern um das Wohl ihrer Kinder ansonsten sehr bemüht sind, trifft erst recht zu, wenn das Kind in einer Umgebung von massiver Vernachlässigung, Geringschätzung, fehlender Stabilität oder sogar Missbrauch aufwächst. So ein Kind zieht sich innerlich ganz zurück, um seine Seele zu schützen und psychisch zu überleben. Alle Lebewesen ziehen sich bei Gefahr, wenn Angriff keine Option (mehr) ist, zum Schutz zusammen, machen sich kleiner, versuchen die wichtigsten Körperteile vor Schaden zu bewahren. Entsprechende Reflexe haben auch schon Neugeborene. Wir können gewissermaßen diese innere Fortsetzung des Zusammenziehens, der Kontraktion als Erwachsene in unserer Gefühlswelt bei Schmerz und Angst deutlich wahrnehmen.

Ein Kind, das mit einem Defizit in diesem Bereich aufwächst, wird seine Fühler im Extremfall gar nicht erst ausstrecken, und später wird dieser Mensch, wie es Heller und LaPierre formulieren, dann vielleicht niemals auf diesem Planeten wirklich ankommen. Das trifft auch für manchen *„Spiritual Bypasser“* zu, der später im Leben nach der Verbindung zum Höheren strebt, aber nur eine wenig stabile Basis hat. Das Überspringen einer fundamentalen Entwicklungsstufe ist nun einmal nicht möglich, ohne dass Störungen bzw. eine Störanfälligkeit bleiben. Auch wenn die Eltern selbst psychisch traumatisiert sind, wie es fast durchgehend bei der Generation der „Kriegskinder" der Fall ist, oder anderweitig psychisch schwer erkrankt, zum Beispiel schwer depressiv sind, ist leider zu erwarten, dass sie ihre gestörte Kontaktfähigkeit an ihre Kinder weitergeben.

Einstimmung

Hier geht es darum eigene, persönliche Wünsche/Bedürfnisse überhaupt genau wahrzunehmen, etwa so, wie man einen Radiosender durch Feinjustierung der Frequenz möglichst gut empfängt. Weiter geht es dann darum, sich um die Befriedigung der Wünsche zu kümmern und diese auch zulassen zu können, sie wirklich zu fühlen.

Wie oben erwähnt, lernt das Kind einer alleinerziehenden, alkoholkranken Mutter, eigene Wünsche zu unterdrücken, sie gar nicht erst wahrzunehmen, geschweige denn nach deren Befriedigung zu streben. In Anpassung an die schwierige Situation mit der Mutter, gerät es in die Rolle des Aufpassers und Versorgers und achtet zum Beispiel ängstlich darauf, dass die betrunkene Mutter nicht mit einer Zigarette in der Hand im Bett einschläft. Für eigene Bedürfnisse ist da gar kein Platz. Die eigenen Wünsche/Bedürfnisse genau wahrzunehmen – und dann auch die anderer Menschen – ist eine Voraussetzung für die Entwicklung von Empathie.

Bindung/Abhängigkeit

Alle Menschen sind zutiefst soziale Wesen, die den starken Wunsch nach einem guten, vertrauensvollen Kontakt zu anderen haben. Viele haben dabei aber gleichzeitig große Ängste vor engem Kontakt. Menschen, die in ihren prägenden Jahren nicht die Erfahrung machen konnten, sich auf ihre Bezugspersonen voll verlassen und sich ihnen anvertrauen zu können, behalten möglicherweise ihr ganzes Leben ein latentes Misstrauen anderen Menschen gegenüber und entsprechende Ängste, was befriedigende Partnerschaften, Freundschaften oder kollegiale Beziehungen stört oder sogar unmöglich macht. Es bleibt dann die Bereitschaft, andere als feindselig einzuschätzen, und dies führt zu einer inneren Isolation, mit der man nicht glücklich werden kann. Die eigene Mutter als liebevolle Person zu kennen, die immer für einen sorgen und einen nie verlassen wird, ist keine Selbstverständlichkeit. Wenn wir das Glück haben, mit einer solchen Mutter aufzuwachsen, führt das zu entsprechenden Lernprozessen, die das Fundament für das spätere Leben festigen. Doch gibt es auch Mütter, die ihre Kinder weggeben oder aussetzen, im Extremfall sogar aktiv oder passiv umbringen.

Grenzen setzen/Kontrolle ausüben

Wer nicht gelernt hat, anderen Grenzen zu setzen, ist immer in der Situation, es aus Angst vor Ablehnung und Liebesentzug anderen recht machen zu müssen, was die Kraft für die eigene individuelle Entfaltung und Entwicklung schwächt. Dominante, Unterwerfung fordernde Eltern oder auch übermäßig beschützende Mütter, die ihrem Kind jede Schwierigkeit abnehmen, weil sie sich selbst nicht von ihrem Kind angemessen abgrenzen können, sind solche Beispiele, die zu Störungen in diesem Bereich führen können.

Liebe und Sexualität

Sein Herz öffnen zu können ist eine wichtige Qualität für befriedigende Kontakte und natürlich vor allem für Partnerbeziehungen. Kinder müssen zunächst selbst geliebt werden, um die Herzqualität zu entwickeln. Erst dann können sie sich selbst und andere lieben. Viele Kinder werden von ihren Eltern nur bedingt geliebt. Wenn sie sich nicht so entwickeln, wie die Eltern es sich wünschen, reagieren diese mit offenem oder verdeckten Liebesentzug, einer Bestrafung, die das Kind besonders trifft, weil es dagegen ohnmächtig und hilflos ist.

Liebe und Sexualität nicht voneinander zu trennen ist eine reife Entwicklung, die bei nicht wenigen Menschen blockiert ist. Das abgespaltene Ausleben der entsprechenden Wünsche kommt daher nicht selten vor. Emotionale Bindung und befriedigende körperliche Liebe scheinen dann unvereinbar, was zahlreiche Schwierigkeiten und Konflikte nach sich zieht.

Checkliste zur Selbstüberprüfung

Zur Überprüfung des Vorhandenseins der wichtigen frühen Wünsche und der zugehörigen erworbenen Fähigkeiten hier eine Checkliste.

- Kann ich meinen Körper und meine Gefühle intensiv und vollständig wahrnehmen?
- Kann ich intensiv mit anderen Menschen Kontakt aufnehmen und diesen Kontakt halten?
- Kann ich meine eigenen Bedürfnisse und Wünsche wahrnehmen und mich auf sie konzentrieren?
- Kann ich körperliche Zärtlichkeiten einfordern und genießen?
- Kann ich emotionale Zuwendung einfordern und genießen?
- Kann ich anderen Menschen vollständig vertrauen?
- Kann ich mich darauf einlassen, von jemandem abhängig zu sein?
- Kann ich mich darauf einlassen, dass jemand von mir abhängig ist?
- Kann ich anderen angemessene Grenzen setzen?
- Kann ich Nein sagen?
- Kann ich sagen, was ich denke, ohne dabei Schuldgefühle oder Angst zu empfinden?
- Kann ich mein Herz öffnen?
- Kann ich in meiner Partnerbeziehung eine feste Bindung mit einer lebendigen, vitalen Sexualität leben?
- Kann ich voll und ganz Ja zu einem Menschen sagen, ihn bedingungslos lieben?
- Kann ich mich voll und ganz öffnen und bedingungslos lieben lassen?

Jedes Nein, jede Einschränkung bei der Beantwortung kann auf frühe Defizite hinweisen. Man kann in seiner Lebensgeschichte nachschauen, ob deren Entstehung sich plausibel ableiten lässt. Dabei kann ein entsprechender Kontakt mit einem geeigneten Gesprächspartner hilfreich sein.

TEIL 3

TIEFER SCHAUEN

10. DER BLICK ZURÜCK

Alle unsere Muster sind in der Vergangenheit entstanden und haben dort ihren Ursprung. Der Blick zurück in die Vergangenheit oder der historische bzw. archäologische Ansatz, wie man ihn auch nennen kann, kann deshalb das Verständnis für die eigenen Entwicklungslinien fördern, vertiefen und erweitern. Bei mir war es zum Beispiel so, dass ich zunächst erkannte, dass meine eigene Entwicklung im Wesentlichen geprägt war durch meine – auf eine unauffällige Art „aus dem Hintergrund“ – sehr bestimmende Mutter und meinen kaum anwesenden Vater.

Mein Vater hatte im Jahr nach meiner Geburt mit einer gewissen Unterstützung seiner Eltern als Friseurmeister ein Geschäft eröffnet. Anfang der 50er-Jahre bei einer allgemeinen wirtschaftlichen Unsicherheit in der Nachkriegszeit war das sicher fordernd und mit vielen Ängsten verbunden. Bis zu seinem frühen Tod durch Krebs – ich war knapp 10 Jahre alt –, hatte mein Vater kaum Zeit für mich, weil er in seinem Friseurgeschäft lange und viel arbeitete. Nach der Arbeit war er dann vermutlich verständlicherweise immer erschöpft und erholungsbedürftig und hatte nicht die Energie, sich mit seinem kleinen Sohn zu beschäftigen.

Meine Mutter half im Geschäft mit, machte die Buchhaltung und besorgte den Haushalt, zu dem auch noch mein sieben Jahre älterer Bruder gehörte. Auch sie hatte keine Zeit und keine Kraft, sich über die Grundversorgung hinaus mit mir zu beschäftigen. Mein älterer Bruder war mir in seiner Entwicklung immer zu weit voraus, um zu mir, seinem kleinen Bruder, irgendwie eine engere Beziehung aufzubauen. Ich lernte früh, nicht zu stören und still für mich zu spielen, weil ich dafür mit – meist wortloser – Zuwendung belohnt wurde.

Nachdem ich mich nach längerem Hin und Her dazu entschlossen hatte, mich nach meiner Zeit als Neurologe an der Universitätsklinik auf Psychiatrie zu spezialisieren, wurde mir dort dann bald klar, dass eine Psychiatrie ohne integrierte Psychotherapie den Menschen, um die es ging, in keiner Weise wirklich gerecht werden konnte. Dementsprechend begann ich eine berufsbegleitende Psychotherapie-Ausbildung in einem entsprechenden Institut. Inzwischen ist längst jede Psychiatrie-Weiterbildung obligatorisch mit einer Schulung in Psychotherapie verbunden.

Bei einem Psychoanalytiker – einem Psychologen, den ich mir selbst ausgewählt hatte, weil ich ihn in seiner ruhigen, intelligenten Art mochte – machte ich dann eine sogenannte psychoanalytische Selbsterfahrung. Damals erschien mir (und meinem Lehranalytiker) meine Mutter lediglich als ängstliche, zwanghaft auf Ordnung und Sicherheit bedachte Frau, die mir ihre Einstellung zum Leben als das vermeintlich Beste, was sie zu geben hatte, auch beibringen wollte. Raum für meine ganz persönliche Entwicklung, die davon vielleicht hätte abweichen können, gab es nicht. Als die Person, die ich „eigentlich" war bzw. werden wollte, wurde ich überhaupt nicht wahrgenommen.

Später hat sich der Blick auf sie erheblich erweitert, und sie erschien mir dann entsprechend in einem anderen Licht. Ihre furchtbaren Erlebnisse im Krieg hatten zu dem geführt, was man heute posttraumatisches Belastungssyndrom nennt. Mitte der 80er-Jahre waren die psychischen Spätfolgen des Krieges merkwürdigerweise noch kollektiv weitgehend ausgeblendet gewesen. Die Starrheit und ständige Angespanntheit meiner Mutter mit einem latenten, im Hintergrund immer gegenwärtigen Überforderungsgefühl waren ihr Weg gewesen, mit dem Trauma, das sich unauslöschlich in ihr Körper-Geist-Seele-System eingebrannt hatte, umzugehen. Die furchtbaren Erinnerungen sollten abgekapselt, vom Erleben abgespalten bleiben und nicht ihr gesamtes Leben überschatten. Ihre „Bordmittel" hatten ihr in ihrer Jugend nichts anderes möglich gemacht, und therapeutische Hilfen gab es damals schlichtweg nicht.

Ihr Einfluss auf mich in meiner Kindheit war zwangsläufig maßgeblich, und ich konnte als Kind gar nicht anders, als vieles von den Einstellungen meiner Mutter zu übernehmen. Um mir ihre Zuwendung und Liebe zu erhalten, wurde ich wunschgemäß ein zurückhaltendes, höchst selten störendes, (zu) braves Kind. Dass dazu auch die Übernahme ihrer nie offen ausgesprochenen, permanenten Ängste vor erneutem Krieg gehörten, die sozusagen unerkannt und schleichend in mein System einsickerten, wurde mir erst sehr viel später klar.

Die frühe Übernahme der grundsätzlichen Lebenseinstellung meiner Mutter begründete eine „Identifikation“ mit ihr. Das kleine Kind, das ich einmal war, wurde in wichtigen Dingen eine identische Kopie von ihr. Zugleich lernte ich, was man wohl von anderen Menschen im Leben erwarten kann – und was nicht. Als Erwachsener, der sich im Rahmen der Psychotherapie-Ausbildung intensiv mit sich selbst beschäftigte, wurde mir eine wichtige historische Wahrheit über mein Leben bewusst. Dafür fanden sich jede Menge Beweise.

In meinem Verhalten war grundsätzlich die Tendenz zum vorsichtigen Abwarten und Bedenken möglicher Gefahren offensichtlich. Beim Blick nach innen fand ich jede Menge Spuren und Belege dafür, dass es so etwas wie ein inneres Zentrum geben musste, von dem die entsprechenden Gedanken und Gefühle ausgehen. Das gezielte, bewusste Aufspüren und Wahrnehmen der Gefühle und der damit verbundenen Körperreaktionen gehörte damals aber leider überhaupt noch nicht zum damals gelehrten Repertoire an therapeutischer Aktivität. Die „Identifikation“ ist zwar eine passende Idee von wesentlichen inneren Mechanismen, die entsprechende psychische Vorgänge sinnvoll in einem Konzept zusammenfasst, aber die tatsächlichen wortlosen emotionalen und körperlichen Prozesse, die dem zugrunde liegen, sind mehr und anderes als nur eine Idee.

Mein damaliger Analytiker hatte die Haltung eines Historikers, der Dinge erst einmal geschehen lässt, um sie dann, wenn sie vergangen sind, in der Retrospektive in Ruhe sorgsam zu analysieren und davon abzuleiten, warum etwas so und nicht anders gekommen ist. Es ist sozusagen der Gipfelpunkt dieser Einstellung, wenn ein Therapeut seinen Patienten so gut kennengelernt hat, seine Motivationen so gut versteht, dass das Erleben und Verhalten des Patienten mit seinen Störungen quasi als das unabwendbare Resultat der früheren Entwicklung erscheint. Es konnte nur so kommen, wie es gekommen ist. Später kam ich – inzwischen selbst Psychotherapeut, der lange dieser erlernten Haltung gefolgt ist – im Laufe von längeren Therapien öfter an diesen Punkt, den Patienten sozusagen von innen heraus so gut zu verstehen, dass auch seine Störungen, die zunächst oft kaum verständlich waren, wie die unausweichliche, logische Konsequenz aus dessen Entwicklung erschienen. Damit verbunden war das subjektive Gefühl von Ohnmacht und Hilflosigkeit des Patienten gegenüber dieser inneren Situation, das mich in den Momenten, in denen ich mich ganz in sie hineinversetzte, selbst genauso überkam.

Natürlich lernte ich auch, diese spezielle Brille wieder abzusetzen, den Patienten wieder mehr aus der Distanz, aus der Vogelperspektive, zu sehen, um zu aktuellen Optionen zu kommen, die einen Ausweg aus der scheinbaren Hilflosigkeit bieten könnten. Im Kern blieb aber der Glaube an die Wahrheit der speziellen Entwicklungsgeschichte des Patienten bestehen. Dieser Ansatz kann insofern ein guter Startpunkt in einer Therapie sein, weil man vor so einem Verständnishintergrund den Patienten genau da abholen kann, wo er sich befindet.

Ein Therapeut, der so vorgeht, entwickelt ein Gefühl dafür, was diesem Menschen in einer bestimmten Situation, hier und heute, aus seiner subjektiven Wahrheit heraus möglich ist, und was nicht. Aus dieser Sicht wird er seinem Patienten Optionen für ein anderes Erleben und mögliches Verhalten anbieten, die für diesen vermutlich als passende nächste Schritte akzeptabel und lebbar sind, und wird nicht etwa patientenferne Ideen vorschlagen, die prinzipiell gut und richtig sein mögen, aber einfach nicht passend sind für diesen Menschen in seiner jetzigen, konkreten Situation.

Aktualisierung der Vergangenheit

Wesentlich ist bei der Beschäftigung mit der Vergangenheit, die eigene Vorgeschichte lebendig werden zu lassen. Man spricht in der (psychodynamischen) Psychotherapie von „Aktualisierung“. Das bedeutet, dass die früheren Lebensereignisse zusammen mit den dazugehörenden Gefühlen und Körperempfindungen aktuell im Hier und Jetzt wieder spürbar werden müssen, um erfolgreich bearbeitet werden zu können. Das ist etwas ganz anderes, als nur im Erzähl-Modus immer wieder eine Geschichte über sich zu erzählen. Dies kann man endlos fortsetzen, ohne dass dadurch für die Gegenwart oder Zukunft die Veränderungen zustande kommen, die eigentlich angestrebt werden.

Die Aktualisierung kann spontan geschehen, indem die Erinnerungen – eben verbunden mit Gefühlen und Körperreaktionen – so intensiv wiederbelebt werden, dass sich das Ganze fast wie die Gegenwart anfühlt. Angenommen, es geht um frühe Kindheitserfahrungen mit dem Vater oder der Mutter. Hier können Kontakte mit diesen uns nahen Menschen, wenn sie noch am Leben sind, auslösend sein, zum Beispiel, wenn es aktuelle Konflikte gibt. Die frühere Verarbeitungsweise kann dabei untersucht werden, und im Idealfall können neue Möglichkeiten des Umgangs damit im Hier und Jetzt gefunden werden.

Nicht so selten ist die Situation, dass bei Kindern – wie es auch bei mir der Fall war – Widerstand gegen die Eltern im Keim erstickt worden ist und nicht einmal ausgedrückt werden durfte. Dann geht es häufig darum, aktuell die Entrüstung und Wut zu spüren, die in der Kindheit unterdrückt werden musste. Kinder zu zwingen, ihre natürlichen Reaktionen und die zugehörigen Gefühle und Körperempfindungen zu unterdrücken und nicht einmal zu zeigen, schädigt die Entwicklung besonders nachhaltig und führt zwangsläufig zu einem meistens unbewussten Aufstauen von Aggression und Hass.

In Psychotherapien können Aktualisierungen vom Therapeuten auch durch bestimmte Techniken unterstützt und gefördert werden. Dazu gehört die „Stuhltechnik“, bei der man sich vorstellt, wichtige Bezugspersonen würden einem gegenüber auf einem dafür bereitgestellten leeren Stuhl sitzen. Sich die Person in dieser Weise ganz bewusst vorzustellen und mit ihr innerlich in Verbindung zu treten kann helfen, die entsprechenden Erinnerungen zu aktivieren.

Ein ganz anderer Ansatz ist die in der klassischen Psychoanalyse nach Freud angesteuerte „Übertragungsneurose". Dabei wird angestrebt, dass in einer engen Beziehung zum Therapeuten mit zwei oder mehr Sitzungen in der Woche eine Beziehung zu einer wichtigen Bezugsperson aus der Vergangenheit (zum Beispiel Mutter oder Vater) auf den Therapeuten übertragen wird und quasi stellvertretend mit ihm aktualisiert und ausgelebt wird.

Nach dem Blick zurück – was nun?

Die wesentliche Frage dabei ist aber, wie man mit seiner sorgfältig rekonstruierten Vorgeschichte umgeht, wie man sie bewertet und was man daraus macht. Hier scheiden sich die Geister, und wo die traditionelle Psychotherapie gar nicht erst hinschaut, setzen moderne Therapiemethoden an, die man „spirituell" nennen kann, obwohl es um einfache Vorgänge geht, die überhaupt nichts „Esoterisches" an sich haben.

Hier liegt meiner Ansicht nach auch die Chance für die Zukunft der Psychotherapie, weil die Integration dieser Sichtweise elegant möglich ist, ohne sich auf irgendwelche kryptischen Vermutungen und Behauptungen stützen zu müssen. Es muss dabei nichts unhinterfragt „geglaubt" werden, vielmehr kann alles direkt erfahren und gegebenenfalls ausprobiert werden.

Das wirkliche Leben spielt sich immer nur in der Präsenz ab. Die Vergangenheit ist vorbei, und es gibt noch keine Zukunft – außer in unseren Köpfen. **Unsere Vorstellungen von Vergangenheit und Zukunft sind lediglich geistige, gedankliche Konstruktionen, komplexe Kreationen von Bildern und Geschichten, deren Autoren wir selbst sind. Wie wir die Dinge sehen, aus welcher Perspektive wir schauen, welche Bilder wir entwerfen, liegt in unserer ganz persönlichen Verantwortung.** Aus dieser Verantwortung kann uns niemand entlassen. Das gilt grundsätzlich für unser Leben, aber natürlich auch für jede Situation in einer Psychotherapie oder einem Gespräch mit einem spirituellen Lehrer.

Aber natürlich hat die Vergangenheit Spuren hinterlassen. Unser Erleben und Verhalten sind in bestimmter Weise geprägt worden, Muster haben sich etabliert und verfestigt, die zu bestimmten Reaktionsbereitschaften führen. Deshalb muss es beim Blick zurück immer darum gehen, zu untersuchen, inwieweit das in der Vergangenheit Erlebte sich in der Gegenwart, in der jetzigen Sichtweise und im aktuellen Erleben und Verhalten (noch) niederschlägt.

Im Hier und Jetzt kann es darum gehen, das, was jetzt möglich ist, auch zu realisieren. Wenn wir uns selbst nicht geistig klein machen und uns nicht auf das reduzieren, was unsere bisherige Entwicklungsgeschichte mit sich gebracht hat und vermeintlich noch möglich macht oder eben auch nicht, sondern mutig zu neuen Ufern aufbrechen, kann unser Leben hier und heute, an diesem Ort, eine ganz neue Ausrichtung bekommen. Die „Kraft der Gegenwart“, die Eckhart Tolle beschreibt, kann sich dann entfalten, ungeahnte Energiequellen freilegen und uns kreativ werden lassen. Es geht dabei darum, Zugang zur Quelle unserer wahren Natur zu bekommen, um sie anzuzapfen. Diese entscheidende Ressource ist in uns allen. Das Wissen darum gehört zu den unschätzbar wertvollen Geschenken, die uns die östliche Weisheit gemacht hat.

Stärken des Blicks zurück

Der rückwärtsgewandte Blick eines Historikers hat also durchaus seine Stärken und sein Potenzial. Ursprünge und Entwicklungslinien werden deutlich, passende Bilder, Vorstellungen, Metaphern kommen auf, wie etwas gewesen sein könnte und wie die Vorgeschichte noch bis heute das Leben formt und bestimmt. Bei den allermeisten Menschen wird dabei diese Prägung vom Normal-Modus, der im Alltag vorherrscht, bestimmt worden sein, da ihnen ein Leben im Präsenz-Modus nicht zugänglich war.

Es ist wohl der tiefe Wunsch fast jedes Menschen, zumindest eine Vorstellung davon zu haben, welches die eigenen Wurzeln im Leben sind, wo er herkommt. Dazu gehört natürlich auch, seine Eltern zu kennen. Viele Kinder, die ohne Vater aufgewachsen sind, weil der sich nicht um sie gekümmert hat oder kümmern konnte, gehen irgendwann auf die Suche nach ihrem leiblichen Vater, oft, wenn sie die Volljährigkeit erreicht haben und damit selbstständig ins Leben gehen. Oft bleibt es dann bei einigen wenigen oberflächlichen Kontakten und ist mit Enttäuschungen verbunden, aber für viele Menschen ist dieser Kontakt so wichtig, dass sie ihn als wichtigen Schritt in ihrem Leben einfach nicht auslassen wollen.

Kein Mensch „ploppt" einfach so aus einem Ei und ist fertig fürs Leben. Fast schon zu banal, um es überhaupt zu erwähnen, haben Menschen eine mindestens zwei Jahrzehnte lange, äußerst komplexe Entwicklung hinter sich, bevor sie halbwegs als erwachsen bezeichnet werden können. Und auch nach dem Eintreten ins Erwachsenenalter sind diese ersten Jahre noch für Jahrzehnte auf die eine oder andere Weise prägend und hinterlassen zahllose Spuren. Diese sehr lange „Kinderstube" bzw. Zeit als Heranwachsender ist einer der Gründe, warum Menschen bei allen grundsätzlichen Gemeinsamkeiten jeweils so einmalig und speziell sind.

Ein Ignorieren dieser persönlichen Vorgeschichte wäre unklug und würde viele Möglichkeiten, sich und andere zu verstehen, abschneiden. Erst recht gilt dies, wenn die Komplexität durch die Herkunft aus einer ganz anderen Kultur oder aus außergewöhnlichen Lebensumständen noch zusätzlich erheblich verstärkt wird. Ohne ein Wissen über die ganz individuelle, höchstpersönliche Entwicklung eines Menschen und seinen kulturellen und historischen Kontext – und mit dem entsprechenden Respekt davor –, kann man grundsätzlich einem anderen Menschen nicht gerecht werden.

Schwächen und Gefahren des Blicks zurück

Eine Schwäche und Gefahr des historischen Ansatzes besteht allerdings darin, der Vergangenheit ein zu starkes Gewicht zu geben und im Glauben an die absolute Wahrheit, die man meint erkannt zu haben, hängen zu bleiben, nach dem Motto: Die Dinge waren so und so, deshalb musste es kommen, wie es gekommen ist, und deshalb muss es auch in Zukunft so und so weitergehen. Es werden sozusagen neue Glaubenssätze gebildet, was eine rückwärtsgewandte Sichtweise und eventuell auch damit verbundene Krankheitssymptome verfestigen kann, anstatt sie zu lockern und aufzulösen, um neue Möglichkeiten zu erschließen.

In meinem Fall bedeutet das zum Beispiel: Ja, ich war zunächst zwangsläufig zu einem Teil eine Kopie meiner Mutter geworden, mit der ich mich „identifiziert" hatte. Das war die Wahrheit, aber eben nur eine Teilwahrheit. Denn gleichzeitig war ebenso wahr, dass es sich dabei nicht um mein wahres Selbst handelte, nicht meinen ganz persönlichen, individuellen Anlagen entsprach, die mehr und anders waren. Diese Teile von mir zunächst überhaupt zu erkennen, dann zu entwickeln und schließlich das einengende psychische Korsett der frühen Prägung abzulegen, hat mich Jahrzehnte meines Lebens beschäftigt und beschäftigt mich hin und wieder immer noch.

Das Eintauchen in die eigene Vorgeschichte mit ihren höchst komplexen Zusammenhängen und diese immer besser zu verstehen kann ein Sprungbrett in eine bessere Zukunft sein. Man kann sich darin aber auch verlieren, und – rückwärtsgewandt – resignieren aufgrund der scheinbaren Übermacht vermeintlicher Fakten und unabänderlicher Bedingungen, die den Jetzt-Zustand erzeugt haben.

Allein das ständige Wiederholen und erneute Durchdenken der Vergangenheit – wie man sie sich von heute aus vorstellt –, kann zu der Illusion beitragen, es mit der absoluten Wahrheit zu tun zu haben und daran zu glauben. Das ist dann so, als ob man einen Film, der mit einem engen Kamerawinkel aufgenommen worden ist und nur einen Teil der Wahrheit zeigt, ständig wiederholte. Und dies kann dann sozusagen zur Steilvorlage für die berühmte selbsterfüllende Prophezeiung werden, bei der etwas nur deshalb so eintritt, wie es eintritt, weil man erwartet hat, dass es wieder so kommen muss.

Damit wird das erhebliche Potenzial ressourcenaktivierender Ansätze gar nicht genutzt. Die Probleme verstärken sich vielmehr und es kommen neue hinzu, anstatt dass sie sich auflösen. Im schlimmsten Fall kann auf eine fehlgeschlagene Psychotherapie das berühmte Bonmot zutreffen, die Psychoanalyse sei die Erkrankung, die zu heilen sie vorgibt.

Die klassische Auffassung, bloße (verstandesmäßige) Einsicht sei an sich schon heilsam, trifft leider in vielen Fällen nicht zu. Je früher Störungen aufgetreten sind und damit oft prä-verbal, ohne Worte, aufgenommen wurden, je tiefer sich diese durch aktivierte massive Ängste eingebrannt haben und je länger sie bestanden haben, umso weniger kann Einsicht allein die Lösung sein. Auch die Vorstellung, man könne, wenn man das Zustandekommen der Störung intellektuell verstanden hat, „umlernen", ist leider abwegig und funktioniert nur sehr bedingt. Ein „Umlernen" ist tatsächlich so gut wie nie möglich. Wir können nur neue Muster aufbauen und etablieren, und die alten Muster dann nicht mehr aktivieren.

11. DEKONSTRUKTION 1 – REIFIKATIONEN ERKENNEN

Vorbemerkung

Während es beim Blick zurück darum geht, Störungen und Probleme genau zu analysieren, ihr oft komplexes Bedingungsgefüge zu verstehen, um sie dann möglichst zu überwinden und loszuwerden, geht es bei anderen Ansätzen darum, die Vergangenheit als Ganzes infrage zu stellen und hinter sich zu lassen. Diese Ansätze fasse ich hier unter dem Begriff „Dekonstruktion“ zusammen. Kurz gefasst geht es dabei darum, das, was im Denken aufgebaut und als scheinbar wahr konstruiert worden ist, wieder auseinanderzunehmen. Das geschieht in Psychotherapien eher selten und schon gar nicht systematisch.

Das funktioniert nur deshalb und insoweit, als dadurch ein Weg gebahnt wird, die eigenen Vorstellungen als Illusionen zu durchschauen und in der Wahrheit des Hier und Jetzt im präsenten Modus aufzuwachen. Ansonsten bliebe das Ganze eine intellektuelle Spielerei ohne wirkkräftig zu werden. Bevor ich praktische Vorgehensweisen und Übungen beschreibe, die in diese Richtung führen, sind einige Bemerkungen und Begriffsklärungen erforderlich.

Wie wir Reifikationen bilden

Den Vorgang, einem Phänomen ein Substantiv, ein Dingwort, zuzuordnen, kann man als Verdinglichung oder Vergegenständlichung bezeichnen. Das entsprechende Fremdwort dafür ist „Re-ifikation“ (von lateinisch *res* = die Sache, und *facere* = machen). Ich habe mich lange damit herumgeschlagen, für die inneren Vorgänge, über die ich schreibe, passende Substantive zu suchen, bis mir klar wurde, dass dieser Ansatz in sich ein Irrweg ist. Er führt zur Erzeugung von

Scheinwahrheiten, indem durch die Wortwahl die Innenwelt wie die materielle Außenwelt dargestellt wird. Damit verbunden wird die Illusion von immer gleichbleibenden Strukturen in uns erzeugt.

Tatsächlich wahrzunehmen sind in uns aber eben vorrangig bestimmte Qualitäten und deren Veränderungen in Form von Prozessen. In unserer Innenwelt gibt es keine feststehenden Räume mit Ecken und Kanten, keine Nägel, die eingeschlagen werden könnten, sondern wir können sie uns eher als einen höchst vielfältigen, bunten Fluss von allem Möglichen vorstellen.

Verdinglichungen werden auch auf die materielle Außenwelt angewendet und können da platte, verdummende Scheinwirklichkeiten erzeugen. Bei einer Wahl wird da aus Millionen einzelner Stimmen ganz verschiedener Menschen zum Beispiel der „Wählerwille" konstruiert und damit die Wirklichkeit auf unintelligente Weise vereinfacht dargestellt. Im politischen Raum wird von Demagogen auf entsprechende Weise „der Feind" erfunden. Der Ausdruck „schreckliche Vereinfachung" kann dann eine fürchterliche, buchstäbliche Wahrheit bekommen, wenn daraus gewalttätige Aktionen abgeleitet werden.

Um der Wahrheit näherzukommen, sollten wir dementsprechend erkennen, wie es zu diesen Reifikationen kommt, wie wir also bestimmte Phänomene verdinglichen, und diese Vergegenständlichung hinterfragen, um Scheinwirklichkeiten zu entlarven, die meist nichts weiter sind als willkürliche Meinungen über etwas. Unseren inneren Vorgängen bleiben wir so dicht wie möglich auf den Fersen, wenn wir in uns direkt die tatsächlich stattfindenden Qualitäten und Prozesse wahrnehmen, ohne ihnen vorschnell die Folie einer vorgefassten Meinung überzustülpen und sie durch eine Zerrbrille zu sehen. Sprachlich geht das am besten mit Adjektiven und Verben unter Vermeidung von Substantiven.

Beispielsweise sagen viele Menschen über sich, sie hätten ein schlechtes oder fehlendes Selbstbewusstsein. So, als würde ein bestimmtes Teil in ihrer Maschinerie fehlen oder nicht richtig arbeiten, das man deshalb reparieren oder ersetzen müsste. Dieses Etikett für häufig auftretende innere Verfassungen mit Entsprechungen im Erleben und Verhalten gibt als ungefähre Beschreibung eine Ahnung, worum es geht. Der Punkt ist aber, dass „Selbstbewusstsein" nur eine – wenn auch weithin akzeptierte – Erfindung des Denkens ist, ein psychologisches Konstrukt.

Was weiterführt und hilfreicher sein kann, ist aber eben nicht das Namen-Geben, um daraufhin mit dem Etikett zu operieren, sondern das sehr genaue Hinschauen und Hineinspüren in die innere Wahrheit unseres Körper-Geist-Seele-Systems. Woran genau merken wir in uns, dass wir „zu wenig Selbstbewusstsein" haben? Was ist dieses „Etwas", das scheinbar fehlt? Welche Zusammenhänge in unserem Fühlen und in der Körperwahrnehmung werden spürbar? Solche und ähnliche Fragen können die innere Wahrnehmung öffnen und dabei die natürlichen Selbstheilungskräfte aktivieren. Das Herumhantieren mit Etiketten ist dagegen nur ein oberflächliches Spiel, das nicht wirklich zu Lösungen führt.

Reifikation ist, die Produkte menschlicher Aktivität so zu verstehen, als wären sie etwas anderes als menschliche Produkte – wie etwa Gegebenheiten der Natur, Auswirkungen kosmischer Gesetze oder Manifestationen eines göttlichen Willens. [Peter L. Berger, Thomas Luckmann]*

* *Aus: Peter L. Berger, Thomas Luckmann, Die gesellschaftliche Konstruktion der Wirklichkeit, S. Fischer, Frankfurt a. M. 1970*

12. DEKONSTRUKTION 2 – DAS „ICH"

Zu den Begriffen Ego, Selbst und Identität

Im unreflektierten Alltagsgeist scheint es so etwas wie ein „Ich" zu geben, schließlich denken wir unzählige Male am Tag in Ich-Form, und zwar unser ganzes Leben lang: „Ich bin müde. Ich bin hungrig. Ich fühle mich verletzt. Ich freue mich. Ich war schon immer jemand, der… Ich bin beschämt. Ich habe Lust auf … Ich hasse mich manchmal. Ich fühle mich minderwertig. Ich bin neidisch. Ich bin mit dieser Einstellung voll identifiziert. Ich habe Schmerzen." Um 1880 konnte man außerdem Ich-Sätze hören wie: „Ich bin in meiner Ehre verletzt und fordere Sie zum Duell!", und heute hört man dafür eher Ich-Aussagen wie: „Ich finde das cool!"

Die Auflistung möglicher Aussagen in Ich-Form ließe sich unbegrenzt fortsetzen. Die Sätze drücken jeweils einen bestimmten Zustand, eine bestimmte Verfassung aus, die einem Menschen da gerade bewusst ist. Wenn man sich den jeweiligen zugrunde liegenden Zustand des Körper-Geist-Seele-Systems (auch „Ego-State" genannt) ausmalt und eben alle Erscheinungen berücksichtigt, bekommt man eine Vorstellung davon, wie sich der Felt Sense hierzu anfühlen könnte. Darin kommen dann neben der umfassenden Körperwahrnehmung Emotionen, Gedanken und Vorstellungen und vielleicht auch Intuitionen vor.

Wer oder was ist dabei das „Ich"? Hat es irgendeine materielle Substanz, etwa wie ein Edelstein mit tausend verschiedenen Facetten, von denen mal die eine, mal die andere aufleuchtet? Wo ist dieses Etwas, das immer wieder völlig anders in Erscheinung tritt? Wenn es ein Teil von uns ist, sollte es auch einen Ort in uns haben. Wo ist dieser Ort?

Stellt man irgendeinem Menschen auf der Straße diese Fragen, wird man meistens die Antwort bekommen: „Wer das ‚Ich' ist? Na, ich natürlich! Was soll diese Frage?!", womit die betreffende Person auf jeden Fall ihren Körper meint, vielleicht aber auch etwas, was sich innerlich wie „Ich“ anfühlt.

Eine zweifelhafte Berühmtheit erlangte das Ich als „Ego“, dem lateinischen Wort dafür, durch Sigmund Freud und seine Psychoanalyse. Laien sehen es fälschlicherweise als Beleg für dessen tatsächliche Existenz an, wenn jemand Berühmtes dies, scheinbar kaum widersprochen, in die Welt gesetzt hat. Dabei ist Freuds Begriff des Ego, jedenfalls im ursprünglichen Konzept, lediglich ein psychologisches Konstrukt, dem bestimmte Funktionen zugeschrieben werden. Damit war gemeint, dass es neben den biologischen Trieben, einem sogenannten Über-Ich in uns (empfunden als Gewissen) und der äußeren Realität quasi eine vermittelnde Instanz gebe, die zwischen diesen tatsächlichen oder vermeintlichen anderen Instanzen Kompromisse aushandelt. Das hat mit dem, was sich Menschen üblicherweise vage unter ihrem „Ich“ vorstellen, wenig zu tun.

Versucht man sich eine Vorstellung von der gesamten Persönlichkeit zu machen mit all ihren Facetten, ihren zum Teil widersprüchlichen Eigenschaften, ist der übliche Ausdruck in der Psychologie dafür das „Selbst“. Auch dieses vorgestellte Selbst ist lediglich eine Gedankenkonstruktion, die ebenso wenig materielle Substanz hat wie das sogenannte „Ich“. Sie kommt aber dem „gefühlten Ich“ relativ nahe.

Dann gibt es noch den Begriff der „Identität“ in seiner psychologischen Bedeutung. Ich habe schon erwähnt, dass man es sich in meinem Fall so vorstellen kann, dass mein „Ich“, oder besser ein Teil von mir, sich in der Kindheit mit meiner Mutter identifiziert hatte. Später, als Erwachsener, habe ich in mir beobachtet, wie ich mich zu einem Teil mit Eigenschaften meines Lehranalytikers identifiziert habe. Es war ein Prozess, bei dem allmählich und schleichend Bilder und Gefühle in mir auftauchten, ich würde mich in bestimmten Situationen so verhalten und fühlen wie er. Er wurde ein Stück weit mein Rollenmodell. Es werden ähnliche Prozesse in meiner Kindheit gewesen sein, die sozusagen wahrgenommene Eigenschaften und Verhaltensweisen meiner Mutter in mich einsickern ließen.

Unbewusst wurden meine Mutter, und später der Analytiker, ein

Stück weit zu Vorbildern und Anteile von mir zu einer Kopie davon. Ich habe keinen Zweifel daran, dass solche Prozesse stattgefunden haben und damit zu einem Teil meines erlernten Repertoires wurden, mich selbst zu fühlen und zu verhalten. Aber erneut stellt sich an dieser Stelle die Frage, wer oder was ist das „Ich", das sich da vermeintlich mit etwas identifiziert hat?

Die Suche nach dem „Ich"

Geht man materiell mithilfe anatomischer Studien an die Frage nach der Substanz von Ich, Identität und Selbst heran, ist festzustellen, dass es kein Organ in uns, keine Teile des Gehirns in uns gibt, die von der Wissenschaft als Orte für das Ich, das Selbst, unsere Identität vermutet würden. Angesichts der zentralen Bedeutung, die diese Phänomene für unser Leben haben, überrascht das natürlich.

Geht man linguistisch an die Frage heran, wird klar, dass es sich hier um Verdinglichungen, Reifikationen, handelt. Es sind bloße Vorstellungen, denen durch die Zuordnung von Begriffen scheinbar eine reale Existenz zugesprochen wird. Immerhin scheinen diesen Erfindungen des sprachdominierten Verstandes bestimmte innere Prozesse zu entsprechen.

Es ist in diesem Zusammenhang interessant, sich zu erinnern, dass kleine Kinder zunächst von sich in der dritten Person sprechen. Das kleine Kind sagt: „Paul hat Hunger.", bevor es von den Eltern lernt, dass es „Ich" sagen kann, wo „Paul" gemeint ist. Es ist eine interessante kleine Übung, einmal eine Zeit lang von sich selber in der dritten Person zu denken oder zu sprechen und zu beobachten, zu welchen veränderten Wahrnehmungen dies führt. Eine möglicherweise ganz banale – aber vielleicht die zutreffendste! – Erklärung für das, was das Ich ist oder eben auch nicht, finden wir also darin, dass es sich hier lediglich um einen Platzhalter in der Sprache handelt, der mit seiner Kürze und Prägnanz auch praktische Vorteile mit sich bringt. Man muss dann nicht immer den oft mehrsilbigen Namen verwenden.

Eine weitere Herangehensweise an die Frage nach dem Ich ist die Innenschau. Dies ist der Ansatz des Mystikers, der sich mit offenem Geist selbst untersucht. Man geht dabei sozusagen auf die Suche nach einem Etwas, das als Ich bezeichnet werden kann, und beobachtet in sich selbst sehr genau, ob man auf so etwas trifft. Im Folgenden findet sich eine Anleitung, die ich nach einer Übung von Arjuna Ardagh etwas umformuliert und etwas respektlos „Ich-Check" genannt habe. Diese innere Untersuchung erfordert eine große Offenheit und ernsthafte Bereitschaft, die Wahrheit in sich zu finden, sonst bleibt sie wirkungslos.

Durch die unaufhörliche innere Nachforschung, die fragt „Wer bin ich?", wirst du dich selbst erkennen und dadurch Befreiung erlangen. Finde den Ursprung des Ichs. Dann werden alle Schwierigkeiten verschwinden und das reine Selbst alleine wird bleiben. Wenn Sie das Ego suchen, finden Sie, dass es nicht existiert. Dies ist die Weise, es zu zerstören. [Ramana Maharshi]

Übung: Ich-Check

Bei diesem „Ich-Check" nach einer Übung aus dem „Awakening Coaching" von Arjuna Ardagh geht es nicht um irgendwelche klugen Gedanken oder intellektuellen Höhenflüge, sondern um eine äußerst schlichte Bestandsaufnahme dessen, was wir in uns vorfinden. Es ist so, als ob man einen Raum betritt und für sich feststellt, welche Gegenstände sich in diesem Raum befinden und welche nicht. Wir kehren dabei aber quasi unsere Blickrichtung um: Wenn wir sehen oder hören, zielt unsere Wahrnehmung auf etwas außerhalb von uns. Jetzt blicken wir hingegen in die andere Richtung bzw. hören in die andere Richtung und fragen uns, wer oder was wahrnimmt. Ist da ein „Ich" auffindbar? Wenn ja, wo befindet es sich, welche Form, welche Qualitäten hat es? Oder sind unsere Sinneswahrnehmungen einfach so da, ohne dass ein Ich erforderlich wäre?

1. Beginne mit der Übung „reines Sehen" (siehe dazu Seite 89. Stelle dir dazu dann folgende Fragen:

- Kostet es Mühe oder ist eine Entscheidung nötig, um zu sehen?
- Ist ein Gedanke erforderlich, um zu sehen?
- Gibt es im reinen Sehen einen Zeitablauf?
- Wer oder was nimmt das Gesehene wahr, ist sich dessen bewusst?

Wenn die Antwort auf die letzte Frage „Ich" oder ähnlich lautet, frage immer weiter:

- Wo ist dieses „Ich"? Wie sieht es aus? Welche Form, welche Farbe hat es? Macht es Geräusche? Wenn die Antwort „Ich weiß nicht" oder ähnlich lautet und die Frage ihren Sinn verliert:
- Gestatte dir, noch eine Weile die reine Wahrnehmung zu genießen und dich noch tiefer hineinfallen zu lassen.

So oder so: Beschließe die Übung mit einem Dank für das Erfahrene.

2. Gehe weiter zur Übung „reines Hören" (siehe dazu Seite 89). Stelle dir dazu dann folgende Fragen:

- Kostet es Mühe oder ist eine Entscheidung nötig, um zu hören?
- Ist ein Gedanke erforderlich, um zu hören?
- Gibt es im reinen Hören einen Zeitablauf?
- Wer oder was nimmt das Gehörte wahr, ist sich dessen bewusst?

Wenn die Antwort auf die letzte Frage „Ich" oder ähnlich lautet, frage immer weiter:

- Wo ist dieses „Ich"? Wie sieht es aus? Welche Form, welche Farbe hat es? Macht es Geräusche? Wenn die Antwort „Ich weiß nicht" oder ähnlich lautet und die Frage ihren Sinn verliert:
- Gestatte dir, noch eine Weile die reine Wahrnehmung zu genießen und dich noch tiefer hineinfallen zu lassen.

So oder so: Beschließe die Übung mit einem Dank für das Erfahrene.

3. Gehe weiter zur Übung „reines Fühlen" (siehe dazu Seite 89). Stelle dir dazu dann ebenfalls folgende Fragen:

- Kostet es Mühe oder ist eine Entscheidung nötig, um zu fühlen?
- Ist ein Gedanke erforderlich, um zu fühlen?
- Gibt es im reinen Fühlen einen Zeitablauf?
- Wer oder was nimmt das Gefühlte wahr, ist sich dessen bewusst?

Wenn die Antwort auf die letzte Frage „Ich" oder ähnlich lautet, frage immer weiter:

- Wo ist dieses „Ich"? Wie sieht es aus? Welche Form, welche Farbe hat es? Macht es Geräusche? Wenn die Antwort „Ich weiß nicht" oder ähnlich lautet und die Frage ihren Sinn verliert:
- Gestatte dir, noch eine Weile die reine Wahrnehmung zu genießen und dich noch tiefer hineinfallen zu lassen.

So oder so: Beschließe die Übung mit einem Dank für das Erfahrene.

Zwei einfache Schritte

Das Infragestellen und Dekonstruieren kann man ganz sanft und wenig radikal beginnen. Ann Weiser Cornell*, eine amerikanischen Focusing-Lehrerin und langjährige Kollegin von Gene Gendlin, bietet dafür zwei einfache Schritte an, die man immer wieder machen kann. Hierzu folgende Anweisung:

1. Anstatt beispielsweise zu denken: „Ich ärgere mich", trete ich quasi innerlich einen Schritt beiseite und stelle fest: „Etwas in mir... (z. B. ärgert sich)."

2. Im zweiten Schritt spüre ich, dass da etwas in mir ist, dass ich ... (z. B. Ärger) nenne.

* *Ann Weiser Cornell, Focusing - Der Stimme des Körpers folgen: Anleitungen und Übungen zur Selbsterfahrung, Rowohlt.*

Mit diesen feinen, kleinen, unauffälligen, aber sehr wirksamen Schritten geschieht etwas grundsätzlich sehr Wichtiges: Wir hören auf, uns selbst als Ganzes mit dem … (z. B. Ärger) zu identifizieren, unseren Blick einzuengen, nicht mehr nach links und rechts zu schauen, als ob wir voll und ganz und ausschließlich der Ärger wären. Und wir nehmen die Gefühlsqualität … (z. B. „Ärger") bewusst wahr.

Mit diesen beiden Schritten geht die Bewegung in Richtung bewusstes Dasein, hin zu dem Erleben von Weite und Akzeptanz im Hier und Jetzt. Wir werden nicht „blind vor Ärger", sondern werden uns bewusst, dass gleichzeitig vieles andere in uns ist und wir auch noch anderes und mehr sind als unsere momentane Emotion. Und deshalb fahren wir auch nicht so schnell auf unsere unzähligen Geschichten ab oder halten sie für die einzige Wahrheit. Durch das Aktivieren unseres Bewusstseins, des bewussten Seins, unserer „Zeugen"-Qualität, weiten wir uns innerlich und vergrößern unseren mentalen Raum.

13. DEKONSTRUKTION 3 – DAS „FALSCHE SELBST“

Falsches Selbst, statt wahrer Natur

Der britische Kinderarzt und Psychoanalytiker D. W. Winnicott schuf das Konzept des „falschen Selbst“. „Selbst“ ist wie schon erwähnt ein psychologischer Begriff, mit dem so etwas wie die „gefühlte Gesamtpersönlichkeit“ gemeint ist. Ganz im Gegensatz zu dem Konstrukt eines Ich bzw. des Ego bei Freud, jedenfalls in seiner ursprünglichen Fassung, sind hier also alle möglichen Eigenschaften und Aspekte einer Person gemeint. Wenn jemand sich mit sich selbst im Reinen fühlt, sich die Dinge für ihn rund und stimmig anfühlen und er sagt: „Ich fühle mich gut.“, meint das „Ich“ in diesem Satz ungefähr das, was mit dem Selbst gemeint ist, und das hat mit Freuds „Ego“ dann wenig zu tun.

Die skizzierte Entwicklung meiner Kindheit kann man so betrachten, dass sie bei mir zur Ausbildung eines „falschen Selbst“ mit zugehörigen „falschen Identitäten“ geführt hat. Mit „falschem Selbst“ ist hier also gemeint, dass ein Kind unter dem sozialen Anpassungsdruck der Eltern oder sonstigen Umgebung, Eigenschaften annimmt, die erwünscht sind, aber nicht seinem eigentlichen Wesen, seiner wahren Natur, entsprechen. Als Belohnung dafür wird sein Verhalten mit wertschätzenden, liebevollen Reaktionen beantwortet oder das angepasste Verhalten wird stillschweigend gefordert. Als kleines Kind lernte ich, störende Impulse zu unterdrücken, zum Beispiel wild und laut herumzuspielen oder meine Mutter mit Fragen zu nerven und Wünsche zu äußern, um mir ihre Zuwendung zu erhalten. Mein Vater war, wie schon angedeutet, an meiner Erziehung so gut wie gar nicht beteiligt. Später habe ich im Verhalten meiner Mutter gegenüber meinen eigenen Kindern miterlebt, mit welcher Entrüstung und heftigen Wut sie reagieren konnte, wenn diese nicht machten, was sie wollte. Mir gegenüber musste sie selten offen aggressiv werden – was sie selbst auch eigentlich verabscheute –, das Potenzial dafür war aber immer im Hintergrund spürbar und wird sich vermutlich durch „passive Aggression" geäußert haben, vor allem durch Liebesentzug bei unerwünschtem Verhalten. Ich muss die Lektion schon sehr früh gelernt und verinnerlicht haben und war von klein auf erfolgreich auf Angepasstheit, Zurückhaltung eigener Impulse und auf Mund-Halten konditioniert.

Als kleines Kind hat man in einer solchen Situation keine Alternative, zumal wenn eine dritte Person zur Korrektur und dem Vorleben einer anderen Position nicht vorhanden ist. Mein Vater hätte das sein können, wenn er sich die Zeit genommen hätte. Hätte er mit mir gesprochen und sich wirklich mit mir beschäftigt, hätte ich die Dinge und mein Leben durch eine andere Brille sehen können, wäre andere Wege gegangen, hätte andere Bilder entwickelt. Weil mein Vater aber immer nur gearbeitet hat, um die bürgerliche Existenz aufzubauen und die Familie zu versorgen, fand er dazu leider nie die Zeit. So blieb ich ganz dem Einfluss meiner Mutter ausgesetzt. Soweit ich es rekonstruieren konnte, war mein Vater ein lebenslustiger und sehr musikalischer Mann, der mutig genug gewesen war, den Schritt in die Selbstständigkeit in der Aufbauphase der Nachkriegszeit zu wagen.

Als Kind hat man nicht die Möglichkeit, die Koffer zu packen, um sich ein anderes, besseres Zuhause zu suchen. Tatsächlich kommt es immer wieder vor, dass Kinder das vielleicht im Alter von sieben oder acht Jahren versuchen, aber natürlich ohne Erfolg. Schon eher drohen heute Kinder von vielleicht zehn oder zwölf Jahren ihren Eltern damit, das Jugendamt anzurufen. Das „falsche Selbst" ist letztlich auch nur ein psychologisches Konstrukt, mit dem man wichtige Mechanismen der Entwicklung sinnvoll bezeichnen kann. Es hat aber natürlich genauso wenig Substanz wie das „Ich".

Ein falsches Selbst hat jeder

Die Ausbildung von Strukturen, die man im Begriff eines „falschen Selbst" zusammenfassen kann, ist in einem gewissen Ausmaß unumgänglich, weil alle Eltern von ihren Kindern ein gewisses Maß an Anpassung verlangen und verlangen müssen. Wenn es zum Beispiel um den Schutz vor Verletzungen in einer hoch technisierten Umwelt geht, ist natürlich auch das Verankern von einem ausreichend vorsichtigen Verhalten durch entsprechende Ermahnungen, etwa beim Überqueren der Straße, unbedingt erforderlich.

Alle Eltern haben zudem ihre jeweils ganz charakteristischen Eigenschaften, und diese wirken sich ganz zwangsläufig prägend auf die Kinder aus.

Dementsprechend sind im konkreten Einzelfall vor allem die Fragen zu stellen, wie ausgeprägt das falsche Selbst tatsächlich ist und ob wesentliche Eigenschaften unterdrückt wurden.

Wenn man dem kleinen Mozart nicht die Möglichkeit zur Verfügung gestellt hätte, von klein auf zu musizieren und sein Jahrhunderttalent zu entfalten, was wäre wohl aus ihm geworden? Unter dem – damals vermutlich massiven – Anpassungsdruck anderer Eltern, die vielleicht alles Musische als gering zu schätzende, brotlose Kunst abgewertet hätten, wäre aus ihm vielleicht ein unglücklicher Kaufmann oder Anwalt geworden, der seinen Beruf nicht besonders erfolgreich ausgeübt hätte, weil diese Tätigkeiten seiner eigentlichen Natur total widerstrebten. Er hätte seine wahre Natur nicht leben können und vermutlich Zeit seines Lebens das Gefühl gehabt, dass ihm etwas Wichtiges fehlt, ohne zu wissen, was es ist. Und seine Musik, die bis heute Millionen Menschen berührt und bereichert, hätte es nie gegeben. In einem weniger traurigen Szenario hätte er vielleicht erst später im Leben, als er beruflich etabliert war, begonnen, Musik zu machen und zu komponieren. Möglicherweise hätte er dann aber nicht das außerordentliche Niveau erreicht, dass ihm tatsächlich möglich war, weil er frühzeitig gefördert wurde.

Hinter der Maske

In meiner Schulung zum „spirituellen Coach“ habe ich an der im Folgenden geschilderten Übung in einer Lerngruppe teilgenommen.

Diese Übung hat mir ganz unmittelbar wesentliche Erfahrungen vermittelt, die mein Leben nachhaltig verändert haben:

> Ich bin in der Ausbildung für das spirituelle Coaching von Gruppen, und das Seminar findet in der lieblichen mediterranen Umgebung von Korfu statt. Unsere neunköpfige Arbeitsgruppe hat eine erste Aufgabe bekommen, an die wir uns nicht mehr genau erinnern können, außer, dass wir uns abends zusammensetzen sollen, um über uns zu sprechen. Aber das macht nichts, denn spontan entsteht ein sehr freundlicher, offener Austausch. Zur Lockerung von Zunge und Geist wurde ausnahmsweise etwas Alkohol empfohlen, während ansonsten strikte Abstinenz von Drogen aller Art angesagt ist. Susanne macht den Anfang und erzählt – das erste Mal in ihrem Leben von über 50 Jahren –, von ihrem Trauma mit zwölf Jahren, als ihre Mutter, zu der sie eine sehr gute und enge Verbindung hatte, plötzlich und unerwartet gestorben war. Am Grab hatte sie heftig und völlig untröstlich geweint und geschrien.
>
> Für sie ist das Ansprechen dieser nie verheilten seelischen Wunde ein Schritt, der viel Mut erfordert. Sie zeigt sich damit in der Gruppe von ihrer verletzlichsten Seite. Mich berührt ihr Schicksal sehr, in dieser Weise am Beginn ihrer Pubertät von diesem Schicksalsschlag getroffen worden zu sein, zu einem Zeitpunkt, an dem sie mit dem inneren Chaos während der Metamorphose vom Mädchen zur Frau zu kämpfen hatte. Es war, als ob ihr der Boden unter den Füßen weggerissen wurde und ihr ganzes Leben aus den Fugen geriet.
>
> Nach dieser Ouvertüre entsteht in der Gruppe eine wunderbar milde, aufmerksame Stimmung. Alle gehen sehr vorsichtig und mitfühlend miteinander um, wie in einem Garten der Menschlichkeit, in dem alles Unvollkommene und Schwierige seinen Platz hat und Gehör findet. Ich spreche von meinem Leben und dem Verlust meines Vaters kurz vor meinem zehnten Geburtstag. Wie ich nicht wirklich trauern konnte und begann, mich durch Dissoziation schützen zu wollen. Wie ich das trauern erst Jahrzehnte später nachgeholt habe und wie das mein Leben geprägt hat.

Ebenso wie für Susanne ist das Sprechen in dieser Gruppe Balsam für meine Seele. Es tröstet, auch wenn nichts rückgängig gemacht werden kann. Indem wir sprechen, beginnen wir das scheinbar Inakzeptable zu akzeptieren, und erfahren, dass Akzeptanz heilsam ist.

Am nächsten Tag gibt es eine neue Gruppenaufgabe. Nacheinander stellt sich jeder bei laufender Kamera vor die Gruppe mit keiner anderen Vorgabe, als fünf Minuten lang dort zu stehen, ohne zu sprechen. Nach der Aufzeichnung gibt es eine kurze Rückmelderunde, in der die jeweiligen Beobachter dem Gefilmten ihre Eindrücke und Beobachtungen mitteilen.

Als ich an der Reihe bin, nehme ich nacheinander zu jedem Beobachter Blickkontakt auf. Acht wortlose Begegnungen, die durch das ständige Beobachtetwerden in einer Art Öffentlichkeit stattfinden. Ich versuche, in der Präsenz zu bleiben, merke aber in den letzten Minuten, als es quasi nichts mehr zu tun gibt – ich habe ja mit jedem Kontakt aufgenommen –, ein Abdriften in Unsicherheit und zunehmende Angespanntheit. Eigentlich würde ich mich jetzt gerne verstecken, unsichtbar werden, mich der Situation entziehen. Mit geballter Intelligenz und Aufmerksamkeit melden mir die Beobachter zurück, dass diese Unsicherheit in der Körperhaltung, Gestik und Mimik zum Ausdruck kommt. Das höre ich nicht gerne und es tut mir weh. Viel lieber wäre ich doch als unerschütterlich in meiner Präsenz, stark und selbstsicher, wahrgenommen worden, was ich aber offenbar im Kern noch nicht bin.

Nach und nach kommt jeder dran und jeder bekommt im Feedback Dinge zu hören, die hinter die Fassade blicken lassen. Was dabei herauskommt, ist zum Teil ganz schön heftig. Durch den Austausch am Abend zuvor und andere Kontakte mit den Gruppenmitgliedern kenne ich alle gut genug, um diesen Blick hinter die Kulissen mit der jeweiligen Ausstrahlung der Fassade vergleichen zu können.

Ich lerne dabei eine Lektion, die allein die Reise nach Korfu wert gewesen wäre: Jeder Mensch trägt in der Gruppensituation eine Maske, die sein wahres Gesicht verbergen soll. Die Maske ist nach der vermeintlichen sozialen Erwünschtheit geformt. Aber intelligente und aufmerksame Beobachter durchschauen das Spiel immer. Sie erkennen, was versteckt werden soll. Und deshalb ist das Tragen der Maske letztlich albern und zwecklos. Die Mühe kann man sich sparen. Es ist viel entspannter, nichts verbergen zu wollen, und sich einfach zu zeigen, wie man ist.

Das ist meine zweite Lektion: Ich kenne meine Mitstreiter gut genug, um deren viele Qualitäten wahrzunehmen. Jeder Einzelne hat zahlreiche Talente, ist intelligent, gebildet, lebendig, liebenswert. So wird mir richtig deutlich, wie unnötig und absurd es ist, sich zu verstecken und zu verstellen, es sei denn, man will Menschen täuschen und manipulieren. Die natürliche Intelligenz und Intuition lässt Menschen aber auch das – früher oder später – spüren und durchschauen.

Auswirkungen des falschen Selbst nach innen

Wie reagiert ein psychisch gesunder erwachsener Mensch darauf, dass er daran gehindert wird, in seinem Leben das zu machen, von dem er klar und deutlich fühlt, dass es „sein Ding“, seine Bestimmung ist? Natürlich versucht er sich gegen die Einschränkung zu wehren und entwickelt eine massive Wut gegen die Menschen, die ihn behindern wollen. Ein kleines Kind, das – wie in meinem Fall – sehr früh zu spüren bekommen hat, dass Widerstand zwecklos ist, weil alle Macht bei den Eltern liegt (in meinem Fall bei meiner Mutter), kommt aber eventuell innerlich gar nicht so weit, dass es diese Art von Gegenwehr mit der zugehörigen Wut überhaupt entwickeln kann. Das innere Feuer, lebendig zu sein, mit dem Mozart seine großartige Kreativität ausleben konnte, wird im Keim erstickt. **Die starken Energien, die das natürliche Ausleben des wirklich Eigenen antreiben würden, werden innerlich blockiert.**

Diese innere Situation kann von einem kleinen Kind natürlich noch nicht verstanden und ausgedrückt werden. Früher oder später wird sie als „normal“ hingenommen, wird verdrängt und bleibt unbewusst. Durch diesen Mechanismus kann die natürliche Lebendigkeit und Vitalität eines Menschen sich nicht entfalten und der Betreffende bleibt weit hinter dem zurück, was ihm eigentlich möglich wäre. Bei manchen Menschen kann das so für den Rest des Lebens bleiben.

Bei anderen – und so war es auch bei mir – melden sich die verdrängten Wünsche früher oder später, und es beginnt eine lange innere Auseinandersetzung zwischen den (über-)angepassten Persönlichkeitsanteilen und den nach Entfaltung des wirklich Eigenen drängenden Anteilen. Hier kann eine längere Psychotherapie sozusagen Geburtshilfe leisten, bei der Schicht um Schicht das Aufgedrückte oder auch selbst Zugelegte, Überangepasste, Gekünstelte abgetragen wird, um die wahre Natur freizulegen. Oder jemand kann sich auf einen „spirituellen Weg“ begeben und lernen, im Zuge dessen die vielen inneren Blockaden loszulassen und zu sich selbst zu finden.

Auch bei mir war es so, dass ich die als Kleinkind unterdrückte Lebendigkeit erst viel später als Erwachsener überhaupt wahrnehmen und nach und nach dann immer besser ausleben konnte. Ich wurde direkter, spontaner, entwickelte meine musikalische Neigung, auch wenn ich kein Mozart bin. Immer mehr fühlte ich mich mit mir selbst stimmig, in Übereinstimmung. Das war ein jahrelanger, mühsamer Prozess, in dem die tieferen Schichten nach und nach freigelegt wurden. Aber ohne jeden Zweifel war das der Mühe wert, weil es dazu führte, erstmals frei, spontan, authentisch zu leben. Und das fühlt sich so unvergleichlich viel besser an, als im Gefängnis des Anpassungs-Korsetts zu stecken.

Wahres Selbst, wahre Natur

Formulierungen wie „zu sich selbst finden“, „sich selbst verwirklichen“, „werden, wer man ist“, „sein, wer man ist“ verweisen auf die wahre Natur des Menschen, die offenbar irgendwie in ihm enthalten ist, aber oft nicht richtig zum Vorschein kommt. Neben dem offensichtlich Erkennbaren, wie ein Mensch ist, welchen Charakter er zu haben scheint, gibt es irgendwo das „Eigentliche", Echte, das zu diesem und nur diesem Menschen Gehörige, das man aber offenbar erst finden muss und zu dem man erst werden muss. Auch das Konzept des falschen Selbst hat sprachlogisch zur Folge, dass es ein echtes oder „wahres" Selbst geben muss. Und ohne jeden Zweifel gehörte es zu Mozarts wahrer Natur, ein außergewöhnlicher Komponist zu sein und diese Welt um so vieles zu bereichern. Seine Musik hat den Test der Jahrhunderte bestanden und berührt noch heute unzählige Menschen. Und das kann nicht unecht, oberflächlich, aufgesetzt sein. Es ist wahre Kunst, die nicht mechanisch erzeugt werden kann.

Aber wer oder was ist dieses wahre Selbst? Wo ist es lokalisiert? Wie kann man es fördern, es sich entwickeln lassen? Woran erkennt man, dass es wirklich das „wahre" Selbst ist? Um sich dem gedanklich zu nähern, kann man sich fragen, ob es möglich ist, Kinder ohne jeden Anpassungsdruck aufwachsen zu lassen. Die 68er-Generation hat das zum Teil in gut gemeinter Absicht versucht. Anders als sie es selbst erlebt haben mit Eltern, die oft erzkonservativ, materialistisch und autoritär waren, sollten die Kinder der „68er" völlig frei von einengenden Vorgaben aufwachsen. Diese „antiautoritäre Erziehung" war jedoch in vielerlei Hinsicht ein schwerwiegender Irrweg. Wie oft im Leben ist das Gegenteil von etwas Falschem – Kinder auf den vermeintlich einzig richtigen Weg zwingen zu wollen – auch nicht richtig. Kleine Kinder brauchen bestimmte Vorgaben und Strukturen im Leben, an denen sie sich entwickeln, orientieren und vielleicht auch reiben können. Das totale laissez faire wird dem nicht gerecht, überfordert Kinder mit Entscheidungen und Verantwortung, für die sie noch nicht reif sind, und erzeugt inneres Chaos und eben keine psychische Gesundheit. Das bedeutet für Eltern, dass sie für die Art und Weise, wie sie mit ihren Kindern umgehen und sie prägen, Verantwortung übernehmen müssen und sich nicht aus der Elternrolle stehlen können, wie es in dieser Generation zum Teil praktiziert wurde. Sich als Eltern nicht mit „Mama" und „Papa" anzusprechen zu lassen, sondern mit dem Vornamen, ist ein Symptom hierfür.

Zwischen den Extremen von gewaltsam erzwungener Angepasstheit und völligem Larifari gibt es einen mittleren Weg. Der erschließt sich aber nicht über Ideologie, sondern nur über die Intuition. Was das wahre Wesen eines Kindes ist bzw. erst werden will, kann durch liebevolle, aufmerksame Beobachtung und eine auf Förderung der Entwicklung einer eigenständigen Person ausgerichtete Haltung intuitiv eher gefühlt, erspürt, ertastet als erdacht werden. Dabei wird wirkliche Intelligenz (die emotionale, soziale Intelligenz eingeschlossen) wirksam, die viel mehr und anderes ist als bloße Bildung.

Das gilt auch für das Erkennen der eigenen wahren Natur. Deren Quelle liegt in unserem Innersten verborgen und ist für uns nicht unmittelbar zugänglich. Wir können aber unsere Intuition befragen, ob sich etwas für uns rund und stimmig anfühlt oder eben nicht. Etwas, das passend und richtig für uns ist, führt zu einer spürbaren inneren Resonanz, einer inneren Öffnung, die mit dem Freiwerden von Energie verbunden ist. Dazu können intensive Glücksgefühle kommen, „bei sich selbst angekommen zu sein". Das kann eine Kaskade von weiteren Energiefreisetzungen auslösen, wie ein inneres Feuerwerk.

Im präsenten Modus von Offenheit und Achtsamkeit wird der Raum für diese Öffnung geschaffen, sodass sich die wahre Natur ganz von selbst entfalten kann. Diese lässt sich nie berechnen, lässt sich nicht wirklich fassen, genauso wenig wie wirkliche Kunst berechnet oder mechanisch „gemacht" werden kann. Vielmehr wird der von der Muse geküsste Künstler zu einem Medium, durch den etwas Höheres, Überpersönliches, hindurchfließen und sich manifestieren kann. Das ist wie eine Gnade, wie ein Geschenk. Der Künstler wird damit beglückt oder auch nicht, hat diesen Prozess nie wirklich im Griff und kann das Ergebnis oft nicht reproduzieren.

Von berühmten Jazzmusikern ist bekannt, dass sie ihre gelungensten Improvisationen nicht erneut zustande bringen. Selbst wenn sie ihre eigene Kreation in Notenform vorliegen haben, sind sie nicht in der Lage, es erneut so zu spielen, wie es spontan aus ihnen herausgekommen war. Ähnliches geschieht beim Improvisationstheater. Da bringen Menschen spontan, „aus dem Nichts", Dinge hervor, von denen sie vorher noch gar nicht wussten, dass sie zu ihren Möglichkeiten gehörten.

Wer seine wahre Natur voll lebt, macht damit sein Leben zu einem Kunstwerk. Er realisiert kreativ das Bestmögliche, für ihn zutiefst Passende und Stimmige.

Die wahre Natur im anderen direkt erleben

Ein anderer Weg, die wahre Natur – die eines Gegenübers wie auch die eigene – zu erleben, ist die direkte, unmittelbare, von allen Blockaden befreite Begegnung zweier Menschen. Im Folgenden schildere ich mein entsprechendes Erlebnis:

> Im Kursus für spirituelles Coaching findet an einem Vormittag eine Gruppensession statt. Es sind vierzig bunt gemischte Menschen anwesend, die sich gerade erst kennengelernt haben, alle hoch motiviert, in ihrer Entwicklung weiterzukommen, bereit, sich zu öffnen. Der Anleiter gibt eine Gruppenübung vor.
>
> Wir gehen, jeder für sich, schweigend im Gruppenraum umher. Wann immer sich zwei Blicke begegnen, gehen die beiden Menschen auf einander zu und halten, ohne zu sprechen, ununterbrochen den Blickkontakt.
>
> Neugierig und wild entschlossen weiterzukommen, lasse ich mich auf die Übung ein. Der intensive Blickkontakt berührt mich emotional. Wo ich zunächst nur einen anderen Körper, ein anderes Gesicht, andere Augen gesehen habe, kommen Gefühle in der Herzgegend auf und mein ganzer Körper reagiert. Für Momente fühle ich mein Gegenüber in seinem Wesen und dabei auch mich selbst in meinem Wesen.
>
> Das hat etwas sehr Persönliches, Intimes. Sich ohne zeitliches Limit in die Augen zu schauen erzeugt totale Nähe. Wie ein Zoomen aus der Vogelperspektive direkt in die Mitte eines anderen fühlenden Wesens, eines anderen Lebens. Wenn der andere sich auch öffnet,

entsteht wirkliche Begegnung. Zwei wildfremde Menschen nehmen einander offen, ungeschminkt und ohne Maske wahr, und es taucht von selbst die Frage auf, wie man zueinander steht, was man voneinander möchte.

In dem Moment, in dem ich den anderen als bewusstes und fühlendes Wesen wahrnehme, ohne Worte seine Essenz spüre, in diesem geheimnisvollen Augenblick entsteht eine sehr intensive Verbindung, die mich zutiefst berührt. Ich spüre das in meinem Herzen, bin dabei manchmal zu Tränen gerührt oder es läuft mir ein Schauer den Rücken hinunter. Entsprechend der Vorgabe sage ich: „Ich sehe dich.“, und der andere antwortet: „Und ich bin hier.“ Danach bedanken wir uns kurz bei einander und gehen weiter im Raum bis zur nächsten Begegnung.

Diese Übung hat mein Leben verändert. Ich habe erfahren, wie sich unmittelbare, wortlose, tiefe Begegnung anfühlt und was sie auslöst. **Wirklich in emotionalen Kontakt zu kommen ist zutiefst befriedigend. Es ist wie nach Hause zu kommen, da anzukommen, wo man eigentlich schon immer hinwollte.**

In meinem Zuhause ist alles da, was ich brauche. Einfach so. Die Suche hat ein Ende. Ich ruhe in mir und meine Existenz ist reich und von Sinn erfüllt, auch wenn meine Hände und Taschen leer sind. Ich bin in meiner wahren Natur. Mein Verstand beugt sich dieser höheren Wahrheit und hört auf, vor sich hinzuplappern. **Die bedingungslos offene Begegnung mit dem anderen führt mich auf geheimnisvolle Weise zu mir selbst.**

Und dem anderen wird es wohl auch so gehen. Indem wir uns gemeinsam in der Begegnung öffnen, sind wir funkelnd lebendig und gemeinsam im Kontakt mit einem größeren Ganzen, das keine Worte hat und das wir intellektuell nicht verstehen. Wie traurig wäre es, diese Chance zu verpassen und im Autopilot-Modus nur distanziert und mechanisch zu interagieren?

„Ich", „Selbst" und die wahre Natur

Mit einer solchen Übung verlässt man übrigens wieder das Territorium der konventionellen Psychotherapie, obwohl es sich um eine schlichte Begegnung handelt, der nichts „Esoterisches" anhaftet und bei der auch nicht „geglaubt" werden muss. **In der Psychotherapie arbeitet man vielmehr mit dem zentralen Glaubenssatz „Es gibt ein Ich.", ohne diesen jemals infrage zu stellen. Dementsprechend wird das direkte Ansteuern des befreiten Geistes gar nicht erst versucht und diese entscheidende Ressource nicht genutzt. Das Verbleiben im Alltagsgeist ist so vorprogrammiert.**

Weiter oben habe ich das Konzept eines „falschen" oder auch „wahren" Selbst vorgestellt. **Wie hängen, die Ideen vom Ich, vom (falschen) Selbst und von der wahren Natur zusammen? Ich versuche dies in einem Vergleich darzustellen:** Alles beginnt mit unserer Lebenskraft, unserer Vitalität, die unser ganzes Körper-Geist-Seele-System ernährt und am Leben erhält. Man kann sich diese Kraft wie eine Quelle in uns vorstellen, die ganz tief im Innersten entspringt und meistens von unserer alltäglichen Geschäftigkeit verdeckt und gar nicht wahrgenommen wird. Wir spüren aber diverse Strömungen, die von dieser Quelle ausgehen, sich in alle möglichen Richtungen ausbreiten und verschiedene Bereiche in uns „bewässern", wenn da ein freier Fluss möglich ist und nicht durch Barrikaden und Blockaden verhindert wird.

Wenn die Versorgung mit diesem Lebenselixier funktioniert, fließt diese Nahrung auf fruchtbares Land. Da wächst und gedeiht dann etwas und trägt Früchte. Unsere Talente können sich entwickeln und aufblühen. Die verschiedenen Strömungen entsprechen jeweils Teilen in uns, Teilpersönlichkeiten wenn man so will, „kleinen Ichs", die sich dementsprechend jeweils in der Ich-Form ausdrücken. Alle Strömungen zusammen bilden das, was man „das Selbst" nennen kann. Und dies entspricht am ehesten dem, was im Alltagsgeist als „Ich" empfunden wird.

Wenn das „wahre Selbst" realisiert wird, kann der Fluss der Lebensenergie alle vorhandenen Gebiete in uns erreichen und alle Potenziale beleben. Das geschieht nach einem geheimnisvollen Plan, den wir nicht direkt einsehen können. Intuitiv können wir aber fühlen, was rund und stimmig für uns ist und diesem Plan entspricht. Offensichtlich gibt es in uns Verbindungen zu etwas Höherem, Überpersönlichem, das diesen Plan mitgestaltet, ohne dass wir dies direkt erfassen und benennen können. Keine Teilströmung steht dabei für das Ganze. Wir sind immer so viel mehr und anderes als das, was wir in einem bestimmten Ich-Zustand fühlen.

Mehr oder weniger große Teile der Landschaft können aber zur übermäßigen Anpassung, und damit zum falschen Selbst gehören. Durch Blockaden können dann ganze Gebiete in uns nicht mit ausreichender Lebensenergie versorgt werden und verkümmern, weil das Quellwasser dafür andere Teile in uns versorgt, die eigentlich nebensächlich oder unserer wahren Natur fremd sind. Eine ganze Landschaft kann da gewachsen sein, die ihren Wert haben mag, aber uns nicht wirklich entspricht. Die Lebensenergie kann sich auch aufgestaut haben, ganze Stauseen bilden, die unser ungenutztes Energie-Potenzial ausmachen. Unter der Oberfläche kann dadurch großer Druck herrschen, der uns brodeln lässt und Anspannung verursacht.

Eine andere Metapher ist die des „Feldes", also einer Fläche in uns, die quasi das Potenzial dafür enthält, dass sich hier alles Mögliche entwickeln kann. Und das ist so anders, so viel offener, weiter und wahrer als die unglaublich kleinliche Vorstellung, einen Teil von sich für das Ganze zu halten, was zum Beispiel vor etwa 150 Jahren auch in unseren Breiten Männer dazu brachte, sich zu duellieren, weil sie sich ganz mit diesem (gekränkten) Anteil identifizierten.

Wir sind nicht eindimensional, sondern ein komplexes, multidimensionales, vielfältiges Etwas mit zahlreichen Facetten und Potenzialen.

14. DEKONSTRUKTION 4: GLAUBENSSÄTZE ÜBERPRÜFEN

Identifizieren von Glaubenssätzen

Untersuchen wir, wie unser Körper-Geist-Seele-System funktioniert, lässt sich sehr vieles auf die einfache Formel bringen, dass wir von Glaubenssätzen bestimmt werden. **Wir leben in subjektiven Welten, die wir für real halten, und lassen uns von diesen Grundannahmen über uns und die Welt steuern.** Nehmen wir als Beispiel den bei sehr vielen Menschen verbreiteten Glaubenssatz „Ich bin nicht genug." Dieser Satz wird meist nicht explizit geäußert, kommt aber in dem, was der Betreffende denkt und fühlt, wie er sich verhält, immer wieder zum Ausdruck.

Wenn das nur ein bloßer Gedanke wäre, wäre es einfach, diesen zu verändern. Wir bräuchten quasi nur einen einfachen „Klick" wie bei einem Computer und würden dann eben etwas anderes denken. **Doch unsere Glaubenssätze sind mit unseren Emotionen und unserem Körper verbunden, und dies gibt ihnen die eigentliche Wirksamkeit und Kraft.** Und unsere tieferen, oft wenig oder gar nicht bewussten Prozesse sind nicht so einfach zu verändern. Das ist sozusagen die Rückseite der Medaille, deren Vorderseite „Stabilität" heißt. Wäre es anders, würden sich Menschen im Nu grundlegend ändern und auf der Welt würde es chaotisch – also noch chaotischer als jetzt schon – zugehen.

Glaubenssätze können uns bewusst sein oder auch nicht. Nehmen wir den eben genannten Beispielssatz „Ich bin nicht genug.", der häufig bei Menschen mit Depressionen zu finden ist. Obwohl diese Ansicht bei vielen Menschen das Denken und Fühlen wesentlich bestimmt, ist es diesen Menschen oft nicht bewusst, dass es sich dabei um einen Glaubenssatz handelt, so sehr halten sie dies für ihre selbstverständliche Realität und nicht anzuzweifelnde Wahrheit. Stellen wir uns einen Menschen mit diesem Glaubenssatz in einer Runde von anderen Menschen vor, die freundschaftlich und liebevoll mit ihm verbunden sind. Vielleicht sind es Ehepartner, ein guter Freund, Bruder, Schwester, Tochter oder Sohn. Sie alle sind ihm auf positive, liebevolle Weise zugewandt und könnten ihm entgegnen: „Doch, du bist für uns gut genug. Wir mögen dich so, wie du bist! Du bist okay!"

Als Erstes könnte es dem Betreffenden nunmehr bewusst werden, wie sehr er von seiner negativen Vorstellung bestimmt und beherrscht wird. Und er könnte dann eine Ahnung davon bekommen, dass sein Problem nicht „die Wirklichkeit" ist, sondern sein inneres Festhängen an einer negativen Einstellung sich selbst gegenüber. Sich dessen bewusst zu werden bedeutet quasi, über den Tellerrand hinauszusehen, sich ein wenig mehr aus der Vogelperspektive wahrzunehmen und zu erkennen, dass der Glaubenssatz zwar in einem „drinsteckt" und Teil von einem ist, man aber in Wirklichkeit mehr und anderes ist.

Gemäß dem Motto „Selbsterkenntnis ist der erste Schritt zur Veränderung", ist das Bewusstmachen unserer Glaubenssätze also ein wichtiger und oft notwendiger Schritt. Bleiben wir bei dem genannten Beispiel, ist natürlich festzustellen, dass das Bewusstmachen allein noch nicht die Auflösung behindernder Blockaden beinhaltet, aber es verändert die Perspektive, eröffnet neue Wege, die vorher noch nicht erkennbar waren, und ist deshalb ein wesentlicher Schritt in die richtige Richtung.

In der folgenden Aufzählung sind einige typische Beispiele für Glaubenssätze zu finden. Nicht selten handelt es sich dabei um negative, abwertende Annahmen über sich selbst, die bei den überaus häufig vorkommenden depressiven Persönlichkeitsanteilen vorzufinden sind. Aber auch das Gegenteil davon, Größenfantasien von sich selbst, dass man unverwundbar und überaus stark sei und immer alles besser weiß, gehören dazu und verursachen auch Probleme, obwohl sie nicht negative, sondern grundsätzlich positive Aussagen enthalten.

Häufige Glaubenssätze

Über sich selbst

- Ich bin nicht gut genug.
- Ich habe nichts, was ich geben könnte.
- Ich habe kein Glück.
- Ich bin anders.
- Ich kann niemandem vertrauen.
- Ich bin wertlos und darf mich deshalb nicht zeigen.
- Ich bin unattraktiv.
- Ich kann nichts.
- Ich schaffe das sowieso nicht.
- Ich weiß es besser.
- Ich bin großartig.
- Ich bin unverwundbar.

Über andere

- Niemand liebt mich.
- Niemand interessiert sich wirklich für mich.
- Nur wenn ich perfekt bin, werde ich gemocht.
- Ich werde sowieso wieder ausgenutzt und missbraucht.
- Alle Menschen sehen die Dinge so wie ich.
- Niemand versteht mich.
- Andere sind nicht spirituell und deswegen weniger wert als ich.
- Immer wieder bin ich das Opfer anderer Menschen.

Über das Leben und die Welt

- Du musst hart arbeiten, bevor du etwas erreichen kannst.
- Das Leben ist schwer.
- Es ist gefährlich, sich von anderen abzuheben.
- Die Welt ist schlecht.
- Die Welt ist so, wie ich sie mir vorstelle.
- Am Anfang war die Materie. Geistiges Leben ist ein zufälliges Nebenprodukt höherer Organismen und zerfällt mit dem Tod.

- Am Anfang war das Bewusstsein. Aus ihm ist die ganze Welt entstanden.

Es kann sehr sinnvoll und fruchtbar sein, die eigenen Glaubenssätze systematisch zu erkennen. Das ist dann quasi wie eine gründliche Bestandsaufnahme unseres Lebens. Unbewusste Glaubenssätze zu erkennen kann allerdings schwierig sein. Die Fragen zu frühen Wünschen in Kapitel 9 kann man dafür als Ausgangspunkt der Suche nutzen. Auch die Rückmeldung anderer Menschen wie guter Freunde oder von Therapeuten, Coaches etc. kann bei diesen Dingen sehr hilfreich sein.

Übung: Die eigenen Glaubenssätze erkennen
Finde zwei Wochen lang jeden Tag drei deiner Glaubenssätze und schreibe sie in ein Buch.

Ist das wirklich wahr?

Nach dem Identifizieren von Glaubenssätzen ist es dann naheliegend und logisch, die Frage nach deren Wahrheit zu stellen.

1. Ist das wirklich wahr?
2. Sind wir uns absolut sicher, dass es wahr ist?
3. Wie reagieren wir bzw. was passiert, wenn wir diesen Glaubenssatz für wahr halten?
4. Wer wären wir ohne diesen Gedanken?

Dies ist – etwas abgewandelt – der geniale Ansatz der amerikanischen Lehrerin und Autorin Byron Katie, der ihr 1986 als Geistesblitz in den Sinn kam. Damals mit Mitte 20 hatte sie eine Menge psychischer Probleme und befand sich in einer ziemlich verzweifelten Lage. Sie erkannte, dass ein Großteil ihres Leids, wenn nicht sogar alles, quasi hausgemacht und durch die eigenen Gedanken verursacht war.

Scheinbare Wahrheiten fallen zu lassen, die in Wirklichkeit nur persönliche Meinungen sind, wirkte ungemein befreiend.

Gehen wir die einzelnen Fragen noch einmal durch, dann beinhaltet bereits der erste Schritt eine gewisse Distanzierung von der scheinbar selbstverständlichen, vermeintlichen Wahrheit. Schon dieses bloße Infragestellen kann der Anfang von Veränderung sein, weil einem vielleicht schlagartig die Begrenztheit der persönlichen Meinung bewusst wird.

Weiter zur zweiten Frage: „Bin ich mir absolut sicher, dass es wahr ist?" Was ist schon absolut wahr? Nehmen wir an, dass tausend geistig gesunde Menschen einen Sonnenaufgang beobachten und feststellen: Jetzt scheint die Sonne! Es ergibt dann keinen Sinn, am Wahrheitsgehalt dieser Feststellung zu zweifeln. Die Sonne scheint! Schauen wir jetzt auf den an sich zweifelnden Menschen, der meint, er sei nicht gut genug. Vielleicht ist das für neunhundert Menschen um ihn herum völlig unverständlich, weil sie ihn als liebenswerten, vielfach talentierten, begabten Menschen sehen, der zu vielen Dingen in der Lage ist. Hundert Menschen haben vielleicht ein ähnliches Problem und können seine Zweifel irgendwie verstehen. Offensichtlich ist aber auch für sie, dass sein Glaubenssatz „Ich bin nicht gut genug." alles andere als absolut wahr ist. Es ist nichts weiter als seine persönliche Meinung über sich selbst.

Meinungen müssen natürlich nicht völlig verkehrt sein, sie können Anteile von Wahrheit enthalten, aber sie sind niemals absolut wahr, sondern enthalten bestenfalls nur relative, kontextabhängige Teilwahrheiten. Merkwürdig genug, aber wir alle hängen irgendwo in ähnlicher Weise an Glaubenssätzen wie eben geschildert fest, obwohl diese alles andere als nützlich sind, uns nur behindern und im Weg stehen. Scheinbar können wir davon nicht loslassen, entgegen jeder Vernunft. Und wir lassen uns von ihnen sabotieren.

Oder können wir vielleicht doch loslassen, wenn wir uns mit der dritten und vierten Frage beschäftigen? Wie reagiere ich bzw. was passiert, wenn ich diesen Glaubenssatz für wahr halte? Wer wäre ich ohne diesen Gedanken?

Wenn wir über unsere kleine Welt hinausschauen, uns selbst in einem größeren Rahmen und aus der Vogelperspektive wahrnehmen, reicht das vielleicht schon aus, um den Ballast einschränkender Vorstellungen fallen zu lassen und uns selbst aus dem Gefängnis unserer Meinungen zu befreien. Diese Bewegung geht in Richtung absoluter Wahrhaftigkeit, hin zur Öffnung in bedingungslose Akzeptanz, zum Loslassen und Ankommen in der fragenden Haltung des Nicht-Wissens. **Es ist ein vom Verstand ausgehender Weg zur Dekonstruktion unserer – in vielem illusionären – Weltsicht.** Statt die Gebäude unserer Vorstellungen von uns selbst und der Welt immer weiter auszubauen und zu verfeinern, kommen wir zu der Erkenntnis, dass diese Bauwerke bloß in unseren Köpfen existieren und damit nur eine sehr relative Bedeutung haben. Unser Alltagsgeist leistet hier womöglich Widerstand, befürchtet Verwirrung und Desorientierung – und die könnten in der Tat auch eintreten, wenn die Dekonstruktion nicht zum Aufwachen in den befreiten Geist führt. Dann bliebe das Ganze eine verkopfte Spielerei ohne tiefere Bedeutung. Wenn wir diese Fragen aber mit allem Ernst stellen, im Bewusstsein, dass es immerhin darum geht, wie wir leben und worunter wir leiden, kann dieser Ansatz viele Früchte tragen.

Byron Katie schlägt zur Vertiefung und Ergänzung vor, verschiedene Umkehrungen des ursprünglichen Glaubenssatzes ebenso auf ihren Wahrheitsgehalt zu testen. Diese Form des Durcharbeitens kann sehr hilfreich sein, um der inneren Wahrheit noch mehr auf die Spur zu kommen. Und es kann dabei helfen, die oft so schwer zu erkennenden Projektionen aufzuspüren.

Zur Verdeutlichung nehme ich den Glaubenssatz „Niemand mag mich“ als Beispiel. Wenn wir Subjekt und Objekt vertauschen, wird daraus: „Ich mag niemanden.“ Ist das vielleicht wahr? Vertauschen wir hingegen Verneinung und Bejahung, entsteht: „Alle mögen mich.“ Und beziehen wir die Aussage auf uns selbst, erhalten wir: „Ich mag mich nicht.“ Wenn das Letztere wahr ist, haben wir womöglich bei uns eine Projektion erkannt. Im tiefsten Inneren mögen wir uns selbst nicht, verschieben das in die Außenwelt und meinen deshalb, alle anderen würden uns auch nicht mögen. Unser eigentliches Problem ist aber in Wahrheit, dass wir uns selbst nicht mögen. Oder besser und zutreffender: Wir haben einen Anteil in uns, der uns nicht mag. Nur von da aus kann dann eine wirkliche (Auf-)Lösung erfolgen. **Wir können andere Menschen nicht ändern, aber uns selbst.**

Übung:
Glaubenssätze auf ihren Wahrheitsgehalt überprüfen

1. „Ist das wirklich wahr?"
2. „Bin ich mir absolut sicher, dass es wahr ist?"
3. „Wie reagiere ich bzw. was passiert, wenn ich diesen Glaubenssatz für wahr halte?"
4. „Wer wäre ich ohne diesen Gedanken?"

Als mögliche Ergänzung kannst du jeweils die Umkehrungen eines Glaubenssatzes testen:
a) Subjekt und Objekt vertauschen
b) Bejahung und Verneinung vertauschen
c) Die Aussage auf sich beziehen

Diffusionsübung

Diese kleine praktische Übung besteht darin, einen Glaubenssatz laut auszusprechen und für einige Minuten permanent zu wiederholen. Dabei kann einem die Begrenztheit der eigenen Meinungen und ihrer allenfalls relativen Wahrheit bewusst werden. Durch die ständige Wiederholung der Wortetiketten wird deren nur sehr relative Bedeutung und die Beliebigkeit spürbar. Dabei kann ein eigenartiges Entfremdungsgefühl entstehen, bei dem die Worte als das erscheinen, was sie sind: bloße Hülsen, die eigentlich leer sind.
Die präsente Wahrheit einer wunderschönen Blume ist jenseits unserer kleinen, begrenzten Welt, in der wir auf alles und jedes unsere Etiketten mit ihren Bewertungen kleben.

15. DEN KÖRPER BEFRAGEN

Der Königsweg: Focusing

Leider sind die großartigen Möglichkeiten und eigentlich spektakulären Ergebnisse, die mit der Focusing-Technik zu erreichen sind, viel zu wenig bekannt. Gene Gendlin hatte diesen Ansatz in den 70er-Jahren bei Forschungen zur Effektivität von Psychotherapie *ge*funden und hat sie, wie er selbst immer wieder betont hat, also nicht *er*funden. **Denn eigentlich passiert dabei in gewisser Weise gar nichts Besonderes, außer dass ein Mensch tief, unvoreingenommen und geduldig in sich selbst hineinschaut und das zulässt, was er da vorfindet. Und dabei verändert und entwickelt sich etwas tief im Inneren ganz von selbst und Schritt für Schritt.** Das haben Menschen vermutlich schon immer so gemacht, zumindest wenn es um wirklich entscheidende, tief greifende und weitreichende Entscheidungen im Leben geht. Formulierungen wie „tief in sich hineinhören", „tief in sich gehen", „sein Bauchgefühl befragen" sind übliche, spontan gewählte Ausdrucksweisen, die darauf hinweisen.

Die dahinterstehende Ansicht, die sich auf entsprechende, sorgfältige Beobachtungen stützt, ist die, dass Menschen „im Grunde genommen", nämlich in ihrem Körper, über das Wissen verfügen, wie sie sich entwickeln wollen und was sie daran möglicherweise hindert. Gendlin fand bei seinen Forschungen heraus, dass die Menschen in Psychotherapien, die in dieser Weise immer wieder in sich hineinspürten, deutliche Fortschritte machten, während die anderen nicht recht vorankamen.

In kleinen Samen, aus denen später einmal ein riesiger Baum wird oder ein ausgewachsener Mensch mit seinen vielfältigen Talenten und Fähigkeiten, steckt bereits die gesamte riesige Menge an Information, die dazu nötig ist. Und ich gehe davon aus, dass es unsere wahre Natur ist, die sich im Einklang mit höheren, überpersönlichen Aspekten entfalten will und die über das Wissen, was dazu erforderlich ist, bereits verfügt bzw. Zugang dazu bekommen kann. Der Punkt ist, dass unsere wahre Natur nicht über eine verbale Sprache verfügt, sondern sich über die sehr subtile, schwer fassbare „Sprache der Intuition“, die im Körper erspürt werden muss, äußert. Sie ist zudem leise und wird oft vom Alltagsgetöse mit seinen unzähligen Verlockungen und Bedrohungen übertönt. **Wir fühlen aber, was für uns wirklich passend ist, wenn wir uns denn uns selbst mit ganzer Aufmerksamkeit zuwenden können und wollen.**

Die vielen Potenziale in einem Menschen haben die Eigenschaften alles Lebendigen. Sie wollen leben und überleben, wollen sich realisieren und aufblühen. Auf dem Weg dahin gibt es aber viele Gefahren und Behinderungen, sowohl von innen als auch von außen. Unsere vielfältigen Anlagen und Möglichkeiten können zum einen im Konflikt miteinander stehen und einen langen Kampf um die Vorherrschaft führen. Letztlich kommen dabei auf die eine oder andere Weise immer Ängste ins Spiel – als Kehrseite unserer Wünsche nach Leben.

Zum anderen wirken während unserer Entwicklung zahlreiche Kräfte von außen auf uns ein, die unser ganzes Leben oder auch nur Teile davon bedrohen. Beobachtet man ein neugeborenes Baby und seine weitere Entwicklung, wie ich das gerade bei meiner Enkelin Frida tun darf, kann man eigentlich nur ins Staunen kommen, wie nach und nach ein solch zartes Wesen ständig wächst und sich weiterentwickelt. Von klein auf ist es ihr „Job“, ständig ihre Fähigkeiten und Möglichkeiten auszubauen, wozu die permanente Erkundung ihrer Umgebung gehört. Man muss sie dazu nicht auffordern, kann sie aber dabei behindern oder nach Kräften fördern.

Einwirkungen der sozialen Umgebung – meistens durch die Mutter, den Vater, gegebenenfalls auch durch Geschwister, Großeltern etc. – auf so ein zartes, noch sehr verletzliches, sich entwickelndes Wesen hinterlassen zwangsläufig tiefe Spuren und Prägungen, die vor allem zu Beginn körperlicher Natur sind. Die Fähigkeit, differenzierter und intelligenter mit gefährdenden Situationen umzugehen, muss sich dabei auch erst herausbilden und weiterentwickeln.

Ganz am Anfang ist der Mensch vollständig seiner Umgebung auf Gedeih und Verderb ausgeliefert. Ursprünglich sind wir so alle Opfer oder auch glückliche Nutznießer einer mehr oder weniger förderlichen Umwelt. Die Reaktionen auf Gefahren sind am Anfang des Lebens „primitiv", hier gemeint im Sinne von „einfach" und „ursprünglich". Die entwicklungsgeschichtlich ältesten Anteile unseres Gehirns, das bereits erwähnte „Reptiliengehirn", kennen nur wenige, undifferenzierte, grobe Möglichkeiten, uns zu schützen: Angriff, soweit er denn überhaupt möglich ist, Flucht oder ängstliches Erstarren. Dazu gehören die jeweiligen körperlichen Erinnerungsspuren und aktivierten Reaktionsbereitschaften.

Das zwingt uns zu Beginn unseres Lebens auf einen von außen begrenzten, vorgezeichneten Weg, zu dem es keine Alternative gibt. Archaische Ängste kommen auf, damit wir unser Leben bzw. Überleben durch Anpassung bewahren. Das ist zunächst der bestmögliche Weg, der unsere physische wie psychische Entwicklung überhaupt erst möglich gemacht hat.

Sind Menschen aber einer entwicklungsfeindlichen, schwierigen Umgebung ausgesetzt, können sich viele Potenziale nicht entfalten. Weil uns unser psychisches Fundament, unsere Grundausstattung, ein Leben lang begleitet, kann uns das in unserem späteren Leben mehr oder weniger massiv einschränken. Das „Reptiliengehirn" hat, wie schon gesagt, ein „Elefantengedächtnis", und die Art und Weise, wie wir Gefahren überlebt haben, soll nie wieder vergessen werden. Und oft bestehen die Einschränkungen gegen jede rationale Einsicht auch dann noch fort, wenn sie schon längst nicht mehr benötigt werden und nur noch stören.

Wer zum Beispiel als kleines Kind nicht gelernt hat, eine vertrauensvolle Beziehung zur Mutter aufzubauen, wird sich sein ganzes Leben lang damit schwertun, befriedigende Beziehungen zu entwickeln, besonders in Liebesbeziehungen, die ohne Vertrauen nicht denkbar sind. Und dies ist so, selbst wenn man dann als Erwachsener durch intensive Bemühungen, vielleicht durch eine längere Psychotherapie, fleißiges Meditieren, den Besuch aller möglichen spirituellen

Workshops, versucht hat, anders zu leben und sich dieses auch sehnlichst wünscht. Diese sogenannten „frühen Störungen", die in leichterer Form sehr häufig vorkommen, führen zu hartnäckigen Blockaden im Körper-Geist-Seele-System, die, um auf den schon genannten Vergleich zurückzugreifen, die Energieströme daran hindern, die fruchtbaren Felder zu vitalisieren.

Focusing bietet da die unschätzbare Möglichkeit, solche Blockaden direkt im Hier und Jetzt in sich zu spüren. Man findet sie im schon beschriebenen Felt Sense als unbewegliche, „eingefrorene" Bereiche. Diese sind durch ängstliche Erstarrung irgendwann im Lauf der Entwicklung zustande gekommen, indem aufgrund von wahrgenommenen Gefahren massive Ängste eingesetzt haben. Zu diesem Zeitpunkt und an dieser Stelle wurde die natürliche Weiterentwicklung, wie sie ohne diese Einwirkung verlaufen wäre, angehalten. Dieser Mechanismus, der Verwandtschaft mit dem Totstellreflex bei Tieren hat und zum Schutz diente, wird später im Leben oft zur Behinderung.

Ein Mensch, der als Kleinkind wiederholt die Erfahrung machen musste, von der wichtigsten Bezugspersonen hilflos alleingelassen zu werden, hat dabei sehr wahrscheinlich Todesangst empfunden und als bleibende Folge zum Beispiel das Muster ausgebildet, auf keinen Fall enge Beziehungen einzugehen. Falls eine Partnerschaft in denkbare Nähe rückt, leuchten sozusagen innere Warnlampen auf, die zum vermeintlichen Schutz die Gefahr einer Wiederholung einer solchen traumatisierenden Situation anzeigen. Und obwohl der Mensch gleichzeitig den großen Wunsch nach menschlicher Nähe und Wärme hat und danach, gelegentlich auch einmal in den Armen des anderen vertrauensvoll und sorglos aufzutanken, wird das Verhalten entsprechend in Richtung Vermeidung gesteuert.

Dem liegt etwas zugrunde, was man „Entwicklungstrauma" nennen kann, also eine Schädigung durch die wiederholte Erfahrung, dass grundlegende Wünsche, wie ich sie weiter vorne aufgelistet habe, unerfüllt blieben. Das kleine Kind hat zunächst nur das sehr begrenzte Repertoire des Reptiliengehirns zur Verfügung, während der Erwachsene in der Regel über ganz andere, erweiterte Möglichkeiten verfügt.

Das hier Beschriebene gilt ebenso für Schocktraumen, bei denen eine plötzliche und unvorbereitet einsetzende Situation die psychischen Verarbeitungsmöglichkeiten überfordert und einen Zustand von Ohnmacht und Hilflosigkeit gegenüber den auftretenden Gefahren verursacht. Wenn heftige Gewalteinwirkungen wie Unfälle, Überfälle, Vergewaltigung, Naturkatastrophen geschehen, wird zur Sicherung des Überlebens blitzschnell unser archaisches Verteidigungssystem im Reptiliengehirn aktiviert, bevor wir überhaupt einen klaren Gedanken fassen können. In solchen Situationen kann langes Überlegen das Leben oder die Gesundheit kosten.

Leider gilt auch hier, dass sich die psychischen Traumatisierungen quasi in den Körper und in das Gehirn einbrennen und untrennbar verschweißt werden, sodass daraus lebenslange Beeinträchtigungen resultieren können. Peter A. Levine, ein US-amerikanischer Biophysiker und Psychologe, beobachtete bei wild lebenden Gazellen, die gerade von einem Löwen gejagt worden, ihm aber entkommen waren, dass sie anschließend für eine Weile am ganzen Körper zitterten, dann aber weiter grasten, als ob nichts geschehen sei. Er schloss daraus, dass der massivste, vorübergehend aufgebaute Stress durch diese motorische Entladung wieder völlig abgebaut werden kann, sodass keine dauerhafte Schädigung eintritt.

Wenn ein Mensch psychische Traumatisierung erlebt hat, könnte ein solches Abreagieren – vielleicht als wildes Herumtoben und Um-sich-Schlagen – auch sehr hilfreich sein, damit sich der erlebte Zustand von Ohnmacht und Hilflosigkeit gar nicht erst tief in die Erinnerung einprägt. Da dies aber nicht zum üblichen erlernten Verhaltensrepertoire gehört, ist es quasi auch gesellschaftlich und kulturell nicht vorgesehen. Mit gutem Recht wird aber angenommen, dass insbesondere das Erleben einer tatsächlichen Überwältigung mit der verbundenen Hilflosigkeit zu einem ängstlichen Erstarren führt und dies den Ausgangspunkt bildet für bleibende Traumafolgestörungen bzw. dem posttraumatischen Belastungssyndrom. Nicht zufällig ist die Arbeit mit der körperlichen Erfahrung des Felt Sense, der bei dem Trauma erlebt wurde, der Kern von Levines Behandlungsmethode bei Traumafolgen. Hier wird also angestrebt, mithilfe des Focusing die entstandene innere Energieblockade zu lockern und zu lösen, um auch die Möglichkeit zur Gegenwehr konkret zu erleben und für die Zukunft zu speichern. Der oder die Betreffende hatte erlebt, dass die erlebte massivste Angst mit dem daraus resultierenden Verhalten (Angriff, Flucht, ängstliche Erstarrung) zumindest insofern „richtig“ und erfolgreich war, als das Trauma überlebt werden konnte. Das ist der biologische Sinn des Einbrennens im Gehirn.

Möglicherweise wären aber im Wiederholungsfall andere, differenziertere, reifere Verhaltensweisen zum Schutz besser und wirksamer. Deshalb soll bei Levines Methode der erneute Rückfall in die erlebte Ohnmacht als scheinbar einzige, automatisch einsetzende Weise, bei eventuell drohender neuer Gefahr zu reagieren, allmählich überwunden werden. Das abgespaltene „Trauma-Netzwerk“ im Gehirn soll wieder integriert, und damit auch reguliert und beeinflusst werden können. Der erfolgreiche Einsatz der Focusing-Technik bei derart heftigen Einwirkungen auf die Psyche belegt ihre Wirksamkeit.

Ihr Körper weiß, in welche Richtung er gehen muss, ebenso, wie Sie wissen, auf welche Seite man ein schief hängendes Bild geraderücken muss. Sobald das Bild so schief hängt, dass Sie es bemerken, ist es absolut ausgeschlossen, dass Sie das Bild noch schiefer hängen und das für gerade halten. Der Sinn für etwas, das falsch ist, bringt mit sich untrennbar einen Sinn für die Richtung, in der das Gute liegt. [Eugene T. Gendlin]

Mein Zugang zum Focusing

Ich stieß auf die Focusing-Technik erst vor einigen Jahren, da dieser Ansatz wie gesagt trotz seiner Wirksamkeit erstaunlich wenig bekannt ist. Bereits 1978 hatte Gendlin zwar sein gleichnamiges Buch veröffentlicht und damit zunächst auch eine Welle von Interesse ausgelöst, diese war dann aber einige Zeit später wieder abgeflaut. Nach vielen Jahren praktischer Tätigkeit als Psychotherapeut, einer ebenso langen Beschäftigung mit Meditation, dem Durchlaufen einer Schulung zum „ spirituellen Coach“ hatte ich in meiner ganz persönlichen Entwicklung zwar viele Fortschritte gemacht, mich von vielen Einengungen und Hemmungen befreit und lebte immer öfter im präsenten Modus, aber es blieb ein Rest an innerer Blockade trotz aller Bemühungen unter Anwendung verschiedener Loslass-Techniken. Irgendwie war mein Leben teilweise immer noch wie Autofahren mit angezogener Handbremse.

Bei Recherchen im Internet zum Thema des intensiven inneren Loslassens war ich irgendwie auf das Focusing gekommen, dass man ja auch als eine Form des tiefen, körperlich fundierten Loslassens verstehen kann. In meiner Schulung zum Coach bei Arjuna Ardagh hatte ich die von ihm entwickelte und gelehrte Technik des „*Radical Releasing*“ kennengelernt und mit Erfolg angewandt. Hierbei steigert man sich, begleitet durch einen wachsamen und anfeuernden Coach, mit seiner ganzen Energie absichtlich in wahrgenommene störende, schwierige, schockierende „Frequenzen“ (Gefühle/Körperempfindungen/Felt Sense), die einen Widerstand gegen den Eintritt in den präsenten Modus bilden. Das vollständige, hingebungsvolle, widerstandslose Eintauchen führt zumindest vorübergehend, wenn nicht sogar dauerhaft, zur Auflösung dieses Widerstands. Gegen etwas, was man sich auf diese Weise vollständig bewusst macht, kann man in diesem Moment keinen Widerstand mehr haben.

Als ich erstmals vom Felt Sense las, ging mir ein Licht auf. Das innere Etwas, das ich oft wie einen statischen, sich nicht verändernden, nur unscharf wahrzunehmenden Klumpen im Unterbauch spürte, war eine Blockade, die ich unmittelbar wahrnehmen konnte. Irgendwie spürte ich, dass von hier aus die bremsenden Einflüsse auf meine Lebendigkeit und Vitalität ausgingen. Die Technik des *Radical Releasing* „beamte“ mich zwar immer wieder einmal in den befreiten, präsenten Modus, dieser Zustand hielt aber leider nicht lange an, weshalb ich auf die Suche nach anderen Möglichkeiten ging.

Beim *Radical Releasing* macht man tendenziell das, was der Alltagsgeist mit unerwünschten, schwierigen, schmerzhaften Erscheinungen in einem immer macht: Man will diese loswerden. Sie sollen doch bitte verschwinden und nie wiederkehren.

Ich komme wieder zurück auf C. G. Jungs Ausspruch: „*What you resist, persists* – Wogegen du dich wehrst, bleibt bestehen." Zwar macht man sich beim *Radical Releasing* die unerwünschten Erscheinungen zunächst bewusst, will also den Widerstand, der zum „Bleiben" führt, beenden, doch gibt es hartnäckige Blockaden, die sich dem widersetzen. Es handelt sich vor allem um Folgen „früher Störungen" oder durchgemachter psychischer Traumen. Während das vollständige Eintauchen beim *Radical Releasing*, wie etwa die bereits geschilderten Loslass-Techniken, bei leichteren Widerständen sehr gut funktionieren kann, hat es nach meinen Erfahrungen bei ganz tief sitzenden Blockaden offenbar keine ausreichende Kraft.

Beim Focusing öffnet man sich – für den Alltagsgeist absolut kontra-intuitiv – voll und ganz für das Schwierige, Schmerzhafte, mit Scham Besetzte und will es nicht „weghaben". Vielmehr wendet man sich diesem Etwas interessiert und verständnisvoll zu, wie es ein guter Freund tun würde. Man sagt Hallo zum Schwierigen in sich selbst, das man so gerne in den Schattenbereich verschiebt und nicht sehen will. So wie eine Mutter, die ihre Kinder nicht wegschickt, wenn diese schmutzig und mit blutenden Wunden nach Hause kommen, wendet man sich wohlwollend und freundlich seinen schmerzhaften, unerwünschten Anteilen zu und lässt sie sich entfalten, möglicherweise auch „sprechen".

Praktisches Vorgehen beim partnerschaftlichen Focusing

Gene Gendlin ging es in seinem Buch, das inzwischen zum Klassiker geworden ist, darum, die segensreichen Auswirkungen dieses Ansatzes möglichst vielen Menschen zugänglich zu machen. Dabei wurde ursprünglich von einer Selbsthilfe-Methode ausgegangen, und tatsächlich kann man diese Technik durchaus erfolgreich für sich allein praktizieren. De facto finden es aber die meisten, die diese Technik erlernen und praktizieren, wirkungsvoller und motivierender, einen Gleichgesinnten zu finden, mit dem auf Augenhöhe mit gegenseitiger Unterstützung gearbeitet werden kann. Oder das Focusing ist Bestandteil einer Psychotherapie.

Im Setting einer partnerschaftlichen Focusing-Sitzung ist einer der „Focuser" und arbeitet aktiv mit seinen Problemen und dem wahrgenommenen Felt Sense und den eventuell aufgespürten „eingefrorenen" Bereichen (z. B. einer inneren Anspannung, die immer präsent ist) oder was immer er sonst vorfindet. Er richtet geduldig und offen seine geballte Aufmerksamkeit auf ein inneren „Etwas", das voll und ganz gefühlt und dabei nicht vorschnell mit einem Etikett versehen wird. Es kann dann zu einer inneren Öffnung kommen und zu einem spontan einsetzenden Prozess, bei dem neues Wissen freigesetzt wird und sich Verknotungen lösen können. Das geschieht aber eben nicht „kopfgesteuert", durch Aktivitäten des analytischen Verstandes, sondern aus dem – zunächst verborgenen – Wissen und der Weisheit des Körpers, die hier die Regie übernimmt.

Der andere in diesem Setting unterstützt als Begleiter durch seine wache, offene, unvoreingenommene Präsenz den Prozess, ohne den Focuser durch ungeeignete Interventionen, wie zum Beispiel das Äußern eigener Meinungen oder rationaler Mutmaßungen, zu stören oder zu unterbrechen.

Dieses partnerschaftliche Focusing kann nach den vorliegenden Erfahrungen in guter Qualität auch über einen telefonischen Kontakt stattfinden, und kann damit heutzutage also weltweit durchgeführt werden, was natürlich große praktische Vorteile hat. Offenbar können die erforderlichen Informationen ausreichend über den akustischen Kanal kommuniziert werden. Üblich sind dabei Sitzungen von ca. einer Stunde, also jeweils einer halben Stunde als Focuser und einer halben Stunde als Begleiter.

Gendlin schlug in seinem ersten Buch einen Ablauf in sechs Schritten vor, um dadurch die praktische Anwendung klar und übersichtlich zu unterstützen. Dieses klassische Vorgehen wurde aber schon lange verlassen, weil sich gezeigt hat, dass dieser Ablauf zu sperrig ist und den sich spontan ergebenden Prozess der Öffnung und der freundlichen, interessierten Neugierde verzögern oder sogar behindern kann.

Man kann beim Focusing mit der aktuellen Lebenssituation, in der man sich befindet, einem Problem, das einen beschäftigt, oder auch einer Entscheidung, die man fällen muss, beginnen, um dann in den Körper hineinzuspüren. Dabei geht es nie um intellektuelle Kommentare zu dem, was wahrgenommen wird, sondern immer um eine vorurteilsfreie Öffnung für den Felt Sense, in dem Vertrauen, dass ein hilfreicher innerer Prozess entstehen wird. Dass dies so sein kann, muss zunächst einmal mit einem Vertrauensvorschuss angenommen werden, bis man entsprechende Erfahrungen damit gemacht hat.

Wenn man kein aktuelles Thema hat, kann man auch zu Beginn schauen, ob sich im Inneren etwas zeigt oder zeigen will, was unsere Aufmerksamkeit fordert oder gebrauchen kann. Dann überlässt man sich dem spontan entstehenden Prozess.

Dieses Vorgehen hat den ersten Schritt im klassischen Focusing abgelöst, der bei Gendlin „Freiraum schaffen" heißt und bei dem zunächst durch Aufräumen und Freiräumen eines ihren inneren Raumes ein Ziel-Problem oder Thema herausgesucht und anderes dafür bewusst zur Seite geschoben wurde. Für Menschen mit einem Übermaß an Gedanken, Aufgeregtheit und zu vielen „Baustellen" kann das aber sicher nach wie vor nützlich sein.

Letztlich geht es einzig und allein darum, die Aufmerksamkeit in offener Weise auf den subtilen Felt Sense zu richten, wobei es völlig egal ist, aus welcher Richtung man gerade dazugekommen ist. Wer geübt genug ist, kann übrigens auch in seinen Alltag ad hoc ein „Solo-Focusing" einbauen, wenn die äußeren Umstände es gerade zulassen.

Das Focusing erfordert zum einen eine intensive Innenschau und zum anderen die Geduld und Bereitschaft, auf tiefe innere Antworten, eine innere Bewegung, einen „Shift" zu warten, gegebenenfalls auch über einen unbestimmt langen Zeitraum. Die erforderliche Zeit ergibt sich aus dem Prozess und kann nicht von außen vorgegeben werden. Manches, was über Jahrzehnte im Körper-Geist-Seele-System gespeichert und unzählige Male wiederholt worden ist, kann nicht gleich in einer oder einigen wenigen Sitzungen abgearbeitet werden. Ungeduld an dieser Stelle ist absolut kontraproduktiv und verbaut gegebenenfalls entscheidende Möglichkeiten. Und bekanntlich wächst Gras nicht schneller, wenn man an ihm zieht.

Überhaupt ist es so, dass es im Focusing jeweils um den nächsten Schritt geht, und sei er auch noch so klein, und nicht um irgendeinen großen Sprung. Wie es auch für jede Psychotherapie gilt, ist es hier so, dass man in kleinen Schritten vorankommt, vielleicht manchmal auf der Stelle tritt, vielleicht vorübergehend sogar auch mal rückwärtsgeht. Eine gesunde Entwicklung lässt sich nicht erzwingen, vielmehr erzeugt jede Form von Zwang neue Konflikte und macht womöglich krank.

Die Fähigkeit zur intensiven Innenschau setzt eine ausreichende Beruhigung des Systems voraus. Ein aufgeregter Mensch ist von aktuellen inneren oder äußeren Geschehnissen zu abgelenkt, fährt mehr oder weniger auf Autopilot und reproduziert alte, eingefahrene Muster. Dementsprechend ist zunächst alles hilfreich, was in die Richtung Beruhigung führt – wie ich es weiter vorn in diesem Buch dargestellt habe.

Da der Felt Sense eine körperliche Erfahrung ist, verbessert jede Form von „Körperarbeit“ die Fähigkeit, diesen wahrzunehmen. Überhaupt ist für jede gesunde Entwicklung und auch für das Gelingen einer Psychotherapie die Einbeziehung des Körpers als natürliche Basis unseres Lebens unverzichtbar. Dementsprechend ist zur Vorbereitung oder parallel zu entsprechenden Bemühungen Körperarbeit in der einen oder anderen Form unterstützend.

Focusing kann also wie gesagt unabhängig von einem therapeutischen Kontext in entsprechenden Workshops und „Partnerschaften“ praktiziert werden, wesentlicher Bestandteil einer entsprechend ausgerichteten Psychotherapie werden oder eben auch als Selbsthilfeinstrument eingesetzt werden. Weil es sich dabei im Prinzip „nur“ darum handelt, unsere natürliche Fähigkeit zum vertieften Befragen und Schauen zu nutzen und dabei Vertrauen in die Intuition und die Selbstheilungskräfte unseres Körper-Geist-Seele-Systems zu entwickeln, kann der Ansatz überall im Leben angewandt werden und ergänzend neben anderen Techniken auch in allen Formen von Psychotherapie.

Den Felt Sense beschreiben

Der Felt Sense ist überaus komplex und oft auch nur unscharf zu fassen bzw. zu erkennen. Aus diesem Grund ist es oft sehr schwer bis hin zu fast unmöglich, passende Worte zu finden. Wenn es darum geht, jemanden anderem den gerade wahrgenommenen Felt Sense zu beschreiben, äußert sich das demzufolge in eher zögerlichen, oft stockenden Äußerungen. Begonnene Beschreibungen werden oft abgebrochen, es wird neu angesetzt, weil man gespürt hat, dass die gefundenen Worte und der Felt Sense nicht wirklich gut zusammenpassen, nicht miteinander resonieren. Neue, besser passende Ausdrücke werden versuchsweise probiert und erst, wenn sie passend genug sind, beibehalten.

Diese Art der Suche nach den richtigen Worten ist daher auch ein Zeichen dafür, dass jemand tatsächlich mit seinem Felt Sense verbunden ist. Schnelle, präzise Formulierungen müssen umgekehrt den Verdacht erwecken, dass man im rational operierenden, bewertenden, etikettierenden Verstand unterwegs ist, aber nicht im Aufspüren eines subtilen Felt Sense mit seinen letztlich immer einmaligen Eigenschaften.

Es leuchtet ein, dass zur Beschreibung eines Felt Sense oft das Benennen von wahrgenommenen Qualitäten am geeignetsten ist. Deshalb findet man am ehesten bei Adjektiven, Eigenschaftswörtern, die passendsten Worte. Mulmig, drückend, eng, weit, fließend, stockend, verknotet, unbeweglich, leblos, übersprudelnd sind dazu einige, zufällig ausgewählte Beispiele. Letztlich kann aber der gesamte Vorrat an Worten verwendet werden, und natürlich können das Substantive und auch Metaphern sein, wenn sie einem als wirklich passend in den

Sinn kommen. Formulierungen wie „als ob ich einen Kleiderbügel aus Eisen in Nacken und Schultern hätte", „wie ein innerer Block aus Stein", „als ob die Sonne in mir aufgeht" stehen hier beispielhaft für die unendliche Fülle möglicher Beschreibungen dieses inneren Etwas, das man Felt Sense nennen kann.

Umgang mit dem Felt Sense

Dazu kommt noch, dass der Felt Sense sich normalerweise, wenn es kein Problem gibt, ständig ändert. Alles in uns und um uns herum ist fortwährend in Bewegung, fließt. Wahrnehmungen kommen und gehen. Ein „eingefrorener", stagnierender, sich nicht verändernder Zustand ist umgekehrt ein Zeichen für ein Problem. Es ist der körperlich wahrnehmbare Ausdruck von Blockaden, „Verknotungen", „Verstrickungen" in uns.

So etwas in sich vorzufinden, eröffnet aber wie gesagt glücklicherweise die Chance auf wirkliche Lösungen auf einer sehr tiefen Ebene unseres Körper-Geist-Seele-Systems. Es geht dann nicht darum, über so etwas nachzudenken, was bedeuten würde, neue Gedanken zu erzeugen, die vielleicht weitere Erklärungen liefern, aber nicht wirklich zu einer Lösung führen. Vielmehr bietet sich hier die Möglichkeit, die ganze geballte Aufmerksamkeit auf dieses innere „Etwas" zu richten, das kein Ding ist. Es ist der Kern der genialen Entdeckung von Gene Gendlin, dass dieses Focusing zur wirklichen Auflösung von „Verknotungen" und inneren Blockaden führen kann.

Die (Auf-)Lösungen kann man oft direkt als Veränderungen im Felt Sense erleben. Der englische Ausdruck hierfür ist *shift* (Veränderung, Verschiebung, Verlagerung). Die Prozesse in einem kommen wieder in Bewegung, und die lebendige Entwicklung kann dann weitergehen. Energie, die vorher gebunden war, wird wieder freigesetzt für neue Entwicklungen, für Kreativität und seelisches Wachstum. Diese Art des Umgangs mit Problemen ist unserem Alltagsgeist absolut fremd, weil er immer alles „Negative" weghaben, verleugnen und verdrängen will und so Aktivitäten erzeugt, die Widerstand leisten.

Die kontraintuitive Bewegung hin zum Kern des Schwierigen, „Schlechten“, Schmerzhaften ist aber der goldene Schlüssel, der Türen öffnet, von denen man noch gar nicht wusste, dass es sie gibt, und neue, ungeahnte Möglichkeiten für wirkliche Gesundung und gute Weiterentwicklung schafft.

Zur praktischen Illustration schildere ich im nächsten Abschnitt meinen Prozess als „Focuser“ in einer konkreten Focusing-Session.

Eine Focusing-Session

Bei dieser Focusing-Session fühle ich mich zunächst völlig ausgeglichen, präsent im ganzen Körper und innerlich frei, ohne Blockaden. Im Dialog mit meiner Focusing-Partnerin am Telefon spüre ich dann aber doch tief in meinem Bauch etwas, ein schwer zu beschreibendes Etwas, vielleicht wie eine leichte, fleckförmige, längliche Trübung auf einer ansonsten klaren, leuchtenden Oberfläche.

Im Rückblick kommen mir Erinnerungen an eine frühere, über viele Monate wahrgenommene, bildartige Empfindung in Form einer länglichen, metallisch glänzenden Struktur tief im Bauch, die ich über längere Zeit immer wieder gespürt hatte. Dieses Etwas in mir ähnelte einem Goldbarren und schien absolut fest, gleichbleibend.

Dieser Teil meines Körper-Geist-Seele-Systems war unbeweglich, nicht lebendig, wie eingefroren, tot. Ich hatte das Gefühl, dass von ihm Blockaden ausgingen, die meine Lebendigkeit nicht leben ließen, eine Art Daueranspannung, die zu einem Leben mit angezogener Handbremse führt. Über lange Zeit hatte ich deshalb spontan den Wunsch, dieses undefinierbare, nicht wirklich fassbare Etwas sollte verschwinden. Ich wollte mich davon befreien.

Erst als ich dem Focusing-Ansatz von Gene Gendlin begegnete und sofort begann, ihn selbst anzuwenden, veränderte sich etwas. Ich lernte, dass diese subtile innere Wahrnehmung ein Felt Sense war. Es war weder eine rein körperliche Empfindung wie Bauchschmerz oder Kribbeln am Fuß noch ein bestimmtes Gefühl wie Freude, Trauer oder Wut. Und anstatt den Felt Sense beseitigen zu wollen, wandte ich mich diesem Etwas, das doch ganz offensichtlich ein Teil von mir war, zu. Einfach meine ganze Aufmerksamkeit intensiv darauf zu richten, offen und neugierig dafür zu sein, wirkte wie eine Sonne, die einen Eisblock zum Schmelzen bringt.

Ich erlebte, wie sich der starre Block veränderte, beweglich wurde und sich auflöste wie ein Stück Zucker im Wasser. Wo ich vorher eine Art Mangelgefühl gespürt hatte, dass mir irgendetwas Wichtiges fehle, breitete sich währenddessen innerlich Energie im ganzen Körper aus und ging bis in die Fingerspitzen. Die Zuwendung hatte Leben gebracht, zunächst in den eingefrorenen Bereich und dann in meinen ganzen Körper, und ich war ein kleines Stück lebendiger geworden und bin es auch geblieben. Mein Körper-Geist-Seele-System hatte sich nachhaltig verändert. In der besagten Sitzung ertappe ich mich nun dabei, das, was ich für Überreste des früheren starren Blocks im Bauch halte, beseitigen zu wollen. Es ist wie eine zutiefst eingravierte Gewohnheit, die beim geringsten Nachlassen der Aufmerksamkeit blitzschnell und automatisch einsetzt. Dabei sollte ich nun wirklich die Lektion gelernt haben, dass das Wegmachen-Wollen solcher Anteile meines Körper-Geist-Seele-Systems nicht funktioniert.

„*What you resist, persists.*" hatte ich ja schon lange gelernt, aber so richtig gefallen ist der Groschen anscheinend bis heute nicht. Dabei ist das Prinzip so einfach und logisch: Widerstand zu leisten gegen Teile in mir bedeutet, diese aus dem Bewusstsein drängen zu wollen. Ich nehme sie dann vielleicht nicht mehr wahr, aber sie bleiben unverändert und wehren sich wie alles Lebendige gegen ihren Tod.

Sie willkommen zu heißen, ihnen Aufmerksamkeit, vielleicht sogar Liebe zu schenken, erlaubt ihnen, sich zu öffnen und zu entfalten. Mit dem, was mir bewusst ist, kann ich umgehen, in einen Dialog eintreten. Es ist das Paradox der Veränderung, dass das bedingungslose Akzeptieren aller Anteile in uns, die scheinbare Nicht-Veränderung, dazu führt, dass sich am Ende doch etwas verändert und eine blockierte Entwicklung wieder in Gang bringt, wenn auch nicht unbedingt in die Richtung, die unser kleiner Alltagsgeist sich vorgestellt hat. Abgespaltenes wird dabei integriert, ein innerer Konfliktherd aufgelöst.

Am Ende der Sitzung erinnere ich mich daran, sage auch Hallo zu dem Anteil, der durch Beseitigung helfen wollte, und spüre sofort die Wirkung dieser liebevollen Zuwendung zu jenem Teil in mir. So können sich bestimmte Teile meiner selbst zeigen, die mir durch gut gemeinte Konzepte versuchen zu helfen, und andere, die mich ängstlich vorantreiben wollen, und sie können dann quasi selbst einsehen, dass sie mir heute nicht mehr nützlich sind. Sie als eigene Anteile wahrzunehmen und zu akzeptieren, wirkt heilsam und setzt Energie frei, die unmittelbar spürbar ist als eine Art Wärme und Licht, die sich ausbreiten. Der unbewegliche innere Block hat sich dabei aufgelöst.

> *Every bad feeling is potential energy toward*
> *a more right way of being if you give it space to move*
> *toward its rightness.*   [Eugene T. Gendlin]*

* *Jedes schwierige Gefühl birgt potenziell die Energiebewegung hin zu einer passenderen Seinsweise, wenn Sie ihm den Raum dafür lassen. (Eigene Übersetzung)*
Aus: Gendlin, E.T. (2000). When you feel the body from inside, there is a door. In Jeffrey K. Zeig (Ed.), The evolution of psychotherapy: A meeting of the minds. Phoenix, AZ: The Milton H. Erickson Foundation Press.

16. UMGANG MIT GEWOHNHEITEN

In den Lebensmodus der Präsenz zu kommen und darin immer öfter zu sein, öffnet von selbst unsere wahre Natur. Wir spüren dann, was erforderlich ist, um unser wahres Selbst auf intelligente, kreative Weise zu fördern und weiterzuentwickeln. So eröffnen sich neue Wege und Möglichkeiten, die wir vorher vielleicht noch gar nicht gesehen haben. **Was uns bei deren Realisierung allerdings stören und behindern kann, sind alte, eingefahrene, automatisch ablaufende Verhaltensweisen und Gewohnheiten.** Obwohl wir diese Verhaltensweisen längst korrigieren möchten und es nicht einmal tiefere Gründe für deren Aufrechterhaltung gibt, können wir nicht einfach einen Schalter im Kopf umlegen, um mit einem Mausklick das neue erwünschte Programm aufzurufen. Unser Körper-Geist-Seele-System kann eine sehr träge Maschinerie sein, die die alten Programme mechanisch, unüberlegt, unbewusst und unintelligent fortführt. Und das nur, weil die Programme nun einmal schon da sind, ohne tieferen Sinn.

Ich habe vor einigen Jahren den Standort meiner psychotherapeutischen Praxis verlegt, und in den auch für mich zunächst ungewohnten Räumlichkeiten habe ich mich selbst wie auch meine Patienten dabei in der neuen Situation beobachtet. Meine Praxis befindet sich jetzt in einem etwa hundert Jahre alten Haus, das unter Denkmalschutz steht. Hier gibt es einen wunderschönen, deckenhohen Kachelofen, der mit Verzierungen geradezu übersät ist – ein *Eyecatcher* und wirkliches Museumsstück. Der Boden meines Sprechzimmers ist ausgelegt mit wunderschönem dunkelbraunem Parkett im Fischgrätmuster, das auf die alten Holzbalken aufgebracht worden ist.

Der Nachteil dabei ist, dass dieser Boden ziemlich uneben ist und beim Begehen ständig ächzt und quietscht. Am Anfang ging mir diese Geräuschkulisse bei jedem Schritt ziemlich auf die Nerven, und ich nahm die Unebenheiten des Bodens stark wahr, fast so, als ob ich auf einem schwankenden Schiff gehe und mir ein bisschen schwindlig wird. Schließlich war ich die Jahrzehnte zuvor auf sehr festem und ebenem Betonboden herumgelaufen. Jetzt, einige Jahre später, nehme ich die Geräusche und die Wellen im Boden kaum noch wahr, sie stören mich nicht mehr, ich habe mich daran gewöhnt.

Bei meinen Patienten beobachte ich, wie sich deren Wahrnehmung meines Sprechzimmers, das sie in der Regel einmal in der Woche besuchen, im Lauf der Zeit verändert. Am Anfang, beim allerersten Besuch, nehmen sie die neue Umgebung mit dem bequemen Patienten-Sessel auf dem dicken weißen Teppich und dem beeindruckenden Kachelofen vielleicht mit einer gewissen Verwunderung oder einem „Aha, so sieht es hier also aus“ wahr. Sie schauen sich ein wenig um, und ihre Bewegungen haben etwas Zögerliches, Tastendes, Vorsichtiges. Nach und nach weicht das einer gewissen Selbstverständlichkeit, mit der der Raum betreten wird, der Sessel direkt angesteuert wird. Diejenigen, die sich ganz wie zu Hause fühlen, nehmen mir auch das Schließen der Doppeltüren oder das Ausschalten des Lichts auf dem Flur ab. Was zu Beginn neu und noch unbekannt war, ist zur Selbstverständlichkeit geworden. Die Bewegungen sind leicht, flüssig, mühelos, wie automatisch geworden.

Jeder kennt unzählige Beispiele dieser Art, wie wir uns an ursprünglich Neues, Unbekanntes nach und nach gewöhnen und es dann irgendwann als das „Normale“ wahrnehmen, das uns dann immer weniger bewusst ist. Das hat praktische Vorteile und macht das Leben einfacher, beinhaltet aber auch die Gefahr, blind zu werden für das, was wir haben und sind. Es ergibt keinen Sinn, das Zähneputzen immer wieder anders zu machen und neu zu erfinden. Wichtige Alltagsgegenstände wie Schlüssel, Papiere, Geld usw. bewahrt man gewohnheitsmäßig in einer bestimmten Weise auf bzw. trägt sie bei sich. **Das sind gute und nützliche Gewohnheiten, die so bleiben können wie sie sind. Wenn uns aber unsere Liebsten und unser Besitz zur gewohnten Selbstverständlichkeit werden, laufen wir Gefahr, allmählich das Gefühl zu verlieren für deren Wert und unser Glück, sie überhaupt zu haben.** Gewohnheiten in Beziehungen sind also oft nicht gut. Dementsprechend sollte man darauf achten, wo sie entstehen, und sie möglichst vermeiden oder auch immer wieder mal entstandene Automatismen bewusst durchbrechen. Bei nachhaltigen Störungen ist es ratsam, zur vertiefenden Bearbeitung „in die Werkstatt zu gehen", um mit den geschilderten Ansätzen die Auflösung störender Reste aus der Vergangenheit zu erreichen.

Wiederholung übt

Ein wichtiges Grundprinzip unseres Körper-Geist-Seele-Systems ist das Erlernen von Mustern durch simple Wiederholung. Grundsätzlich kann man feststellen, dass alles, was wir in gleicher Weise oft genug wiederholen, von unserem Gehirn automatisch gelernt wird, ob wir das nun wollen oder nicht. **Wiederholung übt somit und führt zu einem „Lernerfolg", ob erwünscht oder nicht.**

Als ich früher versuchte, mir autodidaktisch das Gitarrespielen beizubringen, war ich mir dessen noch nicht bewusst. Oft habe ich auf dem Instrument nur so „herumgezupft" und bestimmte erforderliche Bewegungen der Hände mal so, mal so gemacht. Der Versuch, es dann, zum Beispiel beim Vorspielen, mit ganzer Konzentration „richtig" zu machen, war dann wenig erfolgreich. Es ist eben nicht der Wille, es richtig zu machen, der hier wichtig ist, sondern zunächst die Ausbildung der erforderlichen „Gewohnheiten", also der Automatismen in den Bewegungsabläufen. Entsprechendes gilt für alle motorischen Abläufe, zum Beispiel auch im Sport oder im Handwerk. **Das Beherrschen eines Instruments, wie auch andere komplexe motorische Abläufe, funktioniert nur über sorgfältig erlernte, durch zahlreiche Wiederholungen automatisierte Bewegungsmuster.**

Grundlegende Kulturtechniken, wie das Essen mit Messer und Gabel, das Zubinden von Schnürsenkeln oder das Schreiben, haben wir als Kinder ebenso mühsam in kleinen Schritten erlernen müssen. Die Erinnerung daran ist für die meisten Erwachsenen allerdings längst verblichen. Es gibt Schätzungen, dass man eine bestimmte Bewegung etwa 1000 Mal wiederholen muss, bevor sie komplett automatisiert ist. Dass wir darüber später mühelos verfügen können, ist der besagten, erstaunlichen Fähigkeit unseres großen „Zentralcomputers" im Gehirn zu verdanken. Einmal erlernte motorische Fähigkeiten, wie zum Beispiel das Radfahren oder das Gänge-Schalten beim Autofahren, bleiben sehr lange im Gehirn gespeichert. Hat man es einmal erlernt, wird man es noch Jahre später können, selbst wenn man zwischendurch die Nervenverbindungen nicht durch erneutes Durchführen der Aktionen aufgefrischt hat. Umgekehrt erfolgt das Löschen einmal einprogrammierter Muster entsprechend nur sehr langsam.

Was passiert im Gehirn, wenn wir Gewohnheiten bilden? Wenn – wie beim erstmaligen Wahrnehmen der erwähnten Praxisumgebung – eine bestimmte Kombination von Sinneseindrücken und zugehöriger motorischer Abläufe im Gehirn ankommen, entsteht in den verarbeitenden Nervenzellen (Neuronen) ein zugehöriges Muster in Form von elektrischen Impulsen in bestimmten Zellgruppen des neuronalen Netzwerks, die gleichzeitig aktiv sind bzw. gleichzeitig „feuern". Das ist dann, als zeichne sich ein abstraktes Bild in den beteiligten Neuronenverbänden ab. Wird dieses Muster, das „Bild", wiederholt erkannt, bilden sich feste Spuren im Gehirn dazu aus. Wir erkennen es wieder und erinnern uns. Nachdem zunächst nur ein bestimmtes Muster elektrischer Aktivität vorhanden war, ausgelöst durch die Sinneseindrücke, sind nunmehr auf der mikroskopischen Ebene feinste Veränderungen eingetreten und haben – wenn man ganz genau hinschaut – unsere Körpersubstanz, unsere Anatomie, auf der mikroskopischen Ebene verändert. Was vorher Software war, ist nunmehr sozusagen Hardware geworden, denn die entsprechenden Zellen sind durch Verbindungen ihrer Fortsätze „verdrahtet" (engl. *wire* – Draht). Das auch als „Hebbsche Lernregel" bekannte Grundprinzip dazu l*autet: „Cells that fire together, wire together."*

Dies gibt eine ungefähre Vorstellung davon, was sich in unserem Gehirn bei der Bildung von Gewohnheiten abspielt, und erklärt, warum Gewohnheiten so hartnäckig sind. Gehe ich heute durch meine Praxisräume oder betreten meine Patienten das Sprechzimmer, erfolgt zunehmend weniger eine frische, neue Orientierung wie bei den ersten Wahrnehmungen. Vielmehr werden die „selbstverständlich" gewordenen Erinnerungsbilder automatisch abgerufen. Es ist eine Gewohnheit entstanden, mit den schon erwähnten Vor- und Nachteilen.

Was für motorische Muster und automatisierte Vorgänge gilt, trifft letztlich für alle gewohnheitsmäßigen Abläufe zu. Sind sie erst einmal etabliert, haben sie eine hohe Lebensdauer. Ein Pianist, dessen Hände in rasendem Tempo über die gesamte Tastatur jagen, um eine bestimmte Tonfolge zu spielen, kann das nur, weil er dies zuvor in zahlreichen Übungsstunden mit unzähligen Wiederholungen eingeübt hat, und zwar zu Beginn ganz langsam und mit größter Sorgfalt.

Es gibt beim Spielen eines Instruments einen Zusammenhang zwischen dem Tempo und der Möglichkeit, den gespeicherten Ablauf zu modifizieren. Je höher das Tempo, umso weniger Kontrolle hat der Spieler. Umgekehrt ist die Kontrolle über den Ton, zum Beispiel in den Feinheiten von Anschlag, Lautstärke usw., beim Musizieren maximal, wenn wenige Töne in einem langsamen Tempo gespielt werden. Das gilt auch für alle möglichen anderen erlernten Handlungsabfolgen im Leben. **Sehr schnelles Wiedergeben von Mustern über einen längeren Zeitraum bedeutet zwangsläufig, dass wir in den Autopilot-Modus kommen.**

Umlernen, geht das?

Ein weiterer Punkt ist in diesem Zusammenhang die Idee des „Umlernens". Hat man sich beispielsweise beim Tennisspielen eine nicht optimale Aufschlag-Technik erst einmal angewöhnt, kann es sehr schwer sein, diese wieder loszuwerden. Wurde diese „schlechte Gewohnheit" schon lange ausgeübt, haben sich bei jeder Ausführung im Spiel die entsprechenden Verdrahtungen verfestigt. Wenn man dann vielleicht zu einem Trainer geht und mit seiner Unterstützung eine neue Technik erlernen möchte, ist es nicht möglich, die alten Muster „mal eben so“ loszulassen. Diese haben sich fest etabliert, und man kann nicht einfach so „umlernen“, wie es uns unser Wunschdenken vielleicht suggerieren möchte. Im Gehirn lassen sich die Verdrahtungen nicht so schnell lösen und auf die erwünschte neue Weise umbauen.

Ein Umlernen ist theoretisch überhaupt nur unter ganz bestimmten Bedingungen in einem schmalen Zeitfenster möglich. Für praktische Zwecke heißt das: Es ist so gut wie unmöglich. Das ist die schlechte Nachricht. Die gute Nachricht ist, dass wir trotzdem Möglichkeiten zur Veränderung haben, solange wir gesund sind und unser Gehirn seine Lernfähigkeit behalten hat, was normalerweise bis ins hohe Alter der Fall ist.

Bei dieser Möglichkeit zur Veränderung geht es zum einen darum, die alten, nunmehr unerwünschten Muster und Abläufe nicht mehr abzurufen, sie nicht mehr zu aktivieren. Bekanntlich gerät alles Mögliche über einen sehr langen Zeitraum in Vergessenheit, sofern es nicht in unserem „Reptiliengehirn“ gespeichert ist. Die mikroskopisch feinen Verbindungen der Nervenzellen verkümmern dann bei ausbleibender Aktivierung über Jahre und Jahrzehnte und die Erinnerung erlischt.

Zum anderen muss es darum gehen, neue, erwünschte motorische Muster und Verhaltensweisen von Grund auf neu aufzubauen und zu erlernen. Das erfordert gegebenenfalls die Geduld und den sehr langen Atem, die nötigen zahlreichen Wiederholungen zu durchlaufen, um die neuen Muster fest zu verankern. Die autodidaktischen Tennis- und Gitarrenspieler müssen dabei eventuell noch einmal ganz von vorne anfangen und wären dann oft besser damit bedient, wenn sie die alten Muster, deren Aktivierung sie immer wieder verhindern müssen, gar nicht an Bord hätten.*

* *Dies erläutert der Psychiater Manfred Spitzer in seinem Vortrag „Warum ist Umlernen schwieriger?“ sehr anschaulich – hier ein kurzer Ausschnitt: www.youtube.com/watch?v=vp6Hr4s1Vcg (Stand: 23. 3.2018)*

Gewohnheiten in Beziehungen

Besonders in unseren Beziehungen sind diese Mechanismen ein zweischneidiges Schwert. Natürlich können wir in unserem Leben nicht ständig wieder ganz von vorne anfangen. Und es ist auch gar nicht sinnvoll, nützliche Alltagsautomatismen wie das Zubinden von Schnürsenkeln, Zähneputzen oder Schreiben immer wieder neu erfinden zu wollen.

Geht es aber um unsere zwischenmenschlichen Beziehungen zu Partnern, Freunden, Familie, werden Gewohnheiten schnell zu Gefängnissen etablierter Muster, mit denen wir uns gegenseitig einengen. Mehr oder weniger unbewusst halten wir da oft an unseren früheren Vorstellungen und Bildern fest, anstatt sie zu hinterfragen und frisch hinzuschauen. Über längere Zeit hinweg und ausgiebig nachtragend zu sein ist hierfür ein extremes Beispiel; da sollen in voller Absicht frühere Geschichten nicht in Vergessenheit geraten, und diese werden einem Menschen, der einen vor vielen Jahren verletzt hat, vielleicht ausgesprochen oder auch stillschweigend immer wieder vorgeworfen.

Will man bei schwierigen Paarbeziehungen nicht immer das Gleiche wiederholen, heißt es dann öfter: „Lass uns nochmal ganz von vorne anfangen." Offenbar ist damit gemeint, die alten Gewohnheiten und Geschichten zu „löschen" und den Versuch zu machen, im Hier und Jetzt wieder zueinanderzufinden. Dahinter steht sicherlich eine gute Absicht, und es könnte auch tatsächlich funktionieren, aber nur, wenn beide Seiten zu einem wirklichen, grundsätzlichen Aufbruch in neue Gewässer bereit sind. Daran fehlt es dann leider oft.

Viele Menschen machen auch die Erfahrung, dass sie den Wert von bestimmten Dingen oder Errungenschaften und die Bedeutung wichtiger Beziehungen zu anderen Menschen erst dann wiedererkennen, wenn sie diese verloren haben. Dabei haben wir es mit dem alltäglichen Drama des konditionierten Gewohnheitstieres Mensch zu tun und mit der Art und Weise, wie er seine Lebenskraft vergeudet.

Es ist daher von großer Bedeutung, Gewohnheiten zu erkennen

und diese gegebenenfalls zu ersetzen durch waches, aufmerksames, liebevolles Wahrnehmen dessen, was tatsächlich im Hier und Jetzt gegeben ist. Das setzt voraus, dass wir bereit sind zu akzeptieren, dass Veränderungen in unserer Beziehung eingetreten sind, möglicherweise auch solche, die wir nicht haben möchten. Es ist wichtig, uns diesen Veränderungen zu stellen, denn die Vogel-Strauß-Politik ist keine gute Lösung. Irgendwann holt uns das, was wir nicht sehen wollen, ein – so oder so.

(Ein-)Übungen

Gezieltes Wiederholen gibt uns wie gesagt die Möglichkeit, Informationen und motorische Abläufe zu speichern und erwünschte Gewohnheiten zu bilden. Wenn ich zum Beispiel die richtige Aussprache eines Fremdwortes lernen will, lasse ich es mir fünfmal mit einem Audioprogramm auf dem Rechner vorspielen und spreche es selbst fünfmal nach. Im Optimalfall käme dann noch eine Pause ohne jeglichen Input. Dies und die häufigen Wiederholungen erleichtern es dem Gehirn, die gewünschten Informationen zu speichern. Möglicherweise muss ich diese Prozedur noch einige Male in den nächsten Stunden oder in den nächsten Tagen wiederholen, bevor der Inhalt fest in meiner Erinnerung verankert ist. Ein ungestörter Schlaf hilft dabei. **Für einen optimalen Lerneffekt sollte man zudem den jeweiligen Inhalt lesen, hören, sehen, selbst aussprechen und gegebenenfalls auch selbst in Handlung umsetzen, also quasi alle Kanäle dafür aktivieren.**

Die Prinzipien der häufigen Wiederholungen, des Einbeziehens möglichst vieler Sinneskanäle und des praktischen Ausübens sind als „Übungen" immer da sinnvoll, wo es um die Etablierung guter, also erwünschter Muster und Gewohnheiten geht. Das gilt für sehr viele Bereiche des Lebens, wie eben zum Beispiel das Erlernen einer Sprache, das Speichern von allen möglichen Lerninhalten, das Erlernen eines Musikinstruments oder einer Sportart usw. Auch im Bereich der

„Körperarbeit", also beim Yoga, Qigong, Feldenkrais, Pilates, Cantienica etc., gibt es vieles, das im Körper als gesunder und guter Ablauf gespeichert werden sollte.

Wenn es aber um das „Aufwachen" in den präsenten Modus geht, stellt sich die Frage, ob es hierfür überhaupt sinnvolle Übungen geben kann. Kann das Gehirn offene, vorurteilsfreie Aufmerksamkeit durch Übung erlernen? Oder ist nicht jede „Übung" als mechanischer, vorgefertigter und fest verdrahteter Ablauf da notwendigerweise kontraproduktiv? Ist es so gesehen überhaupt sinnvoll, Meditation zu üben? Kann man das Aufwachen üben?

Geistige Offenheit gibt es nur bei Abwesenheit von Denk- und Wahrnehmungsschablonen durch ein Wahrnehmen ohne verzerrende Bewertungs-Brillen oder verschleiernde Folien. Präsenz ist die Abwesenheit von vorgefertigtem Wissen mit seinen Vorurteilen und gewohnheitsmäßigen Abläufen, es ist das Verweilen im Nicht-Wissen des Hier und Jetzt. Dieses totale Wachsein ist ein Zustand des Körper-Geist-Seele-Systems, ein Modus des Seins, der dementsprechend kein gewohnheitsmäßiges Muster sein kann und deswegen auch nicht durch Wiederholungen „eingeübt" werden kann.

Es kann kein Muster der Abwesenheit von Mustern geben. Das „Konzept der Konzeptlosigkeit" ist ein Versuch, das zu umschreiben, und muss durch die Begrenztheit unserer Sprache und unseres im polaren Gegensatzdenken gefangenen Verstandes ein Widerspruch in sich bleiben. Was allerdings geübt werden kann, ist das Schärfen der Sinne für alles Alte, Vergangene und für die unzähligen Muster und Gewohnheiten in unserer trägen Maschinerie. Wir können uns auch die Wachsamkeit aneignen, um die Existenz und Aktivität dieser Muster und Gewohnheiten im Hier und Jetzt wahrzunehmen. Was außerdem geübt werden kann, ist, unser System zu beruhigen, um gegebenenfalls aus dem Notfall-Modus herauszukommen.

Auch die Akzeptanz von allem, was ist, und das körperliche wie geistige Loslassen kann zu einem gewissen Grad geübt werden. Es bleibt aber immer ein Rest von Altem kleben, solange der Alltagsgeist die Kontrolle behalten will.

In den Präsenz-Modus zu kommen fühlt sich an wie ein Sprung oder ein Fallen ins Nichts. Wenn alles gut geht, landet man dabei aber nicht „im Nichts“, sondern in der Fülle des Lebens. Im befreiten Modus zu leben bleibt für immer ein Weg, der in neue, unbekannte Gefilde führt. Es gibt da keine absolute Sicherheit, und ohne volle Aufmerksamkeit droht jederzeit ein Rückfall in die Vergangenheit und in den Autopilot-Modus.

Deshalb braucht es auch, neben dem Vertrauen in diese Art zu leben, immer wieder den Mut, Gewohntes loszulassen und ohne das altbekannte Gepäck und scheinbar mit leeren Händen durchs Leben zu gehen. Wem Sicherheit wichtiger ist, bleibt lieber im Gewohnten, selbst wenn es leidvoll ist. Dann trifft zu, dass Leiden einfacher zu ertragen ist, als sich und sein Leben zu verändern.

17. LEBENSELIXIER KONTAKT

Beziehung zu uns selbst

Wir alle haben unser ganzes Leben lang ein starkes Bedürfnis nach Kontakt mit anderen Menschen. Eine der wenigen Ausnahmen ist hier, wenn Menschen psychisch sehr schwer krank sind. Dieses Bedürfnis nach Kontakt ist vielleicht schon zu selbstverständlich und banal, um es überhaupt zu erwähnen. Aber im Selbstverständlichen lauern unsere blinden Flecken, und ein Großteil unserer Schwierigkeiten im Leben hat mit Problemen in Beziehungen zu tun. Deshalb ist es sinnvoll und wichtig, sich damit näher zu beschäftigen.

Die komplexe und über Jahre sich vollziehende Entwicklung eines Menschen führt, wenn sie gut genug verläuft, von der totalen – zu diesem sehr frühen Zeitpunkt noch unbewussten – Abhängigkeit des Neugeborenen hin zu einem bewussten, autonomen, unabhängigen, frei agierenden Erwachsenen. **Als Neugeborene waren wir alle vollständig unserer Mutter oder einer anderen Pflegeperson auf Gedeih und Verderb ausgeliefert.** Sie hat uns ins Leben gebracht, unser Leben bewahrt, uns vor dem sicheren Tod gerettet, der ohne sie zwangsläufig eingetreten wäre. **Das prägt die Psyche jedes Menschen zutiefst, wie ein Fundament aus Stahlbeton, das nachträglich durch nichts mehr verändert werden kann.** In unserer Vorstellungs- und Gefühlswelt gibt es immer zwei: mich und mein Gegenüber; korrekter müsste man sagen: mindestens zwei, denn diese Art der Entstehung aus der kompletten Abhängigkeit heraus und mit der allmählich einsetzenden Fähigkeit, bewusst wahrzunehmen, hat unsere Entwicklung noch vertrackter gemacht.

Die Art und Weise, in der mit uns umgegangen wurde, hat sich bleibend in Bildern und Mustern im Körper-Geist-Seele-System niedergeschlagen und wurde zum Kern unseres Umgangs mit uns selbst. Die Zweiheit bzw. Dualität im Äußeren hat sich so in unserem Inneren zutiefst eingebrannt. Das, was zunächst außen war, ist jetzt in uns, ist zu einem Teil von uns geworden.

Daraus resultiert die Merkwürdigkeit, dass wir zu uns selbst eine Beziehung haben. Ob uns dies bewusst ist oder auch nicht – wir gehen mit uns um, tun uns etwas Gutes oder auch nicht, verurteilen uns selbst, machen uns selbst Mut usw. Es gibt also in unserem komplexen Körper-Geist-Seele-System oft drei Anteile: einen „Bestimmer“ (der z. B. verbietet, sich etwas zu gönnen), ein „Opfer“ (das dann nicht das gewünschte leckere Essen bekommt) und einen neutralen Beobachter dieses Ablaufs (bewusstes Sein).

Weil wir zu Beginn unseres Lebens nur über sehr begrenzte Möglichkeiten, wahrzunehmen und zu reagieren, verfügten, spiegelt die Art und Weise, wie wir mit uns selbst umgehen, im tiefsten Kern die Art und Weise wider, wie wir von unserer ersten Bezugsperson behandelt worden sind und welche Eigenschaften sie hatte. Diese ganz frühe Prägung findet unausweichlich statt, und das noch unbeschriebene, leere Blatt, das wir ganz zu Beginn waren, wurde zwangsläufig mit ersten „Skizzen“ beschrieben. Damit wurde der Grundstein gelegt für unser Bild von der Welt und von uns selbst, und dies ist der Ausgangspunkt für alles, was sich im Weiteren entwickelt hat.

Ein entsprechendes, grundlegendes Fundament ist in jedem Menschen vorhanden, auch wenn es über die nachfolgende, jahrzehntelange Entwicklung von vielen Schichten überdeckt wird und deswegen zunächst oft nur hypothetisch angenommen und nicht direkt wahrgenommen werden kann.

Wegen der archaischen, massiven Todesangst zu Beginn unseres Lebens, quasi der Rückseite unseres extrem starken Wunsches zu leben, bleibt diese Basis möglicherweise das ganze Leben lang unverändert und bestimmt und begrenzt sozusagen aus dem Untergrund alles, was sich später entwickeln kann oder eben auch nicht. Wie ich schon kurz beschrieben habe, sind die daraus resultierenden Grundstörungen oder frühen Störungen deshalb so hartnäckig und schwer zu beeinflussen, weil sie unmittelbar mit dem Fundament verbunden sind.

Wie schon erwähnt, kommen wir beim Focusing-Ansatz mit seiner

Körperorientierung hier am ehesten zu einem direkten Kontakt mit der Chance zu Veränderungen.

Kontakte mit anderen

Kontakte können oberflächlich oder tief sein, eng oder distanziert, permanent oder sporadisch. Wir können geistig mit unserer Gedanken- und Vorstellungswelt in Kontakt sein, mit unseren Gefühlen, mit unserem Körper und hoffentlich auch mit der nicht wirklich greifbaren Intuition. All das kann bei uns Menschen auch aufgespalten, zerrissen, fragmentiert sein, in sich widersprüchlich, aufgesetzt und künstlich, maskenhaft. Die Variationsbreite ist endlos und äußert sich in der Buntheit des Lebens und seinen unzähligen Dramen.

Dabei hat jeder Mensch zunächst einmal eine Beziehung mit und zu sich selbst und seinen verschiedenen Anteilen, deren Wurzeln wie beschrieben in den Prägungen der frühen Kindheit liegen. Das bestimmt und begrenzt zwangsläufig die Kontaktmöglichkeiten mit anderen. Wer seine Gefühle nicht wahrnimmt, kann mit anderen auf dieser Ebene nicht kommunizieren und sie auch nicht verstehen. Wer ein gestörtes Verhältnis zu seinem Körper hat, wird Konflikte erleben, wenn er mit anderen kommuniziert, bei denen das nicht so ist. Wer dabei den gestörten Kontakt zu Teilen seiner selbst nicht wahrnimmt und dementsprechend nicht bei sich selbst lokalisiert, wird dies nach außen projizieren und fälschlich die Störung beim anderen vermuten.

Wenn wir Kontakt zu einem anderen Menschen aufnehmen, begegnen sich dabei zwei umfangreiche Landschaften, zwei Felder an Potenzialen. Man hat es also immer mit einer überaus komplexen, höchst individuellen, in gewisser Weise einmaligen Situation zu tun. Begegnungen können im Idealfall bereichernd, inspirierend, kreativ für beide Seiten sein und auf beiden Seiten zur Entfaltung der Potenziale beitragen. Oder sie sind im anderen Extrem frustrierend, demotivierend, führen in ausweglose Sackgassen, sind vielleicht sogar destruktiv.

Auf- oder Abwärtsspirale in der Begegnung

Begegnungen können, wenn sie konstruktiv verlaufen, eine überaus positive Wirkung auf uns haben und uns einen enormen Auftrieb geben – wir befinden uns dann in einer Aufwärtsspirale. Wenn jemand zum Beispiel eine „zündende Idee“ hat, kann man sich den inneren Ablauf abstrakt als „Aufwärtsspirale“ vorstellen (siehe Skizze).

Eine Spirale ist eine Kombination aus einer Kreisbewegung und einer Vorwärtsbewegung. **Die innere Kreisbewegung besteht darin, dass Energie freigesetzt wird, die wiederum zu neuen Ideen führt, zu neuen Möglichkeiten, die noch mehr Energie freisetzen usw.** Wie bei einer Lawine kommt es zu einer positiven Rückkopplung, indem der Prozess fördernd auf sich selbst zurückwirkt. Die Vorwärtsbewegung, die gleichzeitig entsteht, führt zur Entfaltung der Potenziale

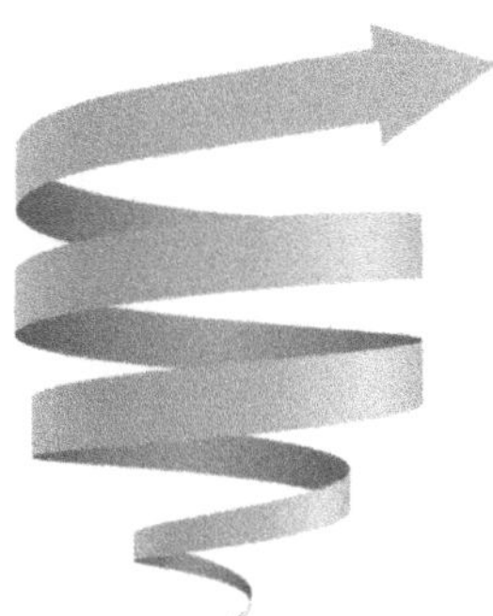

Umgekehrt kann eine demotivierende Erfahrung zu einer inneren Abwärtsspirale führen. Das fehlende Erfolgserlebnis führt als negative Rückkopplung zu einem Rückgang der Energie. Möglichkeiten erweisen sich als scheinbar nicht mehr gangbar, was wiederum die Energie absinken lässt usw. Am Ende geht der Energielevel gegen null, und statt der Entfaltung von Potenzialen bleibt Zusammenziehen, Kontraktion, Isolation.

Bei einer gelingenden Begegnung zwischen zwei Menschen können sich zwei entsprechende innere Aufwärtsspiralen verlinken. In einer mehr oder weniger schnellen Pingpong-Bewegung reagiert dabei der eine auf den anderen aufgrund der zustande kommenden inneren Resonanz und umgekehrt. Zwei Prozesse des Aufschaukelns und der Energieentfaltung greifen in dieser positiven Eskalation ineinander.

Bei einer nicht konstruktiven Begegnung findet das Umgekehrte statt. Zwei Abwärtsspiralen interagieren bis zum Nullpunkt. Bei einer positiven Begegnung entsteht Verbindung und Gemeinsamkeit, in der Skizze symbolisiert durch die Überschneidung der beiden Kreise. Im anderen Fall entsteht unfreundliche, vielleicht sogar feindliche Distanz, dargestellt durch die getrennten, stacheligen Kreise.

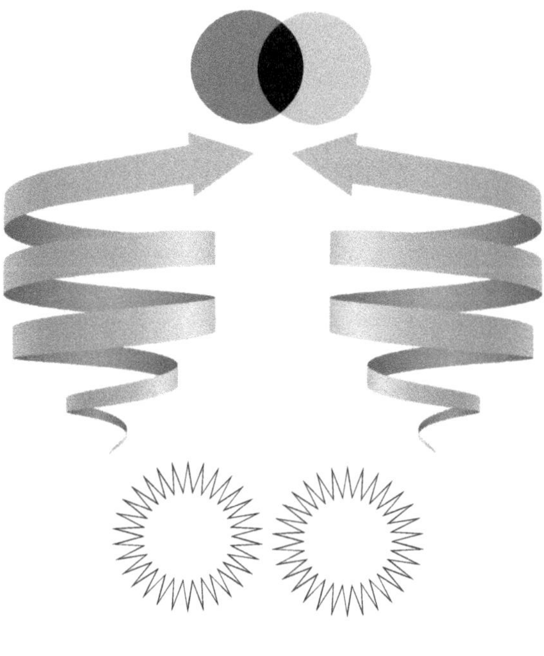

Dieses Prozessmodell kann man sich sowohl für geistige Begegnungen vorstellen, wenn es um zündende Ideen geht, als auch für einen emotionalen Kontakt, wobei es hier zu einem Resonanzgefühl im Herzbereich kommen kann, oder auch für körperliche Begegnungen und Intimität.

Heilsame Begegnungen

Begegnungen sind heilsam, wenn sie zur Integration von zunächst Getrenntem oder auch Widersprüchlichem führen, innere wie äußere Konflikte damit abmildern oder auflösen, und wenn sie zur Entfaltung von neuen Möglichkeiten und Potenzialen beitragen. **Die innere Öffnung wird dabei in der Begegnung angeregt, und die innere Entwicklung wird genauso gefördert wie die Realisierung im Äußeren.**

Heilsame Begegnungen und sich daraus ergebende Beziehungen sollten daher ein selbstverständlicher Bestandteil einer Psychotherapie oder spirituellen Schulung sein. Und das können sie nur in dem Maße und nur so weit, wie der Therapeut oder spirituelle Lehrer sich selbst entwickelt und verwirklicht hat und bereit ist, sich ohne Maske zu zeigen. Niemand kann ein guter Führer und Begleiter in eine unbekannte Landschaft sein, wenn er diese selbst nicht kennt.

Für viele Menschen hat auch die Begegnung mit einer natürlichen Umgebung und mit Tieren etwas Heilsames. Haustiere wie Hunde oder Katzen können dabei zu Modellen für das Leben unserer wahren Natur sein, soweit sie nicht durch ungeeignetes Verhalten ihrer Halter neurotisiert sind. Sie sind immer authentisch sie selbst, sind nicht aufgespalten in verschiedene Teile, tragen keine Maske, kennen keine Lügen, sind wach im Hier und Jetzt, sind natürlich, einfach, unkompliziert, weil sie gar nicht anders können. Dabei sind sie, wie wir auch, fühlende Wesen und haben damit den Kern alles Lebendigen in sich, den wir intuitiv spüren können. Deshalb wird man sie nie durch roboterartige Nachbildungen ersetzen können, so ausgefeilt diese vielleicht auch noch werden können. Immer würde etwas Entscheidendes fehlen, nach dem alle Menschen einen tiefen, unstillbaren Durst haben: wirkliches, echtes Leben.

Natürliche Beziehungen

Wenn wir im präsenten Modus in Kontakt gehen, offen, authentisch, und dabei mit unserer eigenen Landschaft mit ihren vielen Potenzialfeldern in Verbindung sind, stellen sich von selbst natürliche Beziehungen ein. Im privaten Bereich bilden sich vielleicht spontan Freundschaften oder enge Beziehungen, im beruflichen Bereich etabliert sich ein gewisser Umgangsstil miteinander, enger oder distanzierter, freundlicher oder kühler. **Natürliche Beziehungen können wir nicht „machen", sondern sie stellen sich von selbst aus den überaus komplexen, vieldimensionalen Gegebenheiten in einem selbst und in unserem Gegenüber ein.**

Im Gegensatz dazu bleiben Versuche, zum Beispiel eine Partnerbeziehung oder eine bestimmte gute Beziehung im beruflichen Umfeld unbedingt herstellen zu wollen, weil ein Anteil in uns sich laut meldet und das unbedingt will, meist erfolglos. Bestenfalls kommt dabei eine oberflächliche, gekünstelte, pseudo-freundliche Angelegenheit heraus, in der beide Seiten wichtige Anteile in sich unterdrücken müssen, um den Kontakt aufrechtzuerhalten. Auf die Dauer wird so etwas keinen Bestand haben, da die unterdrückten Anteile sich melden und dies zu Konflikten führt.

Romantische Beziehungen

Beziehungen zu anderen Menschen entstehen irgendwann, haben eine Entwicklung oder eben vielleicht auch nicht, verändern sich, und gehen auch irgendwann wieder zu Ende. **Je enger Beziehungen sind, umso mehr „Kontaktfläche" besteht zwischen beiden Seiten und umso mehr Wünsche an den anderen kommen auf. Umso größer kann entsprechend auch die Reibungsfläche sein.** „Romantische" Beziehungen zu Lebenspartnern kommen in der Regel nach dem Ende der anfänglichen Verliebtheitsphase mit den reichlich fließenden Hormonen nach vielleicht drei bis sechs Monaten in die kritische Phase, in der sich entscheidet, ob und wie es weitergeht. Ein perfektes Zusammenpassen, das es vielleicht in der anfänglichen Euphorie mit der Idealisierung des Partners scheinbar gegeben hat, ist dabei die absolute Ausnahme.

Dann kommt es darauf an, ob beide Partner bereit sind, die schwierigen, nicht zusammenpassenden Anteile bei sich und dem anderen wahrzunehmen und damit kreativ und lösungsorientiert umzugehen, oder ob die Enttäuschung überwiegt, (wieder) nicht den idealen Partner gefunden zu haben – worauf dann meist die Trennung folgt.

Mit einem Partner verbunden zu sein, der nicht an der eigenen Entwicklung und der Entwicklung der Beziehung arbeiten will oder kann, stellt gegebenenfalls ein massives Hindernis für die eigene Weiterentwicklung dar. Umgekehrt kann eine gelingende Partnerschaft durch wohlwollende gegenseitige Herausforderungen die Persönlichkeitsentwicklung beider Seiten erheblich stimulieren und fördern. Viele grundsätzlich wichtige Themen, wie zum Beispiel emotionale und körperliche Nähe und Vertrauen, kommen nur in einer engen Partnerschaft auf und können nur da wirklich grundlegend verändert werden. **Zeitlebens entwickeln wir uns in und durch Beziehungen zu anderen Menschen – oder eben auch nicht.**

Liebe und Selbstliebe

Mit dem Wort „Liebe“ meine ich im Folgenden eine grundlegende, positive, uneingeschränkt bejahende Gefühlsqualität in all ihren Abstufungen und mit der entsprechenden Energiefreisetzung in der Beziehung zu anderen Menschen, Tieren oder Dingen. Alle Menschen haben natürlicherweise dafür ein Potenzial und auch den Wunsch zu lieben, der sich im befreiten Modus der Präsenz von selbst meldet und realisiert. Andererseits haben auch alle Menschen den Wunsch, geliebt zu werden.

Es ist ganz natürlich und wichtig, sich selbst angemessen zu lieben. Ist unsere wahre Natur ausbalanciert, stellt sich von selbst ein stimmiges Verhältnis von Selbstliebe und der Liebe für einen anderen ein. Wir befinden uns dann auf einem Mittelweg zwischen den Extremen des totalen Egoismus und des völligen Altruismus. Es ist Ausdruck einer verzerrten, ideologisch kopfgesteuerten Ethik, wenn die Selbstliebe als negativ verurteilt wird und die Liebe für andere einseitig als gut und positiv gesehen wird. Bei näherem Hinsehen stellt sich hier immer die Frage, ob und inwieweit hinter scheinbar altruistischen Motiven nicht doch auch ganz persönliche, egoistische Zielsetzungen versteckt sind.

Nächstenliebe

Bekanntlich kann man die christliche Forderung „Liebe deinen Nächsten wie dich selbst" verschieden interpretieren, je nachdem, wo man den Akzent setzt. Ganz natürlich und psychisch gesund ist zunächst einmal eine angemessene Zuwendung sich selbst gegenüber. Daraus folgend kann man den Satz so interpretieren, dass auch anderen gegenüber eine entsprechend positive, liebevolle Einstellung bestehen sollte.

Die andere Variante der Auslegung stellt die Selbstliebe in ein Schattenlicht, als ob sie etwas Schlechtes, Zweitrangiges wäre, was vermieden werden soll und wofür man sich schuldig fühlen müsste. Es ist sicher beeindruckend, wenn Menschen sich aufopfern und zum Beispiel ihr ganzes Leben in den Dienst der tätigen Nächstenliebe stellen. Ob man damit ein glücklicher Mensch wird und wirklich im Einklang mit seiner wahren Natur lebt, steht auf einem ganz anderen Blatt.

Narzissmus

Ich möchte in diesem Zusammenhang zumindest kurz auf den viel diskutierten Narzissmus und die sogenannte narzisstische Persönlichkeit eingehen. Hier besteht eine gewisse Verwirrung, weil diese Begriffe nicht eindeutig definiert sind. Viele prominente Menschen, die im Licht der Öffentlichkeit stehen und Besonderes oder Herausragendes schaffen, sind mit einer gewissen Selbstverliebtheit ausgestattet. In gewissem Umfang ist das ganz verständlich und allzu menschlich. Wer würde sich selbst nicht toll finden, wenn er einen Nobelpreis bekommen hat, in einem Opernhaus tausend Leute zu Begeisterungsstürmen rührt oder ein ganzes Stadion voll Menschen in Bewegung bringt?

Etwas anderes ist der mehr oder weniger „bösartige", maligne Narzissmus, bei dem Menschen ihr eigenes Wohl kaltblütig über das anderer stellen und über Leichen gehen, metaphorisch oder ganz buchstäblich. Es ist ein verbreitetes Missverständnis, diese Menschen liebten sich selbst ganz besonders – das Gegenteil ist der Fall. Diese Art von Narzisst kann gar nicht lieben, auch nicht sich selbst.

Es sind Menschen, die ein inneres Vakuum, eine quälende innere Leere in sich haben, wo andere ein warmes, strahlendes Herz spüren. Verbunden damit ist ein Gefühl von sozialer Minderwertigkeit, Kleinheit und des Ungeliebtseins. Dies kann man als innere Wunde sehen, die in erster Linie dadurch entstanden ist, dass jemand selbst als Kind nicht erlebt hat, ausreichend geschätzt und geliebt zu werden. Das Streben nach scheinbarer äußerer Großartigkeit ist ein Kompensationsversuch, der letztlich immer mehr oder weniger instabil bleibt, weil er das innere Vakuum nicht wirklich füllen kann. Hinter einer glänzenden Fassade kann es da ziemlich armselig aussehen.

Hast du dich selber auf die rechte Art lieb,
so hast du alle Menschen lieb,
wie dich selbst. *[Meister Eckhart]*

TEIL 4

PSYCHOTHERAPIE UND SPIRITUELLE SUCHE

DEN RICHTIGEN WEG FÜR SICH FINDEN

18. PRAKTISCHE HINWEISE ZUR PSYCHOTHERAPIE

In diesem Buch versuche ich die heilsamen Wirkfaktoren von Psychotherapie und spirituellen Ansätzen so gut es geht zu erfassen und zu beschreiben. Dazu gehört auch, einiges zum konkreten Vorgang einer psychotherapeutischen Behandlung zu sagen.

Meine Bemerkungen beziehen sich dabei auf die heutigen Gegebenheiten in Deutschland, wo eine Psychotherapie praktisch für jeden Menschen verfügbar ist und unter bestimmten Umständen über eine Krankenversicherung finanziert wird. Vergleichsweise ist das eine Situation wie im Schlaraffenland. In anderen Ländern ist das ganz anders. Dort steht Menschen diese Möglichkeit oft nur über private Finanzierung zur Verfügung, oder es gibt sie schlichtweg überhaupt nicht. Vielen Menschen ist das nicht bewusst.

Soweit es sich um eine von den Krankenkassen finanzierte Psychotherapie handelt, gelten die sogenannten Psychotherapie-Richtlinien und eine Psychotherapie-Vereinbarung, in denen die Zugangsvoraussetzungen für Patienten und Therapeuten, der Umfang der Finanzierung in Form von Stundenkontingenten wie auch weitere Formalitäten festgelegt sind. Bei privaten Krankenversicherungen gibt es unterschiedliche Verträge, die sich aber überwiegend an die Vorschriften für die Krankenkassen anlehnen. Je nach der konkreten Vertragsgestaltung sind dabei die Leistungen für den Patienten oft enger begrenzt als bei der Kassenfinanzierung. Der Unterschied in der Honorierung für den Therapeuten – früher zahlten die Privatversicherer deutlich mehr als die Krankenkassen – spielt aktuell keine nennenswerte Rolle mehr. Übrigens möchte ich hier am Rande bemerken, dass sich die Einkommen der Psychotherapeuten im Vergleich mit allen Arztgruppen ganz am unteren Ende bewegen.

Zugangsvoraussetzungen

Um eine Psychotherapie beginnen zu können, muss vonseiten des Patienten eine krankheitswertige Störung vorliegen, um den Anspruch auf die Finanzierung durch den Krankenversicherer zu begründen. Was im Bereich Psychiatrie und Psychotherapie „Krankheitswert“ hat, wird aktuell über die ICD (*International Classification of Diseases and Related Health Problems – Internationale statistische Klassifikation der Krankheiten und verwandter Gesundheitsprobleme*) festgelegt, die von der Weltgesundheitsorganisation WHO seit 1948 herausgegeben und in Abständen aktualisiert wird. Hier gibt es im Bereich psychischer Störungen die besondere Situation, dass über bestimmte Kriterien, die von Fachleuten in Konsensus-Konferenzen erarbeitet worden sind, das Vorliegen oder Nicht-Vorliegen einer psychischen Störung „definiert“ wird.

Im Gegensatz dazu liegen in der somatischen Medizin grundsätzlich materielle Untersuchungsbefunde vor, anhand derer Erkrankungen diagnostiziert und kategorisiert werden. Es wäre nicht sinnvoll, zum Beispiel Masern so zu definieren, dass eine bestimmte Mindestanzahl an roten Flecken auf der Haut aufgetreten sein muss, bevor man von Masern spricht. Vielmehr wird jede Erkrankung, die durch das Masernvirus ausgelöst wird, so genannt, wobei bei allen biologischen Prozessen immer eine mehr oder weniger große Streu- und Variationsbreite – z. B. mit mehr oder weniger Flecken – auftritt.

Da es im Bereich der Psychiatrie und der psychosomatischen Medizin so gut wie keine relevanten „harten“ Daten wie bildgebende Verfahren, chemische Laborbefunde oder physikalische Messgrößen gibt, behilft man sich hier mit „Definitionen“ von Erkrankungen. Geschichtlich ist das sicher als Fortschritt zu betrachten, weil vor der Einführung dieser Ansätze verschiedene medizinische Schulen sehr unterschiedliche Auffassungen vertraten, was auch die wissenschaftliche Erforschung sehr erschwerte und zu einer völlig unbefriedigenden, chaotischen Beliebigkeit führte. Beispielsweise wird ein „Borderlinesyndrom“ erst seit einigen Jahrzehnten als solches abgegrenzt und definiert, während zuvor entsprechende Fälle, die es selbstverständlich gegeben haben muss, nur sehr ungenau und fachlich sehr fragwürdig zum Beispiel als „Randpsychose", „pseudoneurotische Schizophrenie" oder ähnlich bezeichnet wurden. Daraus folgte dann jeweils auch eine andere Behandlung.

Kritisch bleibt allerdings anzumerken, dass dieser „kriterielle Ansatz" wesentlich von den vorherrschenden, kulturell geprägten Vorstellungen mitbestimmt ist. Er ist in einem fachlichen Diskurs von Menschen entstanden, die in ihrer Gesamtheit wohl so etwas wie „gesunden Menschenverstand" mitbringen. Es bleibt aber eine gewisse Willkür, denn mit einigem Recht könnte man die psychischen und psychosomatischen Störungen auch ganz anders sehen und interpretieren, und entsprechend zu ganz anderen Klassifikationen kommen.

Für eine Richtlinien-Psychotherapie muss sichergestellt sein, dass der Patient auf der einen Seite „krank genug" (im Sinne der ICD-Definitionen) ist, um Anspruch auf Leistungen der Versichertengemeinschaft zu haben. Zum anderen muss aber absehbar sein, dass er von dem Verfahren profitieren wird. Beispielsweise sind „Probleme in der Ehe" zwar häufig Auslöser und Verursacher psychischer Leidenszustände, als solches lässt sich daraus aber kein Anspruch auf Versicherungsleistungen ableiten. Vielmehr muss die Einzelperson wie gesagt nachvollziehbar nach den gängigen Kriterien „krank genug" für eine Psychotherapie sein.

Auf der Seite der Therapeuten muss ein Studium der Medizin oder Psychologie mit berufsbegleitender oder nachfolgender, mehrjähriger Weiterbildung in einem psychotherapeutischen Verfahren nachgewiesen werden, um für die Krankenversicherer tätig werden zu können. Das definiert bereits hohe Qualitätsstandards, da die Absolvierung von fünf bis zehn Jahren Studium und Weiterbildung natürlich mit wiederholten Prüfungen gepflastert ist. Zudem müssen Psychotherapeuten für eine Langzeittherapie einen ausführlichen Bericht über den bisherigen Therapieverlauf und die weitere Planung abliefern, der von einem Gutachter kritisch beurteilt wird. Erst nach der Zustimmung des Gutachters wird die Langzeittherapie bewilligt.

Das schützt Patienten vor nur oberflächlich ausgebildeten Behandlern, denen die menschliche und fachliche Reife fehlt und die in kritischen Situationen überfordert wären. Hier ist noch anzumerken, dass „Psychotherapeut" für sich keine gesetzlich geschützte Berufsbezeichnung ist.

Die passende Methode und den passenden Therapeuten finden

Eine Richtlinien-Psychotherapie erstreckt sich nach den aktuell gültigen Bestimmungen mindestens über zwölf Sitzungen, die auf erste Probesitzungen (zum gegenseitigen Kennenlernen) folgen. Daraufhin können ohne ein Prüfverfahren weitere zwölf Sitzungen erfolgen. Eine sogenannte Langzeittherapie erstreckt sich in der Regel über sechzig, hundert oder in der analytischen Therapie (Psychoanalyse) auch bis zu dreihundert Stunden. Je nach der Häufigkeit der Sitzungen – in den meisten Fällen eine Stunde in der Woche – dauert eine Psychotherapie dementsprechend mindestens ein Vierteljahr, oft ist der Zeitraum aber deutlich länger.

Daraus ergibt sich, dass es immer um eine längerfristige Zusammenarbeit geht in einem Prozess, bei dem nicht jede einzelne Stunde auf die Goldwaage gelegt werden kann, sondern die Gesamtentwicklung zählt. In wirksamen Therapien, die wirklich grundlegend und nachhaltig zu Veränderungen führen, bleibt es dabei nicht aus, dass früher oder später sehr persönliche Inhalte zur Sprache kommen. Angst und Scham, über solche Themen zu sprechen, behindern dabei natürlich den Fortschritt erheblich, denn: Wie soll etwas bearbeitet werden, über das nicht einmal gesprochen werden kann?

Man „heiratet" seinen Therapeuten zwar nicht, aber aus diesen Überlegungen heraus wird klar, das unbedingtes Vertrauen und die Bereitschaft, sich seelisch quasi völlig zu entblößen, für einen Erfolg des Unternehmens absolut wesentlich sind. Einer psychotherapeutischen Behandlung muss dementsprechend zu Beginn eine möglichst sorgfältige Überprüfung vorausgehen, ob Therapeut und Patient auch zusammenpassen. Das ist eben dann doch ein bisschen vergleichbar mit einer Eheschließung. Ein Therapeutenwechsel während der laufenden Behandlung ist zwar prinzipiell möglich, aber in der Regel mit erheblichen Verlusten an Zeit und Qualität verbunden.

Während es in manchen anderen Ländern, wie zum Beispiel in Österreich, der Schweiz oder den Vereinigten Staaten, eine erheblich größere Bandbreite an verschiedenen zugelassenen Therapierichtungen gibt, herrschen in Deutschland zwei Richtungen vor. Zum einen sind da die sogenannten psychodynamischen Therapien, Abkömmlinge der Psychoanalyse, zu nennen und zum anderen die Gruppe der Verhaltenstherapien. Zur Tätigkeit für die Krankenversicherungen sind nur entsprechend ausgebildete Therapeuten zugelassen. Wenn sich die Notwendigkeit einer therapeutischen Behandlung abzeichnet, sollte zunächst geklärt werden, welche Therapierichtung für den konkreten Menschen geeigneter ist.

Ich verzichte an dieser Stelle bewusst darauf, auf einzelne Therapierichtungen näher einzugehen, und zwar aus folgenden Gründen: Zum einen haben sich die psychotherapeutischen Richtungen seit dem Ausgangspunkt – der psychoanalytischen „Redekur" nach Sigmund Freud zu Beginn des 20. Jahrhunderts – überreichlich vermehrt. Jeweils ausgehend von einzelnen Persönlichkeiten sind immer wieder neue „Therapieschulen" gegründet worden. Die Begründer waren zunächst ursprünglich alle Psychoanalytiker, denn das war der einzige anerkannte Weg, psychotherapeutisch tätig zu sein, und sie hatten dann jeweils den Eindruck, dass wichtige Aspekte in der etablierten Psychotherapie bzw. Psychoanalyse nicht ausreichend berücksichtigt worden waren. Stichwortartig führe ich dazu nur einige der kritischen Punkte auf: Einbeziehung des Körpers, Echtheit und Authentizität des Therapeuten im Kontakt, Würdigung des Gegenübers als gleichwertigen Menschen, Begegnung und Erleben im Hier und Jetzt, Betrachtung der Interaktion in sozialen Systemen, Sinn im Leben finden, Besonderheiten bei narzisstischen Störungen.

Neben den Abkömmlingen der Psychoanalyse kam dann zum anderen in den 80er-Jahren als nunmehr anerkannte Kassenleistung die

Verhaltenstherapie hinzu. Deren Wurzeln bestehen vor allem in einer biologisch und psychologisch fundierten Lerntheorie und dem Versuch, nur (natur-)wissenschaftlich beweisbare Prinzipien anzuwenden. Mittlerweile hat es bereits drei „Wellen“ der Weiterentwicklung in der Verhaltenstherapie gegeben und verschiedene spezielle Methodenansätze sind daraus entwickelt worden.

Es würde den Rahmen dieses Buches sprengen, auf die genannten Entwicklungen im Einzelnen einzugehen. Um wirklich jeder der inzwischen Dutzenden von Richtungen gerecht zu werden, müsste man sich zunächst mit jeder genau befassen, um dann das jeweilige Für und Wider zu diskutieren. Das wäre Stoff für eine jahrzehntelange Erforschung und Beschreibung der praktizierten Psychotherapien, wollte man nicht nur mehr oder weniger wissenschaftlich begründete Meinungen und den daraus folgenden, zum Teil heftigen und erbitterten Meinungsstreit und Machtkampf wiedergeben. Es gibt in diesem Bereich keinen allgemein anerkannten „Papst“, dem die Berechtigung, über richtig und falsch zu urteilen, zugeschrieben würde.

Die Psychotherapieforschung existiert zwar, hat aber bislang nur einige allgemeine Erkenntnisse hervorgebracht. Die mit Abstand wichtigste davon ist die, dass über alle Therapieverfahren hinweg der Erfolg einer Psychotherapie von der Persönlichkeit des Therapeuten und seiner Beziehung zum Patienten abhängt. Was die Methoden angeht, erbrachte die Forschung schon vor einigen Jahrzehnten das „Dodo-Bird-Konzept“, in humorvoll zitierender Anspielung auf das Buch „Alice im Wunderland“. Danach gilt es zum einen als bewiesen, dass Psychotherapie wirkt, und – Überraschung! – zum anderen heißt es: Beim Wettbewerb haben alle gewonnen, denn es ist egal, welche Methode angewandt wird!

Dies unterstreicht die Erkenntnis, dass der Wahl des passenden Therapeuten die entscheidende Bedeutung beizumessen ist. Zu ergänzen ist noch, dass zugelassene Psychotherapeuten sich in aller Regel auch nach der schon sehr langen Ausbildung, die sie durchlaufen müssen, ihr Leben lang fortbilden, ständig aus dem Verlauf der durchgeführten Therapien lernen und auftretende Schwierigkeiten mit Kollegen besprechen (Intervision und Supervision). Dabei übernehmen sie das, was konkret für sie persönlich gut anwendbare und Erfolg versprechende Ansätze oder Tools sind. „Hardliner", die verbissen eine bestimmte theoretische Methode „in Reinkultur" anwenden, sind nach meinen Erfahrungen die absolute Ausnahme, und das ist auch gut so, denn dies geschieht oft in der Absicht, „perfekt" sein zu wollen, was oft mehr dem Narzissmus des Therapeuten dient als dem Patienten.

Etwas überspitzt, aber im Kern doch wahr, kann man deshalb feststellen, dass es genau genommen ebenso viele Psychotherapiemethoden wie Therapeuten gibt. Pragmatisch bleibt einem bei einer angestrebten Psychotherapie nichts anderes übrig, als in Erstgesprächen auf beiden Seiten offen und wachsam zu bedenken und zu erspüren, ob eine gute Zusammenarbeit möglich sein wird.

Auf beiden Seiten kann die Antwort ein Nein sein, und es wäre grundsätzlich verkehrt, dann trotzdem eine Therapie zu beginnen. Was soll aus einem Unternehmen werden, bei denen sich beide Beteiligten nicht einmal wirklich sympathisch und interessant finden? Früher oder später muss sich das rächen und zur Stagnation in der Therapie oder auch zu deren Abbruch führen. Wie auch bei der Partnerwahl fährt man am besten, wenn man dabei auf die leise, feine Stimme der Intuition hört. Zum Glück wird das „Ausprobieren" der Passung zwischen Patient und Therapeut (probatorische Sitzungen) von den Versicherern finanziert, und es gibt keinen Zwang, einen bestimmten Behandler zu wählen, was extrem kontraproduktiv wäre. Dazu gehört übrigens auch, sich gegebenenfalls bewusst für oder gegen einen männlichen oder weiblichen Therapeuten zu entscheiden, wenn man das Gefühl hat, dass das wichtig ist.

Selbstverständlich gehört es zur Ethik von Psychotherapeuten, sich ganz in den Dienst des Patienten zu stellen und alle persönlichen Interessen aus dem Therapieprozess herauszuhalten. Persönliche Integrität, menschliche Reife und eine grundlegende psychische Stabilität sind dabei einige persönliche Grundvoraussetzungen, die jeder Therapeut mitbringen muss. Die Grenzlinie zwischen dem übermäßigen Einbringen der eigenen Persönlichkeit und einer verkniffenen, übertriebenen, sterilen Abstinenzhaltung kann am besten intuitiv erfühlt werden. Eine „totale Abstinenz“ wie sie früher zum Teil von Psychoanalytikern als fachlicher Standard praktiziert wurde, kann es nicht geben, weil es bekanntlich unmöglich ist, nicht zu kommunizieren, und ein Therapeut gar nicht anders kann, als einen Teil von sich in der Psychotherapie zu zeigen. Dieser im Grunde gut gemeinte Versuch, im Interesse des Therapieprozesses in kalter Bewusstheit völlig abstinent zu bleiben, führte unweigerlich zu einer unnatürlichen, künstlichen, letztlich unmenschlichen Haltung, die eher krank machend als heilsam wirkte.

Psychopharmaka

Psychopharmaka sind Medikamente, die hauptsächlich und gezielt auf das Gehirn einwirken und es in einer bestimmten Weise beeinflussen sollen. Verminderung von Ängsten, Antriebsteigerung sowie eine Verbesserung der Stimmung sollen damit erreicht werden. Sind solche Mittel wirklich heilsam, indem sie nachhaltige, positive Veränderungen bewirken? Aus Platzgründen muss ich es auch hier bei einigen Anmerkungen belassen.

Revolutionär haben die Neuroleptika oder Antipsychotika bei deren Einführung nach dem Zweiten Weltkrieg in der alten stationären Psychiatrie gewirkt. Bei akuten Psychosen, wenn vor allem der Bezug zur Realität gestört ist und die Betroffenen wie in eine andere Welt „ver-rückt“ sind, besteht oft eine hochgradige Erregung mit massiven unbegründeten Ängsten – zum Beispiel der Angst, von anderen Menschen verfolgt und bedroht zu werden –, was zu entsprechender „Verteidigungsbereitschaft“ führen kann.

Vor der Entwicklung der Neuroleptika konnte man diese Menschen nur mit sehr drastischen Methoden eingrenzen, um Gefährdungen für sie und andere abzuwenden. Medikamentös hatte man nur Mittel zur Verfügung, die Menschen wie bei einer Narkose völlig ruhigstellten. Die neue Generation von Antipsychotika eröffnete dagegen die Möglichkeit, gezielt zu sedieren, sodass ein halbwegs normaler Kontakt aufrechterhalten werden konnte. Das hat die vormals ziemlich „irre“ Welt der Anstaltspsychiatrie stark verändert und die später aufkommende Sozialpsychiatrie erst ermöglicht, mithilfe derer ein an einer Psychose Erkrankter in das normale Gemeinschaftsleben aufgenommen werden kann. Inzwischen gibt es moderne Antipsychotika, die relativ gut verträglich sind und den Betroffenen (etwa ein Prozent der Bevölkerung) oft ein weitgehend normales Leben ermöglichen.

Also: ein Loblied auf diese Medikamente, die erneut entwickelt werden müssten, wenn es sie nicht schon gäbe. Denn leider hat sich gezeigt, dass alle anderen Versuche, Psychosen zu heilen, wie auch die äußerst personalintensive Betreuung in einer „Soteria“, einer alternativen stationären Einrichtung für Menschen in psychotischen Krisen, allein nicht ausreichten. Das gilt auch für eine begleitende Psychotherapie, die unterstützend und hilfreich eingesetzt werden kann.

Ganz anders lief es mit den Tranquilizern, wie dem bekannten Diazepam und vielen ähnlich wirkenden Präparaten. Leider hat die unkritische Verordnung dieser Medikamente, deren Wirkprofil nicht so weit weg von dem des Alkohols ist, durch Ärzte in den letzten Jahrzehnten des vorigen Jahrhunderts geradezu eine Epidemie von stofflichen Abhängigkeiten und Süchten ausgelöst, vor allem bei Frauen mittleren und höheren Lebensalters. Männer hielten sich bei ähnlicher innerer Problematik und mit ähnlichem Ziel – das Schmerzhafte und Angst-Auslösende nicht spüren wollen – meist eher an Alkohol.

Der Suchtstoff konnte unauffällig, als „Medikament“ getarnt, geschluckt werden, um Ängste aller Art zu betäuben. Von Heilung keine Spur, diese „Arznei“ machte im Gegenteil erst richtig krank!

Zum Glück ist der Umgang mit diesen Suchtstoffen heute ein ganz anderer. Wer unter übermäßigen Ängsten leidet, dem wird heutzutage völlig richtig meist eine Psychotherapie empfohlen und keine bequeme „Abkürzung“ durch eine „Glücklichmacher-Pille“.

Dabei geht es auch immer wieder um das Aushalten und Ertragen innerer Anspannung, bis von innen her eine allmähliche (Auf-)Lösung eintritt. Angstauslösende Situationen zu vermeiden verstärkt die Probleme, führt zu zunehmender Einschränkung der Lebensmöglichkeiten und macht damit immer kränker.

Antidepressiva können Stimmung und Antrieb steigern und auch ängstliche Anspannung reduzieren und beruhigen. Die chemische Manipulation des Gehirns kann dabei in manchen Fällen über Krisenzeiten hinweghelfen, wie Unterarmstützen, wenn sich jemand ein Bein gebrochen hat. Aber niemand will für immer mit Stützen herumlaufen. Und natürlich werden die inneren Auslöser und Hintergründe einer Depression durch Medikamente keinesfalls aufgelöst. Auch hier kann es um das geduldige Aushalten und Ertragen schwieriger Phasen im Leben gehen, zum Beispiel wenn nach dem Verlust des Ehepartners eine Zeit von Trauer und Niedergeschlagenheit folgt, was ganz normal und verständlich ist.

Für Antidepressiva wie für alle Psychopharmaka und sonstigen Drogen gilt, dass sie einen Eingriff in das höchst empfindliche System unserer Innenwelt mit seinen subtilen Emotionen, Körperempfindungen, dem Felt Sense und der Intuition bedeuten, und dieser kann nur auf mehr oder weniger grobe Weise Veränderung in Gang bringen, ähnlich einem Elefanten im Porzellanladen. Ein solcher Eingriff mit seinem Für und Wider sollte in jedem Fall sehr sorgfältig überlegt sein, wozu natürlich nicht die „Fünf-Minuten-Medizin" – mit dem Rezeptformular in Schreibbereitschaft – passt. Übrigens ist Trauer bei gegebenem Anlass und in einem gewissen Umfang – von seltenen Ausnahmen abgesehen – ein natürliches, gesundes Gefühl, somit gerade ein Zeichen seelischer Gesundheit und nicht etwa eine Krankheit! Schwer Depressive sind oft gerade nicht wirklich traurig, sondern „innerlich leer", und leiden oft gerade darunter, nichts zu fühlen, was durch Antidepressiva sogar noch verstärkt werden kann.

Wer sein Leben durch Manipulation mit Psychopharmaka, „Neuro-Enhancer" (Medikamenteneinnahme zur Leistungssteigerung) oder Drogen gestalten will, kann das machen, bewegt sich aber dabei immer weiter weg von seiner wahren Natur mit den ihr innewohnenden Selbstheilungskräften. Das ist keine Bewegung in Richtung psychischer Gesundheit, sondern führt immer tiefer in Abhängigkeit, Krankheit und die ausweglose Verstrickung. Der dominierende Alltags-Modus bedrückt unser Körper-Geist-Seele-System dann immer mehr mit seiner Enge, statt in die Weite und Freiheit zu führen.

19. BEMERKUNGEN ZUM „SPIRITUELLEN MARKTPLATZ"

Spirituelle Suche

Ein spiritueller Sucher möchte die höchste Wahrheit in dieser Welt erkennen und sein persönliches Leben danach ausrichten. Als Mystiker ist er bestrebt, diese höchste Wahrheit unmittelbar wahrzunehmen. Wenn das geschieht, ist damit verbunden, dass die Evidenz, der Beweis für die Richtigkeit, sich aus dem unmittelbaren Erleben direkt ableitet und in diesem Moment die Suche ein Ende hat. Man hat das Gesuchte gefunden und ist sich dessen absolut sicher, auch wenn man es niemandem beweisen kann.

In dem, was ich den präsenten Modus genannt habe, weitet sich die Wahrnehmung von selbst aus auf das große Ganze. Man fühlt sich eins mit der ganzen Welt, von der man ein unendlich kleiner Bruchteil ist. Gleichzeitig ist man mit seiner eigenen Tiefe verbunden, mit seinem innersten Kern, mit dem tiefsten Herzen. Unser innerstes Zentrum ist nicht direkt zu erfassen, „spricht" aber durch seine intuitiven Botschaften zu uns. Wir fühlen, was wir im Innersten sind und in diesem Moment sein wollen und sein sollen. Auf geheimnisvolle Weise ist dieser innere Kompass auf das große Ganze ausgerichtet und lässt uns fühlen, was für uns selbst als Teil der unfassbar großen Welt rund und stimmig ist.

So in Kontakt mit uns selbst und der Welt zu sein, ist zutiefst zufriedenstellend. Alle möglichen anderen Genüsse verblassen davor. **In diesem Zustand, in diesem Modus, zu leben bedeutet, das momentan Bestmögliche aus seinem Leben zu machen und dabei im völligen Einklang mit sich und anderen zu sein. Trotz der unendlichen Buntheit und Fülle des Lebens fühlt sich dabei alles irgendwie „eins" an.**

Die Möglichkeit, im präsenten Modus zu sein, haben uns vor allem zunächst asiatische Gurus und Weise und dann deren Schüler, die modernen spirituellen Lehrer, vorgelebt. Dieser Modus ist ein unendlich wertvolles Geschenk, das gleichzeitig absolut nichts kostet, denn wir haben das, was dazu nötig ist, längst an Bord. Nur ist es so, dass die meisten Menschen das nicht wissen. Oder sie wissen es „eigentlich“, kultivieren es aber aufgrund anderer, stärkerer Wünsche nicht. Endlose, in sich verschlungene Schichten aus unserer Erziehung und unserer Konditionierung mit ihren automatisierten Mustern haben diese innere Quelle tief unter sich begraben. Ganz tief innen drin ist aber alles vorhanden, was wir zum Glücklichsein brauchen.

Dass der präsente Modus sich schon latent in uns befindet, ist etwas, was für den westlich geprägten Alltagsgeist buchstäblich unvorstellbar ist. Es kann doch nicht sein, dass diese Art, voll und ganz im Hier und Jetzt balanciert und glücklich zu sein, „einfach so“ da ist! Dass etwas so Wertvolles und Kostbares schon in uns ist, wie eine innere Goldmine oder Berge von Diamanten! Nein, so kann es nicht sein! Einen Schatz muss man in endlosen Bemühungen, Strapazen über Jahre suchen, sich den Zugang erarbeiten und erkämpfen, daran vielleicht zwischendurch fast verzweifeln, um ihn schließlich doch noch zu finden, wenn man großes Glück hat, was aber nur den wenigsten zuteilwird. Das jedenfalls wird uns in unzähligen Geschichten erzählt.

In unserer westlichen Welt mit ihrer materialistischen Prägung steht das Anhäufen von möglichst viel Besitz und Macht so im Vordergrund, dass die leise Stimme unserer Intuition von dem äußerlichen Lärm meist übertönt wird. Unser tiefster Wunsch, am Leben teilzuhaben und lebendig zu sein, treibt uns aufgrund der dadurch ausgelösten Ängste auf die vorgefertigten Schienen, wie wir in unserer Gesellschaft meinen bestehen und Erfolg haben zu können. Unsere Wohlstandsgesellschaft wirkt friedlich, aber es gibt unter der Oberfläche einen verdeckten, knallharten Kampf um das soziale Überleben. Wer die falschen Entscheidungen trifft oder die Spielregeln nicht befolgt, dem droht ein kümmerliches Aus mit einem Dasein als „Verlierer“ am Rand.

Wenn wir die zahllosen Schichten, die unser Innerstes unzugänglich gemacht haben, nach und nach abtragen und auflösen können, kann unsere wahre Natur, unser wahres Selbst, wieder aufscheinen, durchscheinen und sich entfalten, wenn wir es denn zulassen. **Es geht um ein vollständiges und tiefes Loslassen aller Vorstellungen und Konzepte.** Da wird nichts aufgebaut, sondern Falsches, Unnötiges abgebaut, dekonstruiert. Man kann das auch „Reinigung" oder „Schattenarbeit" nennen. Seine wahre Natur, sein wahres Selbst zu leben stellt das Ende unnötiger innerer und äußerer Konflikte dar. Es ist pure seelische Gesundheit, und dabei „eigentlich" kinderleicht. Aber eben nur „eigentlich", sagt unser Alltagsgeist.

Der spirituelle Marktplatz

Dummerweise kann man das Loslassen nicht in Dosen im Supermarkt kaufen oder im Internet bestellen. Schade, denn wäre es ein Ding, bräuchte man es sich nur irgendwie beschaffen, und alles wäre gut. Aber, Augenblick mal, da gibt es doch diese schönen spirituellen Buchläden. In denen müssten doch die richtigen Anleitungen zu finden sein. Außerdem gibt es den spirituell-esoterischen Marktplatz mit seinen zahllosen Angeboten, viele davon inzwischen virtuell im Internet. Diverse Coachings sind auch dabei. Eine kunterbunte Welt voller Versprechen und Verheißungen, garniert mit Räucherstäbchen, Kristallen, Buddha-Statuen, Mandalas, schönen Meditationshallen an stimmungsvollen Plätzen. Alles glitzert, ist friedlich und schön.

Viele unbekannte Dinge werden da angeboten, vermeintliche Schätze in wunderschönen Verpackungen, die Vorfreude bringen und Lust, den spannenden, noch unbekannten Inhalt auszupacken. Die Verpackungen gibt es in allen möglichen Stilen. Streng und schlicht oder schön und elegant, üppig barock mit unzähligen Verzierungen oder poppig kunterbunt und lebensfreudig, modern und zeitgemäß, avantgardistisch und futuristisch oder antik. Die Pakete sind größer oder kleiner, manchmal gibt es auch gleich ein ganzes Set.

Da gibt es etwas für die intellektuellen Denker, die es gerne abstrakt und theoretisch mögen und etwas für die sehr Strukturierten, die es streng und diszipliniert brauchen. Für die Fantasiereichen und die

Idealisten mit ihrer großen Begeisterungsfähigkeit. Für die Gefühlsmenschen, die mit dem Herzen an Neues herangehen. Für die Pragmatiker, die es alltagstauglich mögen. Für die, denen uralte Tradition wichtig ist. Für einsame Asketen oder gesellige Genießer. Für jeden Geschmack ist etwas dabei.

Die Verkäufer auf dem spirituellen Marktplatz sind so unterschiedlich, wie die verpackten Geheimnisse, die sie anbieten. Energisch und laut, leise und sanft, humorvoll, asketisch und streng, alles Mögliche ist da vertreten. Manche preisen ihre Waren wortreich und laut an. Andere wieder sind wortkarg, wirken ernst und sprechen wenig, aber bedeutungsvoll. Und da drüben sitzt ein älterer Mann in schlichter Kleidung, der freundlich und glücklich lächelt, mit funkelnden Augen, die vor Lebendigkeit und Liebe überzuquellen scheinen. Der bietet überhaupt keine Ware an und sagt nur wenige Sätze, wenn man ihn inständig bittet und danach fragt, wie man so wird wie er. **Der Geist müsste nur völlig zur Ruhe kommen, dann wäre alles da, lässt er sich entlocken. Aber die allermeisten gehen an ihm vorbei und fahren eher auf die bunten, verlockenden Verpackungen mit der asiatischen Deko ab.**

Nach dem Einkaufen kommt das Auspacken. Es zeigt sich überall, das unter der schönen oberflächlichen Schicht noch lange nicht die Essenz kommt. Viele weitere Hüllen müssen entfernt werden. Viele dieser inneren Hüllen sehen nicht gerade attraktiv aus. Der Prozess ist mühsam und die Zeit vergeht und vergeht. Es gehen Jahre ins Land. Manch einer gibt auf halber Strecke auf und verliert das Interesse. Es ist zu klar geworden, dass es mit dem, was man da eingekauft hat, keinen einfachen und schnellen Weg gibt. Man wird nicht mal eben so erleuchtet, strahlend glücklich, superstark und unverwundbar. Anderen wird immer klarer, dass sie eine Mogelpackung gekauft haben von einem Scharlatan, der für schnelles Geld lauter haltlose Versprechungen gemacht hat, an die er selbst nicht wirklich glaubt.

Je mehr Schichten der Verpackung entfernt worden sind, umso mehr schrumpfen die Pakete. Viele spirituelle Sucher sind hartnäckig, geradezu verbissen, und geben bis zuletzt den Glauben nicht auf, einen Schatz gekauft zu haben. Anderen schwant zunehmend, dass es gar keinen Schatz gibt. Sie sind aber nicht böse deswegen, sondern nehmen es mit Humor, weil es ihnen auf ihrem langen Weg immer besser geht und die Idee von dem Schatz immer mehr an Bedeutung verliert.

Wenn alle Verpackungen aufgebraucht, alle Verhüllungen verschwunden und alle Masken gefallen sind, bleibt am Ende nur die Essenz übrig, egal, wie das Paket zunächst aussah. Keine Methode, keine Technik, nur das, worum es im Kern wirklich geht. Die Essenz ist nicht fassbar, nicht materiell; sie kann sich schnell verflüchtigen, wenn man sie greifen will, und ist dann doch plötzlich und unerwartet wieder da. Sie besteht aus reinem Bewusstsein und purer Liebe.

Bewusstsein allein wäre kühl und abstrakt, ohne Herz und Mitgefühl. Liebe allein, hier in ihrer universellen Form als bedingungsloses Ja zu allem Lebendigen gemeint, wäre blind. Erst wenn diese Energien im präsenten Modus zusammenkommen und verschmelzen, ist alles da und am richtigen Platz.

Pflichtbewusstsein ohne Liebe macht verdrießlich.
Verantwortung ohne Liebe macht rücksichtslos.
Gerechtigkeit ohne Liebe macht hart.
Wahrhaftigkeit ohne Liebe macht kritiksüchtig.
Klugheit ohne Liebe macht betrügerisch.
Freundlichkeit ohne Liebe macht heuchlerisch.
Ordnung ohne Liebe macht kleinlich.
Sachkenntnis ohne Liebe macht rechthaberisch.
Macht ohne Liebe macht grausam.
Ehre ohne Liebe macht hochmütig.
Besitz ohne Liebe macht geizig.
Glaube ohne Liebe macht fanatisch. [Laotse]

Spirituelle Führer und Gruppen

Im spirituellen Bereich heften viele Menschen ihre Hoffnungen an einen einzigen Menschen, der als Vorbild und Lehrer mehr oder weniger stark idealisiert und durch die rosarote Brille gesehen wird. **Je bedürftiger jemand nach Führung und Anlehnung durch eine Vater- oder Mutterfigur ist, umso stärker kann diese Bindung werden und umso mehr kann der Verstand „aussetzen".** Offensichtliches Fehlverhalten und Schwächen werden dann oft ausgeblendet.

Charismatische Führungspersonen scharen viele Menschen um sich und werden zum Kristallisationspunkt von Gruppen und Sekten. Der Herdentrieb intensiviert gegebenenfalls das Anwachsen schon vorhandener Gruppen nach dem mehr oder weniger bewussten Vorurteil, dass etwas, was viele Menschen für richtig und nützlich befinden, nicht so verkehrt sein kann. Zudem gibt es so etwas wie einen „Gruppen-Hype", durch den es in der Gruppe zu gegenseitigen positiven Rückkopplungen kommt, die immer mehr Energie und Begeisterung freisetzen.

Unser vielleicht tiefstes Grundbedürfnis, sich in einer Gruppe von Menschen geborgen, verstanden und aufgehoben zu fühlen, wird dadurch befriedigt. Das muss keineswegs schlecht sein, aber die Gefahr von Missbrauch und Irrwegen steigt dabei erheblich.

Im Gegensatz zu Sekten sind viele spirituelle Gruppen dabei nach außen offen, haben keine strikten Abgrenzungen. Neue Interessenten sind da meist willkommen und werden positiv aufgenommen, was das Wachstum der Bewegung enorm fördern kann. Vorausgesetzt wird dabei natürlich, dass die Neuen die ungeschriebenen Gesetze in der Gruppe akzeptieren. Dazu gehört unter anderem, dass der Meister, Guru, spirituelle Lehrer an der Spitze als „immer guter" Vater/Mutter(-Ersatz) nicht infrage gestellt wird. **Dementsprechend ist eine spirituelle Gruppe in dieser Form etwas für Menschen, denen das Eingebunden-Sein und Schwelgen in Geselligkeit unter der Obhut einer Führungsfigur wichtiger ist als die Wahrheit und die ganz persönliche, völlig freie Entwicklung.**

Bei großen Bewegungen ist dabei aufgrund der Vielzahl der Menschen der Kontakt zwischen der Führungsperson und dem Einzelnen kaum noch oder gar nicht mehr möglich. Entsprechend werden „Assistenten“ herangezogen, die den Kontakt zur Basis aufrechterhalten. Je weniger persönlicher Kontakt zur Führungsperson besteht, umso besser kann die Idealisierung ausgebaut und aufrechterhalten werden, und die Anhänger können die eigenen Wünsche nach scheinbarer Perfektion und Großartigkeit nach außen auf diesen einen Menschen projizieren. Seine vielleicht vorhandenen menschlichen Schwächen, dass er auch nur ein Mensch wie jeder andere ist und kein Halbgott, bekommen viele dann nicht mehr mit.

Wie man an der Bewegung um Bhagwan, dem Begründer der Neo-Sannyas-Bewegung, zuletzt Osho genannt, sehen konnte, sind Versuche, eine eigene Welt aufzubauen, in der nur gleichgesinnte Anhänger leben, sehr problematisch. Das Projekt (zuletzt in Oregon, USA) ist durch Konflikte von innen heraus, angefeuert durch äußere Missbilligung und Feindschaft aus der Umgebung, die sich bedroht fühlte, gescheitert, und die Sannyasins haben sich in alle Richtungen zerstreut. Das, was für jeden Einzelnen angestrebt worden war, nämlich ein von Konformismus befreites, lebendiges Leben, ist in der sozialen Organisation und Interaktion gescheitert.

Nicht wenigen Menschen, die spirituell motiviert sind, gehen aber einseitige Fixierungen auf einzelne Lehrer und der unvermeidliche Konformismus in der Anhängergruppe von vornherein gegen den Strich. Sie bleiben in ihren gewohnten sozialen Bezügen, binden sich nicht an Gruppen und leben trotzdem – oder gerade deswegen – mehr und mehr die Qualität des präsenten Modus im ganz normalen Alltag. **Sie sind die stillen Verwirklicher, die als Erwachsene die volle Verantwortung für ihr Leben übernehmen, ohne sich von einem Anführer abhängig zu machen.** Damit transformieren sie nach und nach ihr eigenes Leben und in einem gewissen Umfang das Leben all derer, zu denen sie in Beziehung stehen. Darauf basiert die anfangs erwähnte „stille Revolution“, die Arjuna Ardagh beschrieben hat.

20. DAS BESTE AUS BEIDEN WELTEN

Es gibt Menschen, die sitzen jahrelang auf ihrem Meditationskissen, machen unzählige spirituelle Übungen, versuchen achtsam zu leben und kommen trotzdem nicht dahin, wo sie eigentlich hinwollen: zu einem innerlich völlig befreiten Leben, das immer frisch und neu ist und alle denkbaren Früchte trägt. Sie versuchen, in die geistige Weite der Präsenz zu kommen, bleiben aber immer wieder im kleinlichen Alltags-Modus hängen bzw. fallen immer wieder dahin zurück.

Auf der anderen Seite gibt es Menschen, die jahrelang Psychotherapien machen, sich durch Berge an Problemen hindurcharbeiten, immer in der Hoffnung, dass sich alle Verstrickungen endlich ganz auflösen und sie ein gutes, ungestörtes Leben führen können. Doch dann müssen sie feststellen, dass es immer wieder neue Probleme gibt. Manches löst sich auf, aber neue, unerwartete Schwierigkeiten tauchen auf. Die Themen werden andere, aber immer bleiben Reste, die noch zu bearbeiten sind. Nie fließt das Leben ohne Störungen.

Wieder andere bewegen sich in beiden Welten, der Welt der Spiritualität und der der Psychotherapie. Sie pendeln hin und her und kommen dabei zwar weiter, genießen auch einige Früchte aus den beiden Gärten, erleben aber dennoch ein Hin-und-her-gerissen-Sein zwischen den getrennten, abgespaltenen, sich oft widersprechenden Bereichen, was verwirrend ist und viele Fragen offenlässt. Ich selbst habe über 30 Jahre so gelebt.

Muss das so sein und für immer so bleiben? **Wieso ist nicht alles Heilsame in dem einen Garten versammelt und arbeitet Hand in Hand zum Besten der Menschen, ohne die ewigen Widersprüche und Konflikte?** Und wieso gibt es diese Unzahl an verschiedenen Methoden und Ansätzen, dieses fürchterliche Sprachengewirr aus unzähligen Worten in tausend Dialekten? Jeder sagt etwas anderes und doch steckt in fast allem etwas Wahres. Muss das so unüberschaubar und kompliziert sein?

Es sind hier unter anderem Dogmen, Doktrinen, „wissenschaftliche“ Glaubenssätze, die den Blick einengen und zur Abspaltung von Wahrheit führen. Das führt wiederum zu ideologischer Verblendung, oft vermischt mit persönlichen Interessen wie Bereicherung, Ausübung von Macht und Einfluss im Kampf um das (soziale) Überleben, Narzissmus. Wie J. Krishnamurti so treffend sagt: **„Die Wahrheit ist ein pfadloses Land.“** Alle ausgedachten Pfade kann man gehen und die zugehörigen Landkarten nutzen, aber immer gibt es zwischen den ausgewählten Wegen noch so viel anderes, das ebenso wahr und real ist.

Der befreite Geist entfaltet sich im Körper-Geist-Seele-System in der Präsenz. In diesem Modus des Seins werden natürliche Intelligenz und wirkliche Kreativität freigesetzt. Die Suche des kleinen Alltagsgeistes nach der einen Wahrheit, nach der einen Lösung für alles und jedes, verliert da ihre Bedeutung. Diese ganze, große Welt und wir darin, mit unserer kleinen Welt in uns, die doch selbst in gewisser Weise auch unendlich weit und groß ist, sind so wunderschön, so unvorstellbar vielfältig, manchmal so grauenhaft. Sie ist nicht ausschließlich mit einer „Optik“, d. h. aus einem Blickwinkel zu erfassen, sondern sie erfordert den flexiblen, intelligenten Einsatz ganz verschiedener Optiken, je nach der Ausgangslage und konkreten Situation.

Allen spirituellen Ansätzen und Wegen ist gemeinsam, dass nicht von ganz konkreten „Problemen“ ausgegangen wird, wie in einer Psychotherapie, wo diese sorgfältig untersucht werden, um daraus Lösungsansätze abzuleiten. **Anders ausgedrückt: Es wird meist nicht wirklich hingeschaut, was genau im Einzelnen los ist und Störungen verursacht.** Vielmehr herrschen Versprechungen vor, dass der Zugang zu den Ressourcen für ein besseres, glücklicheres, bewussteres Leben in Übereinstimmung mit dem großen Ganzen mit der jeweiligen Methode aufzufinden und erfolgreich zu aktivieren sei. Man müsste nur lange genug meditieren, Mantren wiederholen oder was sonst auch immer. Das ist jedoch ein zweischneidiges Schwert.

Die Ressourcenorientierung mit dem Blick auf die Möglichkeiten für persönliche Veränderungen zum Besseren im Hier und Jetzt und für die Befreiung von Altlasten ist äußerst wertvoll und wird in vielen

Psychotherapien leider völlig vernachlässigt. Hier wird oft in der Beschäftigung mit Details das große Ganze aus dem Auge verloren. Andererseits ist es aber für die meisten Menschen auch nicht wahr und zutreffend, dass Probleme sich durch die Aktivierung der Ressourcen einfach „in Luft auflösen". **Hier ist eben der sorgfältige Blick auch auf die allerkleinsten Details unbedingt nötig und damit hilfreich und heilsam.** Die Lösung dieses scheinbaren Dilemmas ist dabei eigentlich sehr einfach. **Wie so oft im Leben, geht es nicht um ein Entweder-oder, vielmehr hilft die Akzeptanz, in der ein Sowohl-als-auch zugelassen wird. Beide Arbeitsrichtungen sind je nach Ausgangssituation sinnvoll.** Wer Blockaden in sich spürt, nimmt diese in Großaufnahme unter die Lupe, Schicht um Schicht, geht bis in die allerkleinsten Details, bis wieder Bewegung in die feststeckenden Energien kommt. Wenn wieder alles im Fluss ist, kann man wieder zur Weitwinkel-Optik wechseln, sich dem Großen und Ganzen öffnen und es sich im Fluss des Lebens gut gehen lassen. Es geht also um einen intelligenten und flexiblen Einsatz ganz verschiedener Optiken – je nach der gegenwärtigen Situation.

Meine Vision ist, dass eine Therapie oder ein „Entwicklungsimpuls" der Zukunft einem Menschen aus der Fülle der nützlichen Methoden und Tools das anbieten kann, was in seiner konkreten Lebenssituation, mit seiner einmaligen, höchst individuellen Lebensgeschichte am besten hilft, um seine ins Stocken geratene Entwicklung wieder in Gang zu bringen. Dabei wird es nicht mehr um komplexe Methoden gehen, sondern um einfache Werkzeuge, so wie ein Handwerker aus seinem großen Werkzeugkasten je nach der Aufgabe, die er vor seiner Nase hat, intelligent dasjenige Werkzeug auswählt, das am geeignetsten ist. Und wenn er das nicht findet, stellt er vielleicht auch ein neues her.

In the small matters trust the mind,
*in the large ones the heart.** [Sigmund Freud]

* *Bei kleinen Dingen vertraue auf den Verstand, bei den großen auf das Herz. (Übersetzung Autor)*

CHECKLISTE FÜR DAS WESENTLICHE

Wirklich lebendig zu sein heißt, frei zu sein, um sich ständig weiterzuentwickeln. Sich wirklich weiterzuentwickeln ist viel mehr und anderes, als nur daran zu denken. Es bedeutet, sich ständig zu verändern, im Kopf mit den Gedanken, im Herzen und im Körper. So wird das eigene Leben ständig in kleinen Schritten transformiert – zum Besseren für sich selbst und die ganze Welt.

Nach den vielen Worten in diesem Buch möchte ich mit einer Checkliste als Erinnerungsstütze enden. Zuvor noch eine wunderbare praktische Weisheit die Konrad Lorenz zugeschrieben wird:

Gehört ist noch nicht zugehört.
Zugehört ist noch nicht verstanden.
Verstanden ist noch nicht einverstanden.
Einverstanden ist noch nicht umgesetzt.
Umgesetzt ist noch nicht beibehalten.

Und nun die Checkliste:

- Bewusstes Sein, hellwach im Hier und Jetzt
- Das Herzzentrum aktivieren, alle Gefühle wahrnehmen
- Still werden
- Auf den Körper hören
- Auf die Intuition hören
- Absolute Wahrhaftigkeit sich selbst gegenüber
- Die volle Verantwortung übernehmen für alles, was in einem ist, keine Schatten lassen
- Bedingungslose Akzeptanz, wahrnehmen und zulassen, was ist, von Moment zu Moment
- Nichts ungeprüft glauben; sei dir selbst das Licht!

- Nicht alles glauben, was „ich" so denkt
- Geduld üben, wo es angebracht ist
- Flexible Optiken intelligent nutzen
- Mut zur Veränderung haben (Leiden ist einfacher)
- Sich in kleinen Schritten seinen Zielen nähern
- Alte Muster nicht mehr aktivieren, Gewohnheiten durchbrechen (raus aus der Komfortzone)
- Neue, gute Gewohnheiten aufbauen, wo es sinnvoll ist
- Neugierig und offen in jede Begegnung gehen
- Sich immer weiter entwickeln - das ist das Leben!

REZEPT FÜR EIN GESUNDES LEBEN

Zu guter Letzt hier noch ein Rezept vom Hausarzt:

- Bewegung an der frischen Luft, mindestens 30 Minuten jeden Tag
- Den Körper intensiv fordern/fördern (anstrengende körperliche Arbeit, Joggen, Fitness, Radfahren etc.), mindestens 30 Minuten jeden zweiten Tag
- Körperarbeit (zum Beispiel Body-Scan, Yoga, Qigong, Feldenkrais, Tai-Chi o. Ä.), mindestens 30 Minuten am Tag
- Still werden/meditieren, mindestens für einige Minuten, mehrfach am Tag, zum Beispiel vor jedem Essen
- Den wertvollen Körper nur mit vollwertiger Nahrung, möglichst frei von Giften und aus ökologischer Landwirtschaft, und mit sauberem Wasser versorgen
- Eine offene, positive Begegnung mit anderen Menschen haben, mindestens einmal am Tag

DANK

Dieses Buch ist nicht aus dem Nichts entstanden, sondern ich habe zahlreiche Quellen untersucht und verarbeitet und entscheidende Erkenntnisse und Erfahrungen durch andere Menschen gemacht. Dafür möchte ich mich an dieser Stelle bei allen sehr herzlich bedanken.

Besonders danke ich meinen früheren spirituellen Lehrer*innen, der verstorbenen Toni Packer und meinem Freund Arjuna Ardagh. Ohne deren mutige Freigeistigkeit und die vielen Inspirationen und Ermutigungen im persönlichen Kontakt wäre mein Leben ganz anders verlaufen.

Folgenden Freund*innen danke ich für ihre ehrlichen und konstruktiven Rückmeldungen zu den Entwürfen: Barbara Klehr, Jadja Wolf sowie besonders Xenia Schilb. Meinem Freund Wolfhard Bundschuh danke ich für die vielen bereichernden Gespräche.

Meine Frau Maria hat den mühsamen „Geburtsprozess“ dieses Buchs und die damit verbundenen „Geburtswehen“ geduldig mitgetragen. Dafür, und dass sie mit ihrer seismografischen Sensibilität und Weisheit immer wieder mal mein Guru ist, bin ich ihr sehr dankbar.

Meiner Lektorin Susanne Klein danke ich für ihre überaus kompetente Begleitung, meiner Verlegerin Martina Jivana Werner für ihren tatkräftigen spirituellen Pioniergeist mit der Förderung von [redacted]denkern, Kerstin Fiebig für die schöne Gestaltung des Buchs.

Schließlich gilt mein Dank allen Menschen, mit denen ich arbeiten und einen gemeinsamen Lernprozess durchlaufen durfte.

Berlin, im Dezember 2018
Rainer Marien

Literaturangaben

. *Ardagh, Arjuna: Die lautlose Revolution, Kamphausen, Bielefeld 2006*

. *Ardagh, Arjuna: Leap Before You Look: 72 Shortcuts for Getting Out of Your Mind and into the Moment, Sounds True, Boulder, CO, USA 2008*

. *Ardagh, Arjuna: Besser als Sex - Die ekstatische Kunst des Awakening Coachings, CreateSpace Independent Publishing 2014*

. *Ardagh, Arjuna: Radikal gelebte Meisterschaft- Das Geheimnis wahrer Größe, Sheema Medien, Antwort 2018*

. *Ardagh, Chameli: awakeningwomen.de oder awakeningwomen.com*

. *Berger, Peter L./Luckmann, Thomas: Die gesellschaftliche Konstruktion der Wirklichkeit, S. Fischer, Frankfurt a. M. 1970*

. *Boll-Klatt, Annegret/Kohrs, Matthias: Praxis der psychodynamischen Psychotherapie, Schattauer, Stuttgart 2013*

. *Dwoskin, Hale: Die Sedona-Methode: Wie Sie sich von emotionalem Ballast befreien und Ihre Wünsche verwirklichen 5 einfache Schritte, VAK, Kirchzarten 2012*

. *Gendlin, Eugene T.: Focusing – Selbsthilfe bei der Lösung persönlicher Probleme, Rowohlt, Reinbek 2012*

. *Gendlin, Eugene T. und Weiser Cornell, Ann: focusingresources.com*

. *Heller, Laurence/LaPierre, Aline: Entwicklungstrauma heilen: Alte Überlebensstrategien lösen – Selbstregulierung und Beziehungsfähigkeit stärken, Kösel, München 2013*

. *Kabat-Zinn, Jon: Stressbewältigung durch die Praxis der Achtsamkeit, Arbor, Freiburg 1999*

. *Kabat-Zinn, Jon: Zur Besinnung kommen: Die Weisheit der Sinne und der Sinn der Achtsamkeit in einer aus den Fugen geratenen Welt , Arbor, Freiburg 2016*

. *Byron, Katie: Lieben was ist. Wie vier Fragen Ihr Leben verändern können, Arkana, Random House, 2002; www.thework.com*

. *Krishnamurti, Jiddu: Einbruch in die Freiheit Taschenbuch, Lotos, Random House, München, 2002*

. *Levine, Peter A. : Vom Trauma befreien – Wie Sie seelische und körperliche Blockaden lösen, Kösel, München 2011*

. *Levine, Peter A. : Sprache ohne Worte: Wie unser Körper Trauma verarbeitet und uns in die innere Balance zurückführt, Kösel, München 2011*

. *Suzuki, Shunryu: Zen-Geist, Anfänger-Geist, Theseus, Bielefeld 2016*

. *Tolle, Eckhart: Stille spricht, Goldmann, München 2003*

. *Tolle, Eckhart: Jetzt! Die Kraft der Gegenwart, Kamphausen Media GmbH, Bielefeld 2010*

. *Watzlawick, Paul: Anleitung zum Unglücklichsein, Piper, München 2007*

. *Weiser Cornell, Ann: Focusing - Der Stimme des Körpers folgen: Anleitungen und Übungen zur Selbsterfahrung, Rowohlt, Reinbek 1997*

. *Winnicott, D. W. : Playing and Reality, Routledge, London, UK, 2005*

Über den Autor

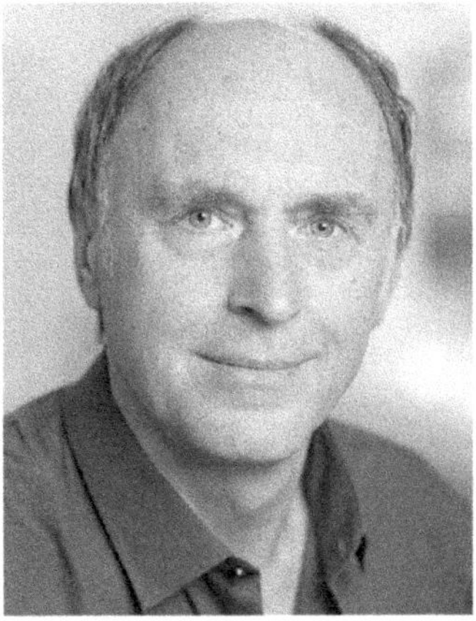

Dr. Rainer Marien, Jahrgang 1951, studierte und promovierte in Hamburg im Fach Medizin. Ab 1979 bildete er sich weiter zum Arzt für Neurologie, Psychiatrie und Psychotherapie. Danach arbeitete er als Leiter des ärztlichen Dienstes in einer Reha-Einrichtung, im sozialpsychiatrischen Dienst, und war als Oberarzt in einer psychiatrischen Klinik tätig. Parallel dazu hat er sich mit Meditation, Achtsamkeit, Yoga und vielem anderen mehr beschäftigt.
Seit 2005 arbeitet er ausschließlich als psychotherapeutischer Arzt in eigener Praxis in Berlin. Es ist ihm ein Anliegen, dass seine Klienten/Leser Zugang zu ihren inneren Energiequellen bekommen, um aus der eigenen Ressource zu schöpfen.
Mehr zum Thema auf seiner Autorenseite: https://zweiwelten.online

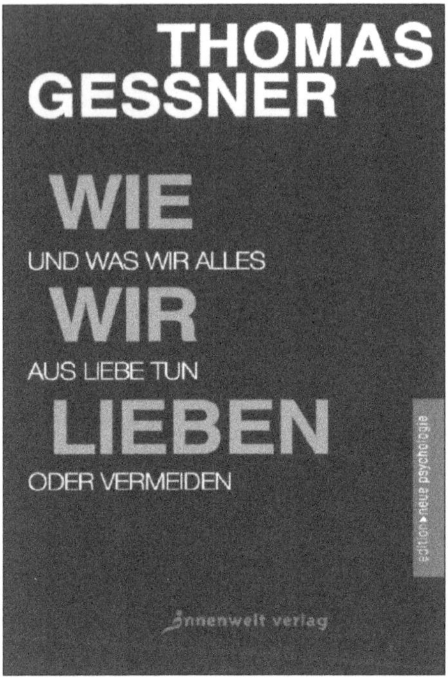

THOMAS GESSNER
WIE WIR LIEBEN
Und was wir alles aus Liebe tun oder vermeiden
232 Seiten; Broschur
ISBN 978-3-942502-88-7

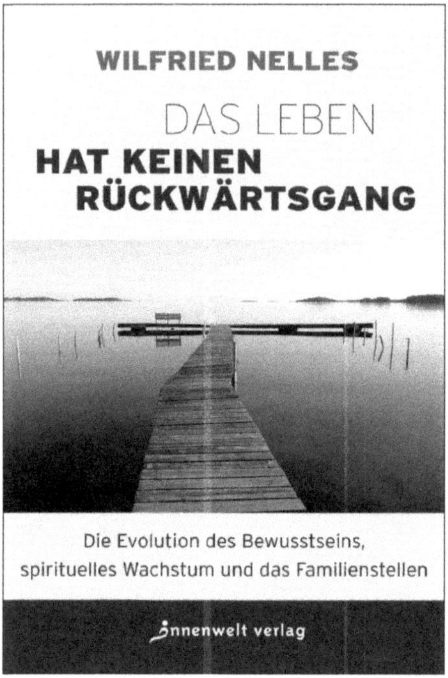

WILFRIED NELLES
DAS LEBEN HAT KEINEN RÜCKWÄRTSGANG
Die Evolution des Bewusstseins, spirituelles Wachstum
und das Familienstellen
304 Seiten | Broschur
ISBN 978-3-936360-51-6

edition▸neue psychologie

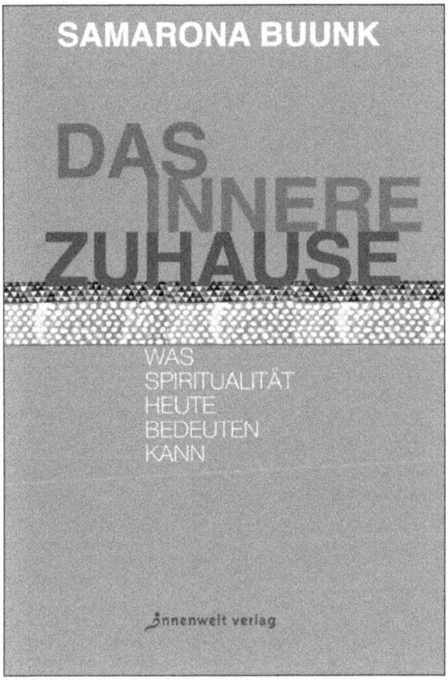

SAMARONA BUUNK
DAS INNERE ZUHAUSE
Was Spiritualität heute bedeuten kann
264 Seiten | Broschur
ISBN 978-3-942502-94-8